KB019019

백세 면역력
황칠의 기적

김동석 지음

상상출판

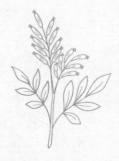

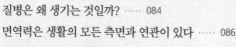

2장 면역력을 높이기 위한 다섯 가지 해독 솔루션

3장 당뇨병 정복을 위하여

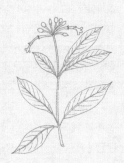

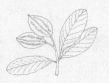

4장 당뇨와 해독에 좋은 한약재

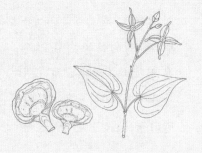

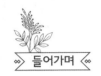

요즘 우리나라뿐 아니라 전 세계적으로 코로나바이러스감염증-19(코로나19)에 대한 기사가 넘쳐난다. 다행히 얼마 전부터 백신이 개발되어 각국은 집단면역에 성공하기를 바라고 있다. 하지만 현재 코로나19 백신에 대한 논쟁은 끝을 모르고, 집단면역에 성공하더라도 앞으로 우리 사회가 어떻게 될지는 아무도 예측하기 힘들다.

코로나19 백신을 맞으면 항체가 생겨 코로나19에 걸렸을 때 혈액 내에 코로나바이러스가 침투하더라도 중증이나 사망에 이르지 않는다. 그렇기 때문에 백신은 꼭 맞아야 한다. 쉽게 말하면 백신은 면역력을 올려주는 것이다. 하지만 코로나 백신의 면역 효과는 6개월을 넘기지 못하는 것으로 알려졌다. 독감 예방접종을 매년 하는 것처럼 코로나 백신 주사도 매년 맞아야 하는 상황이다.

코로나19를 극복하려면 백신도 중요하지만 더 중요한 것이 있다. 바로 자연면역력이다. 면역력이 높으면 단순한 감기에서 각종 난치병과 암까지 극복할 수 있다. 코로나19는 사실 독감의 일종이다. 누구나 알고 있는 것처럼 감기는 체력이 강하면 자연스레 회복되는 병으로, 건강하다면 별 문제가 되지 않는다. 하지만 체력이 약한 노인이나 소아 그리고 환자에겐 폐렴까지 일으켜 치명적인 문제를 일으킬 수 있다. 코로나 바이러스로 인한 사망자 대부분이 노인이나 암 등과 같은 기저질환이 있는 이들인 것은 그런 이유일 것이다. 따라서 코로나19를 하루빨리 극복하려면 면역력을 키우는 방법밖에 없다는 사실을 알리고 싶다.

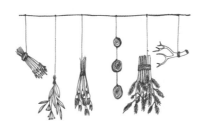

구제역이나 조류독감이 유행할 때 야생 멧돼지나 철새가 대량으로 폐사했다는 뉴스는 보지 못했다. 구제역이나 조류독감은 야생 멧돼지나 철새에겐 큰 문제가 되지 않는다. 야생동물은 면역력이 높기 때문이다. 다만 면역력이 약한 축사에서 키우는 닭이나 오리에겐 치명적이다. 사람도 마찬가지로 면역력이 강하다면 코로나 바이러스에 걸리더라도 치명적이지 않다.

그렇다면 어떻게 면역력을 키울 것인가? 면역력을 키우는 가장 중요한 핵심은 올바른 생활습관이다. 면역력을 증가시키는 방법에는 여러 가지가 있지만 과로하지 않고 충분한 수면을 취하고 충분한 물을 마시는 등의 올바른 생활습관이 면역력을 증가시키는 기초가 된다. 잘못된 생활습관은 결국 혈액을 탁하게 한다. 호흡을 통해 들어온 산소와 음식물 섭취로 얻어진 포도당, 모든 면역물질이나 영양물질은 혈액을 통해 세포에 공급되기 때문에 면역력을 증가시키는 핵심은 피를 맑게 하는 것이다. 혈액을 탁하게 하는 주범인 잘못된 식습관을 올바로 바꾸어준다면 혈액은 맑아질 것이다.

하지만 다양한 환경 문제는 생활습관과 무관하게 우리 몸에 독소를 만들어 나쁜 영향을 미치고 있다. 매년 봄에 특히 발생하는 황사와 미세먼지로 인해 연중 내내 오염된 공기에 노출되고 그에 따른 호흡기질환이 증가하고 있다.

인간은 먹지 않고 한 달도 견딜 수 있지만, 공기 없이는 단 몇 분도 살 수 없다. 인간은 한 번 호흡에 500밀리리터, 분당 15~18회, 한 시간에 1080회, 하루 2만

5920회 호흡을 하며 하루에 총 1만 2960리터의 공기를 마시고 있다. 하루에만 1만 리터의 오염된 공기를 폐가 여과해야 한다면 우리 폐는 어떻게 될까? 공기청정기의 필터를 상상해보면 알 수 있다.

자동차나 공장 굴뚝에서 나오는 유해물질뿐 아니라 인류의 산소 창고라고 하는 아마존 밀림이 훼손되며 인간에게 가장 필요한 산소는 부족해지고 있다. 체르노빌과 후쿠시마 원전 사고는 최악의 공기오염 사례다. 방사능오염으로 기형아가 태어났고 수만 명이 암으로 사망했으며 현재도 암 발생률이 증가하고 있다. 대기오염은 결국 눈과 비를 통해 땅과 지하수, 바닷물을 오염시키고 있다. 음식물 쓰레기와 화학공장의 오염물질, 생활하수, 간과하기 쉬운 농약과 항생제를 비롯한 각종 먹는 약도 마찬가지다. 치료를 위해 먹는 약 성분이 다 정화되지 못하고 바다로 흘러들어간다.

공기와 물, 토양이 오염된 지구, 이곳에 사는 인간도 지구와 함께 자연스레 오염돼가고 있다. 따라서 오염된 몸을 정화해 건강한 몸을 유지하기 위해서는 해독이 필요하다.

필자는 암 요양병원을 운영하고 있다. 암을 예방하고 치료하는 것 외에도 당뇨와 같은 성인병 치료에도 혈액을 맑게 하는 해독이 가장 중요하다. 그래서 해독하는 한약재에 관심을 갖고 임상에 임했고, 벌써 20년이 흘렀다. 해독 기능이 강한 한약재는 노란 황금색을 띤다는 공통점을 발견하고 여러 임상을 통해 효

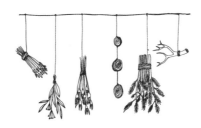

과를 검증했다. 그중에서도 황칠의 효능이 탁월했기에 그동안 모아온 황칠에 대한 자료를 정리해 구체적인 해독 방법과 혈액이 탁해져서 오는 당뇨에 대해 알려야겠다고 생각했다.

이 책은 1장 해독의 제왕 황칠, 2장 다섯 가지 해독 솔루션, 3장과 4장 당뇨병 정복으로 구성된다. 이 책을 읽는 독자 여러분을 비롯해 몸에 독소가 있는 이들과 암, 당뇨, 고혈압 등 각종 성인병으로 고생하는 이들에게 조금이나마 도움이 됐으면 한다.

2021년 7월

저자 김동석

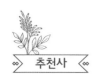
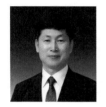
이번 김동석 원장의 『황칠과 해독』 출간을 진심으로 축하드리고, 본서를 통해 건강 100세 시대 식의약 활용에 도움이 되기를 바라면서 건강에 관심 있는 분들께 적극 추천합니다.

주지한 바와 같이 황칠나무는 인삼나무라고도 하였듯이 전통적으로 민방에서 약재로도 활용된 소재이다. 이러한 의미는 황칠나무의 학명(Dendropanax morbiferus)에도 잘 나타나 있는데, 즉 panax는 만병통치약이라는 뜻이고, morbi는 질병을 의미하고, ferus는 옮긴다는 뜻이 있어서 한마디로 '질병을 가져가는 만병통치약'이라는 의미로 여기고 있었음을 알 수 있다.

본인도 황칠나무와 관련된 산학연협력 기술개발사업인 '황칠발효 스타터를 이용한 면역활성 식품 개발' 연구를 진행하여 논문 게재와 함께 특허를 등록한 바 있어서 황칠나무의 식의약 활용에 대하여 평소 관심을 가지고 있었고, 또한 후속 연구를 진행할 계획을 세우고 있다.

금번 본서의 내용을 살펴본 바, 황칠의 해독작용에 관한 내용을 첫 장에 실어서 황칠의 주요한 활성과 작용을 알기 쉽게 설명하고 있는 것이 눈에 띄었고, 또한 최근 코로나19 사태에서 면역력 강화가 주요한 관심사인데, 2장에서 면역력 향상을 위한 해독을 다루고 있어서 시의적절한 구성으로 생각되었다. 그리고 3장에서 성인병 중 가장 크게 문제 되고 있는 당뇨병에 대하여 다루면서 해독에서 그 실마리를 찾을 수 있음을 제시한 점은 독자들에게 지식 욕구를 채워줄 수 있는 내용으로 구성되어 있어서 보기에 좋았다. 아울러 4장에서 해독 효과가 있는 한약재를 알아보기 쉽게 설명한 부분도 독자들에게 참고가 될만한 내용이어서 유익한 것으로 생각된다.

책 말미에 실린 저자의 연로하신 어머님께서 "된장은 사람이 담그지만 맛은 하늘이 내린다. 된장의 맛은 하늘이 내리지만 정성이 하늘을 움직여 맛을 좌우한다"라고 한 말씀은 마음의 울림으로 다가온다.

본인의 모친께서도 메주를 빚고 된장, 간장을 만드셨는데, 어렸을 적에 음식과 함께 맛보았던 된장 맛을 아직도 잊을 수가 없다.

특별히 저자의 어머님께서 황칠된장과 황칠간장으로 '대한민국 장류대상'에서 수상했다는 것을 보면서 제조하는 과정을 표준화하는 개발과정을 통해서 기능성 식품으로서 한 발짝 더 나가기를 기대해본다.

황칠의 특징 및 해독작용, 그리고 당뇨병에서 해독과 관련된 내용을 잘 설명하고 있는 본서를 통해 많은 독자들의 건강에 도움이 되기를 바란다.

본서를 열정적으로 준비한 김동석 원장의 노고에 경의를 표하면서 그간의 수고에 대한 보답으로 많은 독자들이 찾는 우량도서라는 평판이 뒤따른다면 더할나위 없을 것이다.

2021년 7월
동신대학교 한의과대학 나창수 교수
(전 학장, 현 마이크로바이옴 웰에이징사업단장)

1장

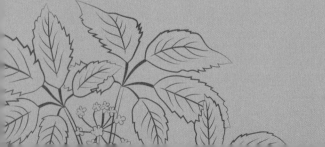

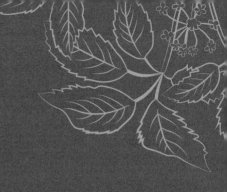

해독의 제왕 **황칠**

황칠과의 인연

한의사가 되고 20년이 훌쩍 넘어서야 의술은 책에서 배우는 것보다 환자에게서 배우는 것이 중요하다는 사실을 깨달았다. 지금에 와서야 대학 시절 귀가 닳도록 들었던 '의자(醫者)는 의야(意也)'의 뜻을 조금이나마 알 것 같다.

기억에도 가물가물한 어느 여름날 완도 신지로 휴가를 가게 됐다. 아마도 완도와 신지를 연결하는 연륙교가 개통하는 시기였으니 벌써 15년 전 일이다. 명사십리라고 불리는 백사장이 이름 그대로 10리에 걸쳐 뻗어 있었는데, 그때까지 필자가 가본 백사장 중 가장 크고 아름다웠다. 그 동쪽 끝자락에 비파펜션이 있었는데, 주인이 비파와 황칠을 재배하는 농장을 가지고 있어서 지어진 이름이라고 했다. 그 주인이 김창석 사장이다. 친구 소개로 알게 된 것이라 휴가 동안 바닷가 음식으로 융숭한 대접을 받았고 자연스레 술자리가 이루어졌다.

안주거리로 비파와 황칠에 대한 자세한 이야기가 시작됐다. 폐암 환자가 비파씨앗을 먹고 나았다는 이야기부터 황칠이 피를 맑게 해준다는 이야기와 책에서는 들어보지 못한 비파와 황칠에 대한 임상 이야기가 한 시간이 넘게 이어졌다. 당시엔 한의사인 필자도 황칠에 대해 들어보지 못했고 막연히 옻나무의 일종이라고 생각했다. 한 시간 넘게 황칠에 대한 이야기를 듣고 한편으로는 황칠에 대한 기대감으로 즐거웠고, 한편으로는 황칠을 모르는 스스로가 부끄러웠다.

휴가가 끝나기 무섭게 황칠에 대한 자료를 찾기 시작했지만 자료가 많지 않았다. 그런데 황칠의 학명을 찾아낸 순간 놀라움과 기대감이 찾아왔다. 황칠의 학명은 덴드로파낙스 모르비페라(Dendropanax morbifera H.Lev)인데, 파낙스는 '만병통치'라는 뜻이다. 인삼의 학명에도 파낙스가 들어간다(Panax ginseng C.A.Meyer). 모르비페라는 '질병을 가져간다'는 뜻이니, 황칠은 곧 '만병통치약'이라는 뜻이다.

황칠은 과거 황금빛을 내는 도료로 사용하기에도 부족했고, 워낙 귀하고 비싸서 한약재로도 유통되지 않았다. 현재도 약전에 등록되지 않았기 때문에 황칠은 건재 한약재로 유통되지 않고, 한의대학의 본초학에서도 배제되어 배우지 않는 약재다.

하지만 최근 옛 문헌상의 약리 효과 기록을 토대로 국내 천연자원연구원 및 대학에서 많은 연구가 이루어지고 있고, 관련 논문이 해외의 의학 저널을 통해 활발히 발표되고 있다. 특히 항암, 항산화, 간세포 재생, 당뇨 치료 효과 등이 입증되면서 신약 개발 및 새로운 치료제 그리고 건강기능식품으로서도 그 가능성을 보이고 있다.

약재로서의 황칠, **풍하리**

나무는 상처가 생겼을 때 외부에서 침입해 들어오는 병원균 등 여러 가지 이물질로부터 자기 몸을 보호하기 위해 수액(진)을 분비한다. 황칠나무도 진을 분비하는데, 이것으로 만든 것이 황칠(노란 칠)이다. 소나무가 분비하는 진(송진)과 마찬가지라고 보면 된다.

황칠나무는 두릅나뭇과에 속한다. 세계적으로도 귀하고 가치 있는 나무로, 따뜻한 기후를 좋아하는 상록수다. 약재로서의 황칠은 '풍하리(楓荷莉)'라고 한다.

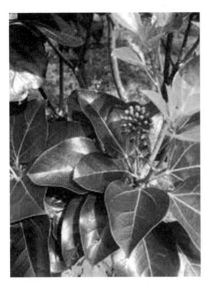

황칠나무와 열매

《중약대사전(中藥大辭典)》에 기록된 풍하리

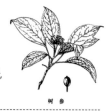

별명 《강서초약(江西草藥)》: 편풍하, 압각목, 리풍하, 반풍하
《절강민간상용초약(浙江民間常用草藥)》: 리풍도, 목하풍,
압각판, 반변풍, 변풍하

기원 두릅나뭇과 수삼의 뿌리 및 줄기. 가을과 겨울에 채집한다.

원 형태 교목 혹은 관목. 잎은 솜털이 없고 여러 개의 반투명 적갈색 선점이 있다. 쌍
잎, 단잎 혹은 손바닥 모양으로 갈라진다. 단잎은 가지 하단에서 자라며 타원
형 혹은 피침형(披針型)으로 길이는 7~10센티미터, 너비는 1.5~4.5센티미터
다. 분렬잎은 가지 위쪽에서 자라며 역삼각형으로 2~3개의 손바닥 모양으로
갈라진다. 잎 변두리는 톱날 모양으로 될 수 있다. 꽃은 위쪽에 하나 또는 2~5
개로 복산형화서를 이룬다. 꽃받침 변두리에는 5개의 가는 이(細齒)가 있다.
꽃잎은 5개, 연녹백색이다. 웅예(雄蕊)는 5개, 자방하위로 5개의 실이 있고, 암
술대는 5개다. 열매는 여러 개의 공 모양(果幾球形)으로 달리는데, 5개의 능
(棱)이 있고 능마다 또 세 갈래의 종척(縱脊)이 있다.

생태 분포 주로 음습한 상록활엽수림(常綠闊葉樹林) 혹은 산비탈의 나무숲에서 자란다.
장강(長江, 양쯔강) 이남의 각 지역에 분포한다.

채집 가공 8~11월에 뿌리를 캐거나 줄기를 자르고 껍질을 벗겨 선용(鮮用) 혹은 쇄용(曬
用)한다. 주로 장시성(江西省), 저장성(浙江省), 푸젠성(福建省), 광둥성(廣東
省)에서 채집한다.

성분 리리오덴드린(liriodendrin), 시린긴(syringin), 자당(sucrose), 베타시토스테롤
(β-sitosterol) 및 스테아르산(stearic acid).

성미 성질은 온하고 맛은 달다.
《귀주민간약물(貴州民間藥物)》: 성질은 온하고 맛이 달며 조금은 떫다(性溫,
味甘, 微澀).
《광서본초선편(廣西本草選編)》: 맛이 달고 약간 맵다.

작용 풍기를 제거하고 습을 제거(祛風除濕)하고, 혈액순환을 시키고 통증을 멈추
게하며(活血止痛). 풍습비통통증과 두통, 생리불순, 넘어져 다치거나 종창 등을
치료한다.(主治風濕痹痛, 頭痛, 月經不調, 跌打損傷, 瘡腫)

《귀주민간약물》: 홍종과 창독, 외상을 치료한다.(治紅腫, 瘡毒, 外傷)

《강서초약》: 거풍리습, 조경활혈(祛風利濕, 調經活血)

《절강민간상용초약》: 거풍제습, 서경활혈, 지통(祛風除濕, 舒筋活血, 止痛)

《광서본초선편》: 풍습비통증과 허리통증 소아마비 후유증, 반신불수, 타박상, 생리불순 등을 치료한다.(主治風濕痺痛, 腰肌勞損, 小兒麻痺後遺症, 半身不遂, 跌打損傷, 月經不調)

《전국중초약총집(全國中草藥彙編)》: 편두통과 어깨 신경통을 치료한다 (治偏頭痛和臂叢神經炎)

용법 용량	내복(內服): 탕약으로 끓여서 15~30그램, 최대 45그램까지 가능하다. 혹은 침주(浸酒). 외용(外用): 빻아서 사용하거나 탕약으로 끓인 후 상처에 사용한다.
금기 사항	임신부는 조심해 사용한다.

《중화본초(中華本草)》에 기록된 풍하리

영어명	root of Dentiferous Dendropanax
약재 기원	두릅나뭇과의 권위삼(權威參) 혹은 변잎수삼(變葉樹參)의 뿌리, 줄기 혹은 수피(樹皮).
라틴 식물명	① Dendropanax dentiger merr. Giliberitia dentiger Harms ex Diedl; Dendropanax CHEUA-LIERIA(Vig.) Merr; D.cheualieri(Vig.) Merr. Var. dentigerus(Harms ex Diels)Li. ② Dendropanax proteus(Champ. ExBenth.) Benth. Herdera protea Champ. Ex Benth.; D.paruiflours Benth.; D.acuminatissimus Merr.
채집 저장	가을과 겨울에 뿌리를 캐어 줄기나 수피(樹皮)를 사용, 세척 및 자른 후 말려서 사용 혹은 선용한다.

생태 분포	해발 1800미터 이하 상록활엽수림에서 자란다. 계곡의 음습한 밀림 또는 산비탈 옆에서 자란다. 주로 서남 지역 및 안후이성(安徽省), 저장성, 장시성, 푸젠성, 타이완성(臺灣省), 후베이성(湖北省), 후난성(湖南省), 광둥성, 광시성(廣西省) 등에서 자란다.

성분	리리오덴드린, 시린긴, 자당, 베타시토스테롤, 스테아르산.

| 성미 | 맛은 달고 매우며 성질은 온하다(味甘, 辛, 性溫).
《귀주민간약물》: 성질은 온하고 맛이 달며 조금은 떫다(性溫, 味甘, 微澀).
《절강민간상용초약》: 성질은 온하고 맛은 연하며 향기롭다(性溫, 味甘, 氣香).
《광서본초선편》: 맛은 달고 조금은 맵다(味甘, 微辛).
《복건약물지(福建藥物志)》: 맛은 달고 성질은 온하다(甘, 淡, 溫). |
|---|---|

| 작용 | 祛風除濕, 活血消腫. 主治風濕痹痛, 偏癱, 頭痛, 月經不調, 跌打損傷, 瘡腫.
《귀주민간약물》: 治紅腫, 瘡毒, 外傷.
《귀주초약(貴州草藥)》: 消腫, 止血, 生肌.
《강서초약》: 祛風利濕, 調經活血.
《절강민간상용초약》: 祛風除濕, 舒筋活血, 止痛.
《광서본초선편》: 主治風濕痹痛, 腰肌勞損, 小兒麻痹後遺症, 半身不遂, 跌打損傷, 月經不調.
《전국중초약총집》: 治偏頭痛和臂叢神經炎.
《복건약물지》: 主治產後風痛, 穿掌疽. |
|---|---|

| 용법 용량 | 내복: 탕약으로 끓여서 15~30그램, 대량으로 45그램까지 가능하다. 혹은 침주.
외용: 적당량 도부(搗敷) 혹은 물에 끓여 씻는다. |
|---|---|

주의	《강서중초약학(江西中草藥學)》: 임부기용(孕婦忌用).

| 부방(附方) | ① 治風濕痹痛: 풍하리근과 구등근(鉤藤根) 각 30그램, 우슬근(牛膝根)과 계지 각 9그램.
흑설탕, 쌀술(米酒)과 함께 차로 마신다. 연속 3일 복용 후 2일 동안 복용하지 않는다. 이것은 1치료기간(療程)이며 연속해서 5치료기간 동안 복용한다《강서초약》). 수삼근과 대혈등 각 30그램, 혹은 수삼근과 인동등 각 30그램을 달여서 복용한다《복건약물지》).
② 治凍傷, 風濕性關節炎: 수삼근(樹參根), 호장근(虎杖根) 홍송목근(紅楤 |
|---|---|

木根), 발계근(菝葜根) 각 500그램, 목통(木通) 250그램을 소주 3000그램에 7일 동안 담가 풍습주(風濕酒)를 만든다. 매일 1잔씩 복용한다《절강민간상용초약》).

③ 治偏癱, 扭挫傷: 수삼근 15~30그램. 달여서 복용한다. 혹은 대량으로 달인 후 외세(外洗)한다. 연속으로 1~3개월간 사용한다《호남약물지(湖南藥物志)》).

④ 治外傷: 수삼 뿌리와 수피 각 9그램에 산장초(酸漿草)를 조금 넣어 빻은 후 상처에 바른다《귀주민간약물》).

⑤ 治偏頭痛: 풍하리 줄기 60그램을 달인 후 찌꺼기를 버리고 계란 하나를 넣어 삶아 먹는다.

⑥ 治月經不調: 풍하리 뿌리 15그램을 술에 볶은 후 물에 넣어 달여서 복용한다. 매일 1첩.

⑦ 治風濕性心髒病: 풍하리 뿌리 90그램, 영신초(과자금) 18그램, 백전과 당삼근 각 9그램, 계요등(雞矢藤)과 한신초(韓信草)와 만년청(萬年青) 각 15그램을 달여서 매일 1첩씩 복용한다《강서초약》).

⑧ 治瘡毒: 수삼근 적당량을 빻아서 상처에 바른다《귀주민간약물》).

《전국중초약총집(全國中草藥彙編)》에 기록된 풍하리

별명	편풍하, 백하, 압각하, 풍하계, 음양풍, 압각목, 반풍하, 목오가(장시성 지역), 백반풍하(광둥성 지역)
기원	두릅나뭇과 수삼속 식물 수삼(Dendropanax chevalieri (Vig) Merr. et Chun), 뿌리나 가지, 잎을 약용으로 사용한다.
성미	맛은 달고 성질은 온하다(味甘, 性溫).
용량	15~30그램 혹은 침주. 옻나무의 즙액으로 칠로 사용하기 때문에 옻나무와 황칠을 혼동하는 경우가 있다. 하지만 황칠나무는 항상 잎이 푸른 상록활엽수로 노란색의 칠이 나오고, 옻나무는 낙엽활엽수로 갈색의 칠이 나오는 전혀 다른 나무다. 다음의 사진처럼 왼쪽은 옻나무, 오른쪽은 황칠나무인데 잎과 가지가 완전히 다른 형태다.

황칠나무 잎의 형태는
한 나무에서도 다양하다

    황칠나무의 잎은 타원형, 두 갈래, 세 갈래, 다섯 갈래 등 다양한 형태를 갖고 있다. 식물분류학 책에서도 1~5갈래로 설명하는데, 독립수로 자라거나 햇빛을 충분히 받는 나무의 잎은 작고 두껍고 타원형이며, 숲이나 밀집해서 자라는 나무는 얇고 넓으며 여러 갈래로 나뉘어 있다. 이는 햇빛을 많이 받고 광합성작용을 용이하게 하기 위해서다. 황칠나무의 꽃은 황록색으로 5~8월에 피고 암수한꽃으로 우산처럼 피는 산형화서를 이룬다. 열매는 처음에는 녹색이었다가 11월이 되면 검은색으로 익으며 오가피 열매와 유사하다. 열매를 채취해 효소를 담그면 참기름이 물위에 뜨는 것처럼 하얀 기름띠가 생기는데, 이는 식물성 지방이다.

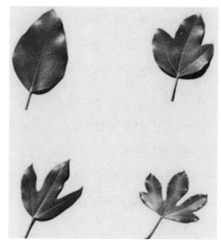

다양한 황칠나무 잎

황칠도 옻나무처럼
알레르기를 일으킨다?

알레르기 반응은 일종의 항원항체반응의 면역반응이다. 일반적인 면역반응은 외부의 세균이나 바이러스로부터 보호하기 위한 유익한 반응이지만, 알레르기 반응은 과민 면역반응으로 특정 물질인 항원을 만나면 외부의 적이 아닌 자신을 공격하므로 인체에 유해하다.

대표적 항원으로 먼지, 꽃가루, 갑각류, 복숭아, 커피 등이 있으며 옻나무도 알레르기 반응의 항원으로 작용한다. 그래서 옻나무는 전문 한약재로 사용할 뿐 식품 첨가물로 허용되지 않는다. 옻나무를 넣어 끓인 삼계탕 같은 음식물을 먹고 두드러기가 돋아 피부가 가렵고 짓무르는 것을 보고 황칠도 옻나무처럼 그럴 것이라고 생각하는 사람들이 많다. 그러나 황칠은 만지거나 먹어도 옻나무와 같은 피부질환은 발생하지 않기 때문에 식약처는 다양한 조사와 실험 등을 통해 종합적으로 황칠을 식품 부원료로 허가했다.

전라남도 생물산업진흥재단 천연자원연구원의 이동욱 원장은 2011년 "황칠나무의 유효성분 발굴과 질병 예방 및 치유 효과에 대한 연구 결과 황칠나무 추출물의 국제적 안전성 인증을 획득했다. 실험동물을 통해 고용량의 경구 투여 독성 시험 및 유전 독성 시험을 실시했고, 그 결과 최대 허용량 이상 섭취해도 안전하다는 국가 공인 시험 인증서를 획득했다"라고 발표했는데, 황칠을 식품이나 치료를 위해 사용하는 모두에게 반가운 소식이다.

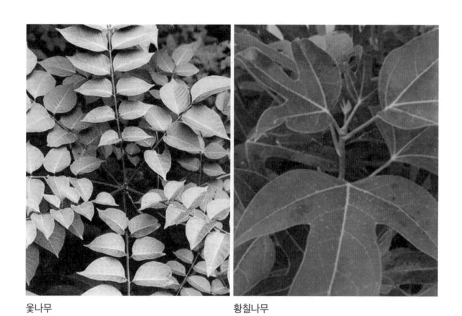

옻나무   황칠나무

황칠의 **채취 시기**

황칠이 약효가 있으려면 어린 황칠나무보다는 최소한 수령 10년 이상 된 나무여야 하고, 특히 표면이 거친 나무에서 황칠 수액이 많이 분비된다.

황칠 수액의 분비량은 주변 환경과 생육 조건에 따라 다른데, 기온이 높은 여름이나 비가 내린 뒤 습도가 높을 때 많이 분비되므로 7~8월이 채취 적기다.《계림지(鷄林志)》에는 황칠 채취 시기에 대해 "고령의 황칠은 섬에서 나는데, 6월에 상처를 내어 진액을 모은다. 마르고 나면 색깔이 금빛과 같아 휘황찬란하다"라고 기록되어 있다.

황칠 수액을 많이 채취하기 위해 옻나무처럼 상처를 내어 채취하면 황칠나무가 죽을 수도 있으니 주의해야 하고, 허가 없이 자연 상태의 황칠을 채취하면 법적 문제가 생길 수 있으니 반드시 허가를 받고 채취해야 한다.

채취한 황칠은 산화작용이 지속적으로 일어나면서 굳어지기 시작한다. 일단 굳은 후에는 불순물을 제거하기 힘들기 때문에 가급적 빨리 불순물을 제거해 보

5~6월 황칠열매

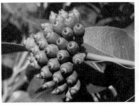

11월 황칠열매

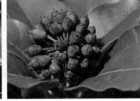

채취한 황칠열매

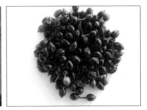

관해야 한다. 황칠 원액은 굳어버리면 딱딱해져서 다시 액체로 만들기 어려우니 황칠이 잘 녹는 에틸알코올, 메틸알코올, 시너, 아세톤 등의 용매에 녹여 보관하는 것이 좋다. 약용이나 식용으로 사용하려면 인체에 무해한 에틸알코올을 사용해야 한다.

전라남도 완도군 보길면 정자리에 있는 황칠나무는 수령이 무려 400년이고 높이 15미터, 둘레 1.8미터로, 황칠나무 중에서는 우리나라에서 가장 크고 오래된 나무다. 1994년 1월 31일 전라남도기념물 제154호로 지정됐다가 2007년 8월 9일 천연기념물 제479호로 승격 지정됐다. 밑동 둘레는 137센티미터, 가슴 높이 둘레는 102센티미터, 나무 높이는 15미터다. 보길도에서는 상철나무, 황철나무라고도 한다.

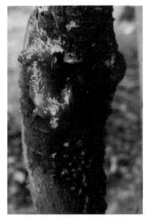

황칠수액

과학적으로 밝혀진 **황칠의 효능**

　황칠나무는 '만병통치 약용식물'이라는 학명의 뜻에 걸맞게 여러 질병을 예방하고 치료하는 성분을 가지고 있다. 특히 황칠은 혈액을 맑게 해주고 해독하는 능력이 강하기 때문에 항암 및 면역력 증강 효과가 크다.

황칠의 효과

① 항암(암세포 증식 억제 작용) 및 항산화 활성 효과

② 면역력 증강 효과

③ 지방간, 간염, 간경화 등 간 질환 예방 및 치료 효과

④ 당뇨병, 고혈당증 치료 및 예방 효과

⑤ 남성 성기능 개선 효과

⑥ 전립선 비대증 치료 효과

⑦ 진해, 거담 효과

⑧ 장질환 치료 및 예방 효과

⑨ 신경 안정, 항우울증 효과

⑩ 신경조직 재생 및 증식 효과

⑪ 항균작용

⑫ 피부 미백 및 자외선으로 인한 피부 손상을 방지하는 효과

황칠의 황금색은 플라보노이드(flavonoid)와 카테킨(catechin) 때문이다. 황칠나무의 잎을 분석해보면 여러 종류의 카테킨이 들어 있는데, 카테킨은 폴리페놀의 일종으로 화학 구조상 플라보노이드류에 속한다. 황칠이 노란색을 띠고 떫은맛을 내는 것은 이 플라보노이드 때문이며, 플라보노이드는 비타민 E의 50배에 달하는 항산화작용을 하는 것으로 알려져 있다. 카테킨은 항노화, 항암, 항균, 노화 억제, 혈당 강하, 콜레스테롤 저하 등 10여 가지 작용을 한다.

이밖에도 황칠에는 알파쿠베벤(α-cubebene), 베타엘레멘(β-elemene), 베타셀리넨(β-selinene), 알파무롤렌(α-muurolene), 게르마크렌(germacrene) D, 베타시토스테롤 등을 함유하고 있다.

황칠이 함유하고 있는 성분별 약리 효과

- 알파쿠베벤: 간질, 신경장애, 불면증, 히스테리, 편두통, 우울증 치료
- 베타엘레멘: 중추신경계와 호르몬 자극(남성호르몬, 우울증 치료)
- 베타셀리넨: 식욕 증진, 구토와 설사, 임신구토에 효과
- 알파무롤렌: 소화기질환, 강장제, 발한제, 감정 완화와 진정제
- 게르마크렌 D: 신경통, 생리불순, 두통, 혈뇨 치료 및 지혈
- 베타시토스테롤: 전립선비대증 치료제의 주요 성분

컬러 푸드와 **오장, 오색, 오미**

과일이나 채소는 외부의 자극으로부터 자신을 보호하기 위해 다양한 색깔을 띤다. 이처럼 하나의 색깔을 선명하게 띠는 식품을 컬러 푸드라고 한다. 이런 색깔은 특정한 영양소와 관련 있는 경우가 많은데, 한의학에서는 다섯 가지 색과 맛을 오장육부와 연관 지어 설명한다.

오장은 간, 심장, 비장(지라), 폐, 신장을 말한다. 간은 푸른색, 심장은 붉은색, 비장은 황토색(노란색), 폐는 흰색, 신장은 검은색의 영향을 많이 받고, 신맛은 간을, 쓴맛은 심장을, 단맛은 비장을, 매운맛은 폐를, 짠맛은 신장을 보양(保養)한다. 즉 간이 약해져서 병이 오면 녹색이나 푸른색의 과일 또는 채소와 신맛 나는 음식이 도움이 되며, 심장에 병이 오면 붉은색과 쓴맛의 음식이 도움이 되고, 비장이나 위가 약하다면 황토색과 단맛 나는 음식이 도움이 된다. 그리고 폐 기능을 보강하려면 흰색과 매운맛의 음식, 신장을 보강하려면 검은색과 짠맛의 음식이 도움이 된다.

컬러 푸드의 색깔은 파이토케미컬(phytochemical)에 의해 결정되며, 식품의 색깔뿐 아니라 식품 고유의 독특한 맛과 향도 결정한다.

이러한 성분은 암과 성인병의 원인이 되는 활성산소를 제거하는 항산화작용과 면역 기능을 증가시켜 건강에 이로운 역할을 한다. 식품 색깔의 주요 기능은 한의학에서 말하는 오색과 오장의 관계와도 비슷하다.

그린 푸드와 신맛

우리 식탁에서 가장 많이 볼 수 있는 색이 바로 녹색이다. 한의학에서 녹색은 간의 색이다. 녹색 채소에는 클로로필(chlorophyll)이라는 파이토케미컬이 함유되어 있는데, 실제 이 물질은 간세포를 재생하여 간 건강에 도움을 준다.

특히 짙은 녹색의 잎채소인 피스타치오, 오이, 셀러리와 같은 식품에는 눈 건강에 중요한 루테인이 함유되어 있고, 브로콜리와 케일, 양배추와 같은 채소에는 DNA 손상을 억제하여 암을 예방하는 인돌 성분이 있다. 뽀빠이가 잘 먹는 시금치에는 엽산, 비타민 K, 칼륨, 카로티노이드(carotinoid)가 풍부하다.

레드 푸드와 쓴맛

붉은색은 혈액과 심장을 연상시키는데, 한의학에서도 붉은색은 심장을 의미한다. 사과, 토마토, 석류, 딸기, 수박, 붉은 피망, 고추, 비트, 구아바, 크랜베리, 라즈베리, 체리와 같은 붉은색 과일이나 채소는 리코펜과 안토시아닌(anthocyanin)이라는 파이토케미컬을 함유하고 있다. 리코펜은 항암 효과와 면역력 증가, 혈관을 튼튼하게 하고, 안토시아닌은 노화를 진행시키는 체내 유해산소인 활성산소를 제거하는 항산화제로 작용한다.

또한 붉은색 과일과 채소에는 염증반응을 억제하고 항산화작용을 하는 플라보노이드가 함유되어 있으며, 비타민 C와 엽산도 풍부하다. 특히 석류와 딸기에 함유된 엘라그산은 DNA 손상을 줄이고 전립선암과 대장암 예방에도 효과가 있다고 한다.

옐로 푸드와 단맛

한의학에서 황토색은 소화기를 담당하는 비장과 위장을 의미한다. 모든 음식은 입을 통해 위로 들어가 소화되어 영양분으로 바뀌는데, 이때 중화작용과 해독작용이 일어난다.

황토색 한약재는 해독 기능이 뛰어나다는 공통점이 있다. 호박, 고구마, 살구, 밤, 오렌지, 귤, 파인애플, 당근, 감, 옥수수와 같은 식품에는 카로티노이드라는 파이토케미컬이 들어 있다. 카로티노이드는 노화와 암의 원인이 되는 활성산소를 제거하기 때문에 항암 효과, 노화 예방 효과가 있다.

카로티노이드는 체내에서 비타민 A로 전환되는데, 비타민 A는 시각과 면역 기능뿐 아니라 피부와 뼈 건강에도 중요하다. 황토색 과일과 채소에는 카로티노이드 성분 외에도 비타민 C, 오메가 3 지방산, 엽산도 함유되어 있다.

화이트 푸드와 매운맛

마늘, 양파, 무, 배, 더덕, 버섯, 도라지 같은 화이트 푸드는 대개 햇빛을 못 보는 뿌리 식품이다. 흰색의 과일과 채소에는 안토잔틴(anthoxanthin)이 함유되어 있으며, 콜레스테롤을 줄여 혈압과 심장질환에 도움이 되며, 면역세포를 활성화하여 균과 바이러스에 대한 저항력을 향상시키고 암세포를 제거하는 데 효과가 있다. 마늘에 많이 들어 있는 알리신은 콜레스테롤을 줄이고 심장 건강에 도움을 주며, 양파에 들어 있는 퀘르세틴(quercetin) 성분은 항산화, 항돌연변이 효과가 있다.

예전에는 오줌싸개에게 키를 씌우고 소금을 얻어오게 하는 풍습이 있었다. 소금이 귀하던 시절, 염분 섭취가 부족해 신장과 방광 기능이 떨어지기 쉬웠는데, 그 때문에 오줌싸개에게 소금을 얻어오게 하여 치료했던 것이다. 소금이 풍부해지면서 소금을 뿌려 오줌싸개를 혼내는 풍습으로 바뀌었지만, 만약 주위에 오줌싸개가 있다면 신장을 보강하는 검은색 요리를 해주거나 염분이 부족하지 않은지 살펴볼 필요가 있다.

블랙 푸드와 짠맛

가지, 적채, 포도, 블루베리, 블랙베리, 자색 고구마처럼 보라색이나 검은색 채소에는 안토시아닌이 함유되어 있다. 안토시아닌은 강력한 항산화작용으로 세포 손상을 막아 노화 예방과 면역력 증가에 효과적이며, 혈관 건강에 도움을 주어 정상 혈압을 유지하게 해주고, 비정상적인 혈전 생성을 예방함으로써 심장질환 위험률을 줄인다.

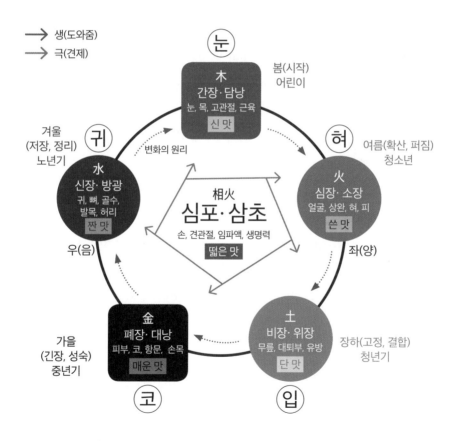

피가 맑아지면
암, 고혈압, 당뇨도 치료할 수 있다

우리가 숨을 쉬는 이유는 산소를 얻기 위해서이고 밥을 먹는 이유는 포도당을 얻기 위해서다. 공기와 음식에서 얻은 산소와 포도당은 혈액을 통해 세포에 전달되어 ATP(에너지)를 생성해 우리 생명을 유지하게 해준다. 그런데 아무리 숨을 잘 쉬고 음식을 통해 포도당을 충분히 만들어내더라도 운반하는 혈액의 상태나 혈관 상태가 좋지 않으면 결국 병이 생긴다.

당뇨병은 소변에 당이 있다고 해서 붙여진 이름인데, 당뇨의 원인은 사람마다 다르지만 근본 기전은 같다고 봐야 한다. 음식물이 소화되어 생성된 포도당은 온몸의 세포에 잘 전달되어야 하는데, 어떤 이유에서인지 혈관과 혈액에 그대로 남아 있는 고혈당 상태가 지속되는 것이 당뇨병이다.

고혈당과 고지혈증은 혈액의 점도를 높여 혈액순환이 잘 되지 않게 만든다. 고혈당 증상이 지속되면 포도당이 소변으로 배출된다. 당뇨 증상은 포도당이 소변을 통해 많이 빠져나가면서 생기는 현상이다. 포도당이 소변으로 빠져나가면서 소변을 많이 보게 되는 다뇨 증상, 소변으로 물이 많이 빠져나가기 때문에 갈증이 나타나 물을 많이 먹는 다음 증상, 밥을 먹어도 소변으로 포도당이 빠져나가기 때문에 밑 빠진 독처럼 밥을 계속 먹고 싶은 허기 증상과 다식 증상이 나타나게 된다. 이 세 가지 증상을 3다 증상이라고 하는데, 3다 증상이 있다면 당뇨병 검사를 꼭 해야 한다.

또한 소변으로 당이 계속 빠져나가 살이 빠지기 때문에 소모성 질환이라고도 하는데, 포도당이 세포에 잘 전달되지 않으면 에너지가 생기지 않기 때문에 항상 피곤하고 힘이 없게 된다. 당뇨 합병증은 고혈당으로 혈액이 끈적거리고 혈관 손상이 많아져서 모세혈관이 막히거나 혈액순환이 잘 되지 않아 생기는 현상이다. 눈의 망막에 문제가 생기면 당뇨병성 실명이 오고, 심장혈관에 문제가 생기면 심근경색이나 협심증의 원인이 되며, 뇌혈관에 문제가 생기면 뇌경색 중풍이 발생한다. 신장에 이상이 생기면 신부전증, 말초혈관 순환이 안 되면 당뇨 발이나 각종 염증질환이 생긴다. 결국 당뇨 치료의 핵심은 잘못된 식습관으로 발생하는 몸의 독소를 제거해주는 것이다. 결국 피를 맑게 하는 것이 당뇨 치료의 핵심이다. 다음의 그림은 생혈액검사를 통해 본 혈액의 상태다.

산소와 포도당의 운반은 혈액 속의 적혈구가 담당한다. 적혈구는 모세혈관보다 커서 모세혈관을 통과하려면 직경을 줄여야 하기 때문에 탄력성이 좋아야 한다. 더군다나 적혈구끼리 뭉쳐 있으면 모세혈관을 통과하기가 더 어려운데, 적혈구가 뭉쳐 있는 현상을 연전현상이라 하고 한의학에서는 이를 어혈 상태라고 표현한다.

황칠은 어혈 상태를 해결하는 중요한 역할을 한다. 황칠은 피를 맑게 하는 해독작용이 강하기 때문이다. 잘못된 식습관으로 혈액이 탁하거나 어혈로 인해 발생한 당뇨 치료에 황칠이 효과가 있는 이유다. 물론 황칠만 먹어서 당뇨를 치료할 수는 없다. 당뇨가 발생하는 근본 이유는 잘못된 식습관이기 때문에 올바른 식습관을 갖는 것이 치료의 우선이다.

적혈구 크기 7nm, 모세혈관 직경 5nm

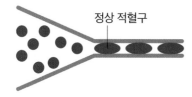

정상 적혈구

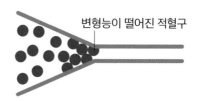

변형능이 떨어진 적혈구

황칠어혈해독탕과 황칠보정단

황칠어혈해독탕(黃漆瘀血解毒湯)과 황칠보정단(黃漆補精丹)은 필자가 운영하는 암병원에서 사용하는 처방이다. 생혈액검사를 하면 다음과 같이 어혈이 많은 환자는 항암 치료도 중요하지만 그보다 먼저 혈액을 맑게 해주는 해독 요법이 필요하다. 필자는 오래전부터 황칠과 궁합이 맞는 여덟 가지 한약을 이용해 어혈해독탕을 처방했다.

한의학에서는 암을 어혈로 보고 치료한다. 《동의보감(東醫寶鑑)》에서는 암을 어혈로 보았고 적취(積聚), 옹저(癰疽)라고 했는데, 이는 암으로 가는 암성 어혈 단계로 보면 된다. 다음의 그림은 어혈이 많은 환자의 혈액 상태를 전자현미경으로 검사한 생혈액검사 사진이다. 황칠과 어혈해독탕 처방을 하여 치료 받기 전과 후의 사진인데, 치료 전에는 얽혀 있던 적혈구가 치료 후엔 서로 떨어져 있는 것을 확인할 수 있다. 이 환자는 컨디션도 좋아지고 혈액순환이 잘 되면서 면역력도 향상됐다.

어혈을 풀어주는 대표적인 한약이 옻인데, 최원철 박사가 개발한 넥시아의 주성분이기도 하다. 《동의보감》에서는 옻나무 수액을 건조한 한약재 '건칠'에 대해 "성질은 따뜻하고 맛은 매우며 독이 있다. 어혈을 삭이면서 끈끈한 적을 없애고 혈훈을 낫게 한다"라고 했고, 또 "구어성괴(久瘀成塊)란 어혈이 오래되면 종양이 생긴다는 뜻이니 어혈을 없애면 암도 무력화할 수 있다"라고 했다. 그래서 황칠 하면 건칠인 옻과 혼동하는 사람이 많은데, 황칠은 건칠과 완전히 다른 약재다. 또한 어혈을 치료하는 면에서는 건칠보다 훨씬 뛰어나다.

황칠보정단은 황칠의 해독력과 정기를 보강하는 10여 가지의 한약재로 만든 양생 약이다. 음과 양의 정기 및 골수를 보하여 면역력을 극대화하고 체력을 보강하여 무병장수하게 한다. 여기서 보정단이란 '정기(精氣)의 근본인 신장의 정미로운 물질(정액)을 보강한다'는 뜻이다.

황칠나무의 우수한 성분을 결합하여 만든 황칠보정단은 휴대가 간편하고 복용하기에 편리하다. 혈액을 맑게 하여 성인병 예방과 면역력 향상에 도움이 된다.

어혈 치료 전

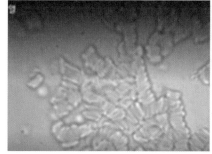

어혈 치료 후

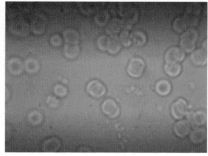

신생 혈관 생성을 억제하는 것이
암의 치료법

암세포는 정상세포보다 18배 많은 포도당을 이용해 에너지를 만들기 때문에 종양의 끝부분으로 보다 많은 포도당을 공급하기 위해서는 새로운 혈관을 만들어 자급자족해야 한다. 새로운 혈관 형성의 신호는 몸속에 산소가 부족해지거나 당이 부족해질 때다.

암세포가 살기 위해서는 정상세포와 마찬가지로 영양분을 공급받아야 하는 혈관이 필요하다. 정상세포는 이미 있는 모세혈관만으로 충분하지만 엄청난 세포분열과 혐기성 호흡을 하는 암세포는 훨씬 많은 영양분을 공급받아야 하므로 새로운 혈관이 필요하며, 실제 암 덩어리를 보면 엄청나게 많은 혈관이 그 주위를 감싸고 있다.

요즘 암 치료제의 화두는 신생 혈관 생성 억제 물질을 찾아내는 것이라고 해도 지나친 말이 아니다. 신생 혈관 형성을 차단하여 암세포를 굶겨 죽이는 것이다. 암 덩어리는 새로운 혈관 형성 없이는 증식을 못하기 때문에 혈관 형성을 억제하는 조건을 만들어주면 된다. 즉 새로운 혈관 형성의 신호인 산소와 포도당의 부족 상태를 넉넉한 상태로 만들어주면 된다.

혈액 속 적혈구를 통해 산소와 포도당이 잘 공급된다면 신생 혈관은 형성되지 않을 것이고, 암세포의 성장도 멈출 것이다. 산소와 포도당 공급이 잘 되기 위해서는 피가 맑아야 한다. 황칠이 혈액을 맑게 해주기 때문에 암 치료에 도움이 되는 것이다.

삼림욕이나 명상, 단전호흡은 충분한 산소를 제공해주는 역할을 한다. 고압 산소 치료는 산소 공급을 보다 적극적으로 하는 치료법이다. 또한 각종 효소 요법은 췌장의 효소를 도와 인슐린의 효율성을 높여 포도당 공급을 원활하게 해준다. 모두 암 치료에 효과가 있는 방법이다.

하지만 현실은 이러한 각종 자연 요법에 대해 단지 근거가 없는 요법이다, 어쩌다 치료된 사례다 하며 무시하기 일쑤다. 자연 치유에 응용되는 각종 요법과 대체의학은 이미 오랜 경험 속에서 검증된 것이다. 산소가 풍부한 산속 생활이나 경험을 통해 알게 된 약초 혹은 좋은 음식이 면역력을 높이고 치료에도 도움이 된다는 사실은 꼭 과학적 실험이나 임상을 거치지 않아도 되는 것이다. 과학적 근거나 임상실험을 통한 입증이 되지 않았으니 효과도 없다는 무책임한 핑계보다는 각종 자연 요법을 하루라도 빨리 제도권 내에서 체계적이고 구체적으로 연구할 필요가 있다. 국내 암 치료 분야의 통합 의학적 면역 요법이나 자연 요법이 활발하게 연구되기 시작한 것은 얼마 되지 않았고, 앞으로 활발하게 연구되어야 할 분야다.

암을 치료하기 위해서 좋은 공기를 마시고 좋은 물, 좋은 음식을 먹고, 적당한 운동을 하며, 긍정적인 생각을 하는 것은 좋은 생활습관이다. 좋은 생활습관을 갖는 것은 원인을 제거해 암을 치료하고 예방하는 가장 근본적인 치료 방법이며, 또 가장 중요한 치료 방식일 것이다.

저산소증

현대의학이 발달해도 만성 질환이나 암과 같은 난치성 질환은 오히려 증가하고 있다. 그 이유는 근본적인 원인 치료보다는 증상 위주의 치료에 그치고 있기 때문이다. 근본 치료를 하려면 원인을 파악해야 하는데, 그 원인 중 하나가 저산소증(산소부족증)이다.

인간은 숨을 쉬지 않으면 단 몇 분도 살 수 없으며, 호흡을 통해 필요한 에너지(氣氣)를 만들어야 생명을 유지할 수 있다. 에너지는 땅의 기운인 음식으로부터 포도당(地氣)을 흡수하고, 호흡으로 하늘의 기운인 산소(天氣)를 공급받아, 세포의 에너지 공장인 미토콘드리아에서 만들어진다. 동양에서 말하는 천지인(天地人) 사상이 바로 인체가 에너지를 만드는 과정에도 적용된다.

아무리 음식을 많이 먹고 산소 공급을 충분히 하더라도 산소와 영양분이 세포에 전달되는 과정에 문제가 생기면 세포는 에너지를 생산할 수 없다. 음식물이 풍족하지 못하던 시절에 영양부족으로 질병이 발생했다면, 현대인은 영양분은 충분하지만 음식의 독으로 인한 산소부족증으로 건강 문제가 많이 발생한다.

난개발로 산소 공급원인 나무가 줄어들고 공업화로 이산화탄소가 증가해 지구온난화가 발생하고 지구상에 산소가 부족해지고 있는데, 이것도 질병 발병 원인의 하나가 되고 있다. 그렇다면 인체에서 산소부족증은 왜, 어떻게 생기는 것일까? 혈액검사 시 산소포화도는 충분한데 조직에서는 왜 산소부족증이 일어나는 것일까? 그 이유는 여러 가지가 있다.

혈액에는 산소가 많더라도 적혈구의 헤모글로빈에서 조직에 산소를 풀어주는 과정에 문제가 생기면 산소부족증이 발생한다. 산소가 조직의 세포에 잘 풀어져야 미토콘드리아에서 에너지를 만들고, 에너지가 충분하여 기력이 상승해야 만성병이 잘 생기지 않는다. 기력이 약하거나 노인에게 만성병이 잘 발생하는 이유도 산소부족증으로 인한 것이다.

혈관을 단련해라

혈액이 탁해져서 혈액순환이 잘 되지 않아 면역력이 낮아질 수도 있지만, 혈액이 통과하는 혈관에 문제가 생겨 혈액순환이 잘 되지 않는 경우도 있다. 혈관에도 나이가 있는데, 큰 혈관은 차이가 크지 않지만 작은 혈관이나 모세혈관의 나이는 건강에 따라 차이가 난다. 그리고 혈관은 근육 속을 지난다. 만약 온몸의 근육이 경직되어 있거나 통증으로 뭉쳐 있다면 혈액이 맑거나 혈관이 건강하더라도 혈액순환이 잘 되지 않을 수 있다.

혈관 나이란 다름 아닌 동맥경화가 어느 정도인가, 혈관벽이 얼마나 매끈한가의 문제다. 혈액이 혈관 밖으로 새지 않게 하고 혈압을 조절하며 혈관에 생긴 상처를 회복하는 물질이 산화질소(NO)다. 이 물질이 혈관벽을 매끈하게 유지하고 고혈압이나 동맥경화를 예방하는 역할을 한다. 산화질소의 이러한 작용은 1998년 노벨생리학상을 수상한 루이스 이그나로가 발견했는데, 그는 산화질소가 혈관근육을 이완해 혈관을 확장함으로써 혈액이 잘 흐르게 한다는 것을 알아냈다.

산화질소는 아르기닌과 효소를 합성된다. 아르기닌은 육류에 포함된 필수아미노산의 일종이다. 그렇다면 산화질소를 많이 만들어내기 위해 '고기를 많이 먹어야 하나?' 하는 의문을 가질 수 있다. 하지만 그렇지 않다. 음식 중에는 등 푸른 생선에 들어 있는 EPA(epicosapentaenonic acid) 성분이 혈관내피세포를 자극하여 산화질소의 분비를 촉진한다. 등 푸른 생선이 혈관 건강에 좋다는 사실은 다양한 연구를 통해 밝혀진 사실로, 뇌졸중 위험은 4~50퍼센트, 심근경색은 20퍼센트가량 줄여준다.

반면 혈관 건강에 악영향을 주는 요소는 흡연, 고혈압, 고지혈증, 고혈당, 비만 등이다.

주목해야 할 두 가지 지방산

오메가 3계 지방산: 생선기름, 아마인유, 들기름
체내에서 EPA로 변환. 등 푸른 생선에 함유 ⇨ 동맥경화 예방

● ● ● ● ● ● ●

오메가 6계 지방산: 대두유, 콘유, 홍화유, 해바라기유
체내에서 아라키돈산으로 변환. 고기에 함유 ⇨ 동맥경화 촉진

흥미롭게도 얼굴에 생기는 기미가 클수록 혈관의 동맥경화가 많이 진행되어 있다는 사실이 밝혀졌다.

산화질소는 체내에서는 유익하지만 호흡을 통해 흡입하면 질식사할 수도 있는 유해 물질이며, 자동차 배기가스에도 포함된 대기오염원이다. 협심증 치료제로 사용되는 니트로글리세린은 체내에서 산화질소로 변해 관상동맥을 확장하여 협심증을 치료한다.

유전자 변형이 모든 질환의 근원

　유전자 변형은 암이 발생할 수 있는 첫 번째 단계로, 암세포가 형성되는 원인이다. 암세포는 암 환자에게만 발생하는 것이 아니다. 우리 몸은 대략 60조 개의 세포로 이루어져 있는데, 세포의 수명이 대략 60일이라면 적어도 하루에 1조 개의 세포가 새로 만들어지고 없어진다. 이 과정에서 만들어진 건강하지 못한 세포나 건강한 세포라도 유전자 변형이 일어나면 암세포로 변하는데, 하루에 수천 개의 암세포가 만들어진다.

　암을 비롯한 모든 질병은 유전자 변형이 원인이라고 할 수 있다. 현재 인간의 유전자 지도를 해석해 질병과 유전자 간의 상관관계가 속속 밝혀지고 있다. 최근엔 암이나 각종 질환의 진단에 유전자 검사가 이용되고 있다. 유전자 변형의 주범으로 활성산소가 지목되고 있는데, 활성산소는 생활습관이나 먹을거리와 밀접한 관계가 있다.

정상 세포　　　　　　　암세포

암세포 원인

유전자 변형

활성산소가 주범

황칠의 효능 중 '항산화작용'이란?

항산화작용은 암을 치료하는 차원에서도 중요하지만, 암을 예방하는 차원에서는 더욱 중요한 부분이다.

활성산소를 제거하려면 우선 항산화작용이 강한 음식이나 효소를 먹는 방법이 있고, 또 인체에서 활성산소를 제거하는 능력을 극대화하는 방법이 있다. 이 두 가지 방법을 병용하는 것이 가장 효과적이다.

항산화작용이 강한 음식이나 효소로는 죽염, 파이토케미컬이라 불리는 색깔 있는 과일이나 채소, 각종 산야초 효소가 있으며, 특히 황칠의 항산화작용은 더욱 뛰어나다. 적절한 식이 요법 등도 도움이 된다.

활성산소란? **활성산소와 암**

　암세포는 정상세포의 유전자 변형으로 발생하며, 암세포를 만드는 유전자 변형의 주범은 활성산소로 여겨진다. 그렇기 때문에 암을 치료하는 가장 중요한 핵심은 활성산소를 줄이는 것이다.

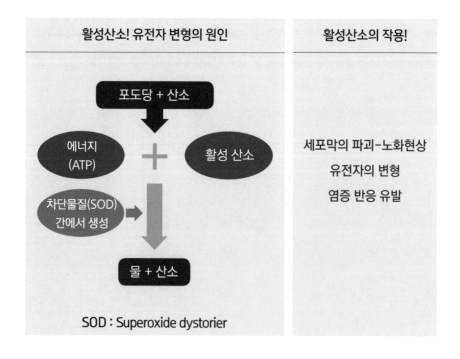

활성산소는 각종 오염물질이나 발암물질에 의해 발생하기도 하지만, 스트레스나 과로, 잘못된 생활습관 그리고 먹지 말아야 될 음식을 섭취할 때도 발생한다. 그뿐 아니라 인체의 정상적인 대사 과정에서도 발생한다. 마치 자동차가 휘발유를 태우고 이산화탄소와 매연을 내뿜는 것처럼 인체도 에너지를 생성할 때 활성산소가 발생한다.

하지만 인체 내에는 활성산소를 제거해주는 곳이 있다. 바로 간이다. 이것이 바로 간이 피곤할 때 과음을 하면 해독이 잘 되지 않는 이유다. 알코올은 산화되어 아세트알데히드가 된다. 이를 다시 환원하는 작용을 간에서 하는데, 간의 이런 작용은 SOD(Super Oxide Dismutase)라는 물질에 의해 이루어진다.

암은 난치병이지 불치병은 아니다. 왜냐하면 암을 극복한 사람들이 있기 때문이다. TV 다큐멘터리 〈산에서 암을 치료한 사람들〉를 보니 산속 생활로 말기 암을 극복한 환자가 한둘이 아니었다. 그들은 스트레스가 없고 오염되지 않은 깨끗한 산속에서 생활하며 직접 키운 채소나 약초를 먹었는데, 이런 환경과 먹을거리가 암을 이길 수 있는 가장 강력한 항암제 역할을 했을 것이다.

황칠나무는
한반도 남해안에서만 자생한다?

'두릅나뭇과에 속하는 황칠나무는 한반도 서남해안에서만 자생하는 우리 고유의 종이다'라는 말은 사실과 다르다. 인터넷의 발달로 넘치는 정보들은 오류도 마치 사실인 양 전파되고 있다. 중국 저장성 항저우에 황칠나무의 대규모 군락지가 있고, 일본에서도 황칠나무는 자생한다. 황칠나무는 상록활엽수이며 난대성 식물이고 따뜻한 곳에서 자라기 때문에 황칠나무가 자생할 수 있는 최북단이 한반도 남해안인 것이다.

지구온난화 때문에 황칠나무가 자생할 수 있는 지역이 넓어지고 있다. 필자의 병원은 담양에 있다. 2011년 병원을 열면서 좋아하는 황칠나무를 300주가량 심었는데, 일부는 죽었지만 잘 자라고 있다.

황칠나무는 날이 추워지면 살기 위해 물을 끌어올리지 않는다. 하지만 겨울이어도 따뜻해지면 물을 끌어올리는데, 날씨가 따뜻하다가 갑자기 추워지면 그 물이 언다. 그래서 황칠나무는 일교차가 심한 날 잘 죽는다. 필자의 병원은 정남향, 200고지에 위치하기 때문에 낮에는 따뜻하다가도 저녁과 새벽에는 영하로 떨어지는 날이 많다. 황칠나무를 재배하려면 남향보다는 오히려 북향으로 심는 것이 더 안전하게 키울 수 있는 방법이다. 황칠나무는 겨울 날씨의 변동이 없어야 잘 살기 때문이다.

황칠나무가 좋아서 논에 황칠 2000주를 심은 적이 있다. 하지만 2000주 거의 모두 죽어 마음이 무척 아팠던 기억이 난다. 황칠나무는 물기가 적은 밭이나 야산에 심어야 한다. 황칠나무는 여름에도 죽는 경우가 있기 때문이다. 수분이 많은 논에 심으면 황칠나무는 물을 잔뜩 끌어올렸다가 한여름의 강렬한 햇볕에 쪄서 죽는다. 필자가 심은 2000주 가운데 대부분은 여름에 죽고 여름에 살아남은 황칠나무는 겨울에 얼어서 죽었다. 아주 일부가 살아남았을 뿐이다.

식물에도 면역력이 있다. 같은 조건에서도 살아남은 것은 황칠나무의 면역력 때문이다. 북방으로 갈수록 황칠나무는 살아남기 위해 면역력을 극대화한다. 그래서 황칠은 남해안 것도 좋지만 북쪽 지역산일수록 더 효과가 좋다. 물론 남해안의 해풍을 맞고 자란 농작물이나 한약재가 일반 논밭에서 자란 것보다 약효가 뛰어나거나 맛이 좋은 걸 보면 황칠도 남해안산이 최고라고 할 수는 있다. 남해안산 황칠이 효과가 더 좋은 이유는 해풍을 견디기 위해 황칠나무가 면역력을 극대화해야 했기 때문일 것이다.

고문헌 자료를 통해 본 **황칠**

　고문헌 자료를 살펴보면 황칠이 왜 귀한지, 황칠의 효능은 어떠한지를 잘 알 수 있다. 고문헌들에 따르면 황칠은 삼국시대부터 조선시대 말까지 금빛 찬란한 도료로서 명성을 떨쳐왔고, 중국에 공납하는 귀한 보물이기도 했다. 황칠은 금으로 착각할 정도의 황금빛 비색과 상상을 초월하는 내열성과 내구성을 가지고 있기에 도료(칠)로서 귀중한 보물이었으며 부귀의 상징이었다.

　도료로서는 물론이고 약재로서의 황칠도 매우 중요했다. 황칠은 벌레를 쫓아내고 정신을 맑게 하는 효능이 있고, 그 밖에도 중풍을 비롯한 각종 질환에 약재로 쓰였기 때문에 왕실의 건강을 담당하는 전의감(典醫監)이나 백성의 병을 돌보는 혜민서(惠民署)에서 필수적으로 갖추어야 할 약재였다. 각종 옛 문헌에서 알려주듯이 황칠의 효능은 가히 놀라울 정도였다.

　하지만 황칠은 그 가치와 희귀성 때문에 오히려 수난의 대상이 되기도 했다. 특히 중국은 과도한 공납을 요구했는데, 황칠은 전량이 중국의 황제에게 조공으로 보내질 만큼 귀한 대접을 받았으며 찬란한 황금빛 칠은 바로 중국 황실의 권위를 상징했다. 우리가 조공으로 바친 특산품 중에서 그들이 황칠을 가장 귀히 여길 수밖에 없었던 까닭이다. 그에 따라 황칠을 관리하는 우리나라 지방 관리의 횡포는 점차 심해졌고 농민의 괴로움 또한 커져만 갔다. 이러한 환경에 따라 이후 황칠은 서서히 사라지게 되었다.

　먼저 도료로서 황칠을 살펴보면 황칠은 옻칠보다 훨씬 뛰어나다. 한번 막을 형성하면 만년이 가도 썩지 않기 때문에 '옻칠천년, 황칠만년'이라는 말이 있을 정도로 황칠은 옻칠보다 훨씬 좋은 도료로 인식됐다. 하지만 황칠은 희귀한데다 정제법이 어려워 일반이 쉽게 접하고 체험해볼 수 없었다. 황금색인 황칠은 부와 권력의 상징이었다. 중국의 황제는 황칠한 용상에 앉아 천하를 다스렸고, 광대한 세계 제국을 건설했던 몽골의 칭기즈칸도 원정길마다 황칠 천막(오르도)과 황칠 갑옷을 챙겼다고 한다.

마르코 폴로는 그의 저서 《동방견문록(東方見聞錄)》에서 "테무친의 갑옷과 천막은 황금색으로 빛나는데 불화살도 뚫지 못하는 황칠이라는 비기(秘技)를 사용했기 때문이다"라고 썼다. 당나라 때 발간된 《통전(通典)》이나 북송의 손목이 지은 《계림유사(鷄林類事)》 등 수많은 역사서에도 황칠은 '신비의 나무'로 기록돼 있다. 우주의 이치를 담고 있는 《주역(周易)》〈서의(筮儀)〉에는 "《주역》을 이해하려면 황칠판(黃漆板) 위에 놓고 읽어야 한다"라는 기록이 남아 있다.

현재까지 중국의 이십오사(二十五史) 등 역사서 곳곳에 나오는 황칠의 기록을 보면 우리나라와 마찬가지로 황칠의 귀중함과 더불어 수난의 역사까지 그대로 드러난다. 황칠은 삼국시대부터 황제, 국왕, 제왕의 갑옷, 투구, 기타 금속 장신구의 황금색을 발하는 진귀한 도료로 이용되어왔다. 고려시대에 쓰인 중국의 《계림유사》, 《계림지》, 《해동역사》에는 우리나라 서남해안 도서 지방에서 나는 황칠의 채취 시기, 사용 목적 등까지 기록돼 있는데, 이것으로 미루어보아 당시 중국에서도 황칠에 대하여 상당한 인식이 있었던 것을 알 수 있다.

특히 마르코 폴로의 《동방견문록》에는 황칠은 고려 때도 금칠이라 하여 귀한 대접을 받았는데, 제주산 녹나무 용상에 황칠을 입혀 중국 황실의 권위를 상징하는 황금빛을 냈다고 쓰여 있다. 더욱이 칭기즈칸이 원정길마다 황칠 천막을 이용했다는 기록으로 중국뿐 아니라 몽골로도 황칠이 공급됐음을 알 수 있다.

《동방견문록(東方見聞錄)》

이탈리아의 마르코 폴로가 1271년부터 1295년까지 동방을 여행한 체험담을 루스티첼로가 기록한 여행기. 13세기 베네치아공화국 출신의 상인이었던 마르코 폴로가 27년 동안 세계를 여행하면서 보고 겪었던 사실들을 기록한 책이다.

책의 제목은 《세계의 기술(Divisament dou Monde)》이며 유럽과 미국 등에서는 《마르코 폴로의 여행기》로 출간됐고, 한국과 일본에서는 《동방견문록》으로 출간됐다. 책의 내용은 동방이라고 불렸던 아시아 지역에 국한되지 않고 중동, 아프리카, 아시아 등 여러 나라를 대상으로 했다. 마르코 폴로가 직접 여행하지 않았던 곳의 이야기도 수록되어 있는데, 이는 당시 마르코 폴로가 여행에서 얻은 지식을 바탕으로 서술됐다고 추측된다.

마르코 폴로의 여행은 1269년에 시작됐으며, 그가 15세가 되던 해 동방무역에서 돌아온 아버지를 따라 세계여행에 나서게 됐다. 긴 여행을 마치고 고향으로 돌아오자 그의 나이는 42세였다. 베네치아로 돌아온 이후 그의 행적에 관해서 전하는 기록은 불분명하며 1298년 베네치아공화국과 제노아공화국 사이에 벌어진 해전에 지휘관으로 참전했다가 포로로 잡혀 감옥에 갇혔으며, 이때부터 자신의 여행을 기록으로 남기게 되는 계기가 됐다고 알려져 있다. 약 3년간 감옥에 갇혀 있는 동안 루스티첼로(Rustichello)에게 자신의 경험을 구술하여 필기하도록 한 것이 《세계의 기술》이라는 책이다. 하지만 이 또한 정확한 근거가 있는 이야기는 아니며, 현재까지 알려진 몇 가지 설(說) 중에서 가장 유력한 것으로 추정될 뿐이다.

마르코 폴로의 여행은 1269년 베네치아를 출발하여 지중해를 지나 콘스탄티노플, 이란을 거쳐 1271년 호르무즈 해협에 도착했으며, 배를 타고 동방으로 이동하려던 계획을 포기하고 육로를 따라 이동했다. 1275년에 서아시아·중앙아시아를 거쳐 원나라의 상도(上都)에 이르러 쿠빌라이를 알현했고 관직을 하사받았다. 그는 원나라에 무려 17년간 머물게 됐는데, 당시 원나라를 통치했던 쿠빌라이 칸이 그의 귀환을 허락하지 않았기 때문이었다. 마르코 폴로는 중국의 여러 지역을 여행하면서 동방의 문물을 경험하게 됐으며, 특히 중국 양주에 머물면서 상당한 지위를 가진 관리로 임명되기도 했다. 그는 고향 베네치아로 돌아가기를 원했지만 번번이 거절됐다. 마침내 1290년 일한국 국왕 아르군(Arghun)에게 시집가는 왕녀 코카친을 수행하라는 명을 받고 14척으로 구성된 선단에 가담했다. 천주(泉州)항을 출발하여 남중국해 해로(海路)를 따라 수마트라섬을 지났으며 인도양을 건넜고 페르시아만(灣)의

호르무즈섬에 26개월 만에 도착했다. 하지만 그들이 도착했을 때는 이미 아르군 왕이 사망했기 때문에 코카친 왕녀를 아르군의 아들 가잔(Ghazan)에게 인계한 다음 1295년에 베네치아로 귀국했다.

그의 저술을 두고 여러 가지 의혹이 제기되고 있는데, 일부의 학자들은 마르코 폴로가 저술한 것이 아니라는 주장, 그가 동방을 방문하지 않았다는 주장을 제기하고 있다. 하지만 그가 저술한 내용 중 일부 과장된 면이 있기는 하지만 당시 중국의 기록 등과 비교해서 많은 부분이 사실과 일치하므로 그의 여행과 기록이 사실로 받아들여지는 것은 의심의 여지가 없다. 책의 내용 중 당시의 서아시아·중앙아시아·중국·남해(南海) 등에 관한 기사가 풍부하고 정확하며, 거리와 동물, 식물 등을 관찰한 기록이 매우 섬세하고 치밀하다. 특히 중앙아시아가 자세히 언급되어 있다. 책의 내용이 매우 신기하고 과장된 면 때문에 처음에는 유럽인들이 믿지 않았으며 오히려 마르코 폴로를 허풍쟁이 떠버리로 불렀다고 전한다. 그 후 많은 사람들이 아시아 여행을 함으로써 이 책에서 서술된 내용이 정확함을 알게 됐고, 콜럼버스의 아메리카 대륙 발견의 계기가 되는 등 지리상의 발견에 큰 역할을 했다.

루스티첼로가 필기한 원본은 없어졌으나 원본을 윤색, 가필, 삭제한 많은 사본들이 만들어져 전해졌다. 여러 사본 중에서 원본에 가장 가깝다고 인정되는 것은 14세기에 필사된 F본이 있다. 이 책은 프랑스 파리국립도서관에 소장되어 있으며 1824년에 필사본을 그대로 출간했다. 1928년 필사본 F본을 기초로 교정을 본 책이 다시 출간됐다. 그리고 또 다른 사본으로 라무지오 인쇄본으로 불리는 R본이 있다. 이 사본은 마르코 폴로가 원본 이후에 추가한 내용을 포함하고 있다. 그리고 Z본으로 불리는 라틴어로 필사된 젤라다(Zelada)본이 있다. 1934년 이 사본을 혼합하여 A. C. 물과 P. 펠리오의 공동편집으로 단일본이 되어 나왔다. 이외에도 약 80종의 필사 사본이 존재하며 활자로 인쇄된 사본이 약 280종이 있다.

백제 및 발해 시대의 **황칠 기록**

《통전(通典)》

《통전》은 중국 당나라 때 두우(杜佑)가 쓴 백과전서다. 이 책에 다음과 같은 기록이 있다.

백제의 서남 바다 가운데 세 섬이 있어 황칠수가 나는데 가래나무와 비슷한데 보다 크다. 6월에 진액을 취해서 기물에 칠하는데 황금같이 그 빛이 번쩍번쩍 빛나서 안광을 빼앗는다(百濟, 國西南海中有三島出黃漆樹斯小棕樹而大小六月取汁漆器物若黃金其光奪目).

백제의 서남 바다 가운데 세 섬이라고 했기 때문에 완도와 보길도, 제주도가 그 세 섬이 아닌가 싶다.

명광개(明光鎧)

명광개는 백제뿐 아니라 수나라와 당나라 때 유행한 갑옷이다. 양쪽 가슴 부위에 심장과 폐를 보호하기 위한 호심이라는 황금색 판이 붙어 있다. 여기에 이런 기록이 있다.

당 태종이 정관(貞觀) 19년(645, 백제 의자왕 9) 백제에 사신을 파견하여 금칠(金漆)

을 채취하여 산문갑(山文甲)에 칠했다.

여기서 금칠을 황색 칠로서 황칠이라 해석했다.

　당 태종은 고구려를 치기 위해 백제와 연합 작전을 펼치고, 백제는 신라를 견제할 필요가 있었기 때문에 조공으로 황칠 갑옷을 당나라에 보냈다. 가죽으로 갑옷을 만들고 여기에 황칠을 여러 번 칠하면 가죽이 두꺼워져 철갑보다 더 단단해졌다. 황금빛 광채가 났으니 지휘자로서는 최고의 권위를 내세울 수 있었다.

　《삼국사기(三國史記)》에는 "백제가 금빛 광채의 갑옷을 고구려에 공물로 보냈다"라고 적혀 있으며, 신라는 칠전(漆典)이라는 관청을 두고 국가가 칠 재료 공급을 조절했다.

《해동역사(海東繹史)》 제26권 죽목류(竹木類)

조선 후기의 실학자 한치윤이 쓴 사서인 《해동역사》에도 다음과 같은 기록이 남아 있다.

왜(倭)의 광인(光仁) 천황 보귀(寶龜) 원년(770, 발해 문왕 34)에 발해가 헌가대부(獻可大夫) 사빈소령(司賓少令) 개국남(開國男) 사도몽(史都蒙), 대판관(大判官) 고록사(高祿思), 소판관(少判官) 고울림(高鬱琳), 판관 고숙원(高淑源), 대록사(大錄事) 사도선(史道仙), 소록사(少錄事) 고규선(高珪宣) 등 187인을 파견하여 사신으로 보내와서 왕비(王妃)의 상(喪)을 고하고 왜 황이 즉위한 것을 축하했다. 왜 황은 전계(展繼)를 보내 사도몽과 함께 발해에 사신으로 가게 했으며, 견(絹) 50필, 실 200꾸러미, 솜 300둔을 하사했다.

사도몽이 더 주기를 요청하자, 또다시 황금 작은 것 100냥, 수은(水銀) 큰 것 100냥, 금칠(金漆) 1단지, 해석류유(海石榴油) 1단지, 수정으로 만든 염주(念珠) 4관, 빈랑(檳榔) 10매를 주었으며, 왕비의 상에 견 20필, 명주(絁) 2필, 솜 200둔을 부의(賻儀)했다.

해상왕 장보고의 보물이었던 황칠

해상무역을 독점했던 해상왕 장보고에게도 황칠은 단연 최고의 보물이었다. 《영파사지》에는 장보고의 주요 교역품이 '신라의 금칠'이라고 하는 기록이 남아 있다.

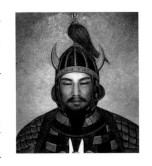

장보고(張保皐)의 원래 이름은 '궁복(弓福)'으로 전해지며, 《삼국유사(三國遺事)》에는 '궁파(弓巴)'라고 기록되어 있다. 장이라는 성과 보고라는 이름은 당나라로 건너간 뒤부터 사용한 것으로 추정되는데, 엔닌(圓仁)의 《입당구법순례행기(入唐求法巡禮行記)》등 일본의 문헌에는 이름의 한자 표기가 '長寶高' 혹은 '張寶高'로 되어 있다. 친구인 정년과 함께 일찍이 당나라 서주(徐州)로 건너갔는데 장보고와 정년은 용맹하고 씩씩해 말을 타고 창을 쓰는 데 이들을 당할 자가 없었다고 한다.

당나라에서 돌아온 뒤에 828년 흥덕왕(興德王, 재위 826~836)에게 당나라의 해적이 신라인을 노략하여 노비로 사고파는 행위가 빈번히 벌어지고 있다고 보고하고 오늘날의 완도인 청해(淸海)에 진영을 설치할 것을 청했다. 왕이 허락하자 1만 명의 병사로 청해진(淸海鎭)을 설치하고 대사로서 병사들을 지휘하여 해적을 소탕하고 서남부 해안의 해상권을 장악했다. 그리고 당나라에 견당매물사(遣唐賣物使)와 교관선(交關船)을 보내고, 일본에는 회역사(廻易使)를 보내며 당나라와 신라, 일본을 잇는 해상무역을 주도했다.

836년 흥덕왕이 죽은 뒤에 신라에서는 왕의 사촌인 김균정(金均貞)과 조카인 김제륭(金悌隆) 사이에 왕위 쟁탈전이 벌어졌는데, 결국 김균정이 살해되고 김제륭이 희강왕(僖康王, 재위 836~838)으로 즉위했다. 그러자 김균정의 아들인 김우징(金祐徵, 뒷날의 신무왕)은 청해진으로 와서 장보고에게 의탁했다. 838년 상대등 김명(金明)이 희강왕을 죽이고 왕위에 오르자(민애왕, 재위 838~839), 김양(金陽) 등이 병사를 모아 청해진으로 김우징을 찾아와 군사를 일으킬 것을 모의했다. 839년 장보고는 김우징, 김양 등과 함께 군사를 일으켜 민애왕을 죽이고 김우징을 왕으로 추대했다. 이 공으로 장보고는 신무왕(神武王, 재위 839)에게 감의군사(感義軍使)로 임명됐으나, 신무왕은 왕위에 오른 지 3개월 만에 죽고 그의 아들인 문성왕(文聖王, 재위 839~857)이 왕위에 올랐다. 문성왕이 즉위한 뒤 장보고는 진해장군(鎭海將軍)으로 임명됐다.

845년 장보고는 자신의 딸을 문성왕의 둘째 왕비로 보내려 했으나 중앙의 귀족들이 섬사람(海島人)의 딸이라는 이유로 반대하여 뜻을 이루지 못했다. 그러자 장보고는 청해진에 웅거하여 왕에게 반기를 들었으며, 846년(문성왕 8) 문성왕은 염장(閻長)을 자객으로 보내 장보고를 살해했다. 그리고 851년(문성왕 13)에는 청해진을 없애고 그곳 사람들을 벽골군(碧骨郡)으로 이주시켰다. 《삼국유사》에는 신무왕이 자신을 도와주면 딸을 왕비로 삼겠다고 장보고에게 약속했고, 이를 어기자 장보고가 왕을 원망하여 반란을 일으키려 했다는 이야기가 전해진다.

한편 일본의 《속일본후기(續日本後紀)》에는 842년 정월에 신라 사람 이소정(李少貞) 등이 일본으로 건너와서 장보고가 죽고 그의 부장인 이창진(李昌珍)이 반란을 일으키려 하자 염장이 병사들을 이끌고 이를 토벌했다는 사실을 전했다는 내용이 기록되어 있다. 이것은 장보고가 죽은 연대를 문성왕 8년(846)의 일로 기록하고 있는 《삼국사기》와 《삼국유사》의 내용과는 다른 것이다. 따라서 학계에서는 장보고가 죽은 연대를 둘러싸고 다양한 해석이 제기되고 있기도 하다.

고려 시대의 황칠 기록

《계림지》

《계림지》는 중국의 왕운이 쓴 책이다. 왕운은 송나라 사람으로 고려에 대한 기록을 남겼다.

고려의 황칠은 섬에서 난다. 6월에 수액을 채취하는데 빛깔이 금과 같으며 볕을 쪼여 건조한다. 본시 백제(百濟)에서 나던 것인데 지금 저장(浙江) 사람들은 이를 일컬어 신라칠(新羅漆)이라 한다.

황칠의 도장 방법은 다음과 같다. 7~8월에 채취한 수지 액을 옥외의 직사광선 아래서 칠하는데 기온이 낮을 때는 도장, 건조가 곤란하다. 도장에 필요한 시간은 칠하기, 건조하기가 모두 하루면 충분하다. 도장 횟수는 세 번 반복하여 칠한다. 합죽선에 칠할 때는 들깨기름을 먼저 바르고 말린 뒤 솔로 칠하고, 햇볕에 말린 뒤 다시 솔로 칠하며, 햇볕에 말리는 일을 세 번 반복해서 광택을 낸다. 목제품인 경우에는 들깨기름을 바르지 않고 바로 황칠을 하는데, 칠한 뒤 말리는 일은 합죽선과 마찬가지로 세 번 반복한다.

《고려사절요(高麗史節要)》 제15권 '고종 8년(1221)', 제20권 '충렬왕 8년(1282)'

《고려사절요》는 조선 전기에 왕명에 따라 편찬한 고려시대에 대한 역사책이다. 1452년에 간행됐다. 다음은 고종 8년의 기록이다.

몽골의 황태제(皇太弟)가 저고여(著古輿) 등을 보내와서 수달피가죽 1만 영(領)과 가는 명주 3000필, 가는 모시 2000필, 면자(綿子) 1만 근(觔), 용단먹(龍團墨) 1000정 (丁), 붓 200관(管), 종이 10만 장(張), 자초(紫草) 5근, 홍화(紅花)·남순(藍筍)·주홍 (朱紅) 각 50근, 자황(紫黃)·광칠(光漆)·오동나무기름 각 10근을 요구했다.

다음은 충렬왕 8년의 기록이다.

충렬왕 8년 5월에 좌랑 이행검(李行儉)을 원나라에 보내어 황칠을 바쳤다.

《기언별집(記言別集)》 제7권 서독(書牘)

《기언》은 조선 후기의 학자인 허목(許穆)의 시문집이다. 93권 25책(원집 46권, 속집 16권, 습유(拾遺) 2권, 자서(自序) 2권, 자서속편 1권, 별집 26권)으로 구성된다.

편지를 받고서 무척 위안이 되고 고마웠네. 꿈결 같았던 지난번의 만남이 지금도 생생하기만 하네. 날씨는 따뜻하고 꽃은 져 가는데, 걸어서 앞 시내로 나가 보니 시냇물을 모조리 논에 대고 늪에는 먼지가 풀풀 일어 무엇 하나 좋은 정황이 없네그려. 황칠은 지(誌)에 동이(東夷)에서 생산된다고 했는데 찾아볼 길이 없네. 들건대 여행 보따리 속에 들어 있다고 하니, 칠할 곳이 많지는 않지만 볼 수 있다면 다행이겠네. 모조록 가지고 와서 보여주기를 간절히 바라네. 새 버선을 보내준 것은 뜻이 지극히 후하니, 깊이 감사하는 바일세.
(삼가 살펴보건대, 황칠은 지금 강진(康津)의 가리포도(加裏浦島)에서 생산되는데, 가리포도는 예전에 이른바 완도(莞島)다. 우리나라의 온 성(城) 가운데 오직 이 섬에서만 황칠이 난다.)

《고려도경(高麗圖經)》제23권

1123년(인종 1) 고려에 왔던 송나라 사신 서긍이 귀국한 후 쓴 고려에 대한 책. 정식 명칭은 《선화봉사고려도경(宣和奉使高麗圖經)》인데 줄여서 《고려도경》이라고 한다.

그 땅에 솔이 잘 자라 복령이 나고, 산이 깊어서 유황이 나며, 나주(羅州)에서는 백부자와 황칠이 나는데 모두 조공품이다.

《우마양저염역병치료방(牛馬羊豬染疫病治療方)》

《우마양저염역병치료방》은 1541년(중종 36) 가축의 전염병에 대한 치료 방문을 모아서 번역한 책이다.

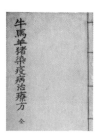

제주에서는 나나니란 이름을 황칠이라 하고, 붉나무의 진이다. 고려의 나주도(羅州道)에서는 황칠이 나는데, 토산물로 진공(進貢)한다.

편자의 이름은 밝혀져 있지 않다. 1541년 봄, 평안도에 소의 전염병이 크게 유행하여 다른 도로 번질 뿐만 아니라, 양이나 돼지에게도 병이 퍼지게 되자 왕의 명령으로 소·말·양·돼지의 염역에 필요한 치료방들을 발췌, 초록하여 그해에 간행했다.

이 책은 우리나라 우역사(牛疫史)나 수의사(獸醫史)를 밝히는 데 중요한 자료가 되고 있다.

체재에 있어서 한문으로 된 본문에 이두와 한글로 된 두 가지의 번역을 함께 실은 점이 특이하다. 원간본으로 추정되는 책은 한 일본인이 소장하고 있는데, 활자본이며 한글에 방점 표기까지 있다고 한다. 이 책의 이름은 《우양저염역치료방》으로서 '마(馬)'가 누락되어 있다. 1541년 11월의 권응창(權應昌)의 서문에서도 말에 대한 언급이 없으므로 중간본부터 '마'가 서명에 들어간 것으로 보인다.

중간본은 을해자본(乙亥字本)이며, 방점 표기는 없으나 ㅿ, ㅸ이 나타나는 책이 가장 이르다. 1578년(선조 11)의 내사본인데, 그해에 간행된 《간이벽온방(簡易辟瘟方)》과 판식(版式)·활자·한글 사용까지 일치하고, 또 그 책에 합철되어 전하기도 하므로 중간본은 1578년에 간행된 것으로 생각된다. 그밖에 1636년(인조 14), 1644년에 중간된 책들도 전한다. 1636년판은 ㅿ, ㅸ이 안 쓰일 뿐, 글의 내용에서는 1578년판과 차이가 없다. 1644년판은 끝에 득효방(得效方) 조항이 약간 추가된 것이 다르다.

이 책은 우리나라 가축의 전염병에 관한 역사적 연구의 자료인 동시에 국어사 연구, 특히 이두와 한글에 의한 번역이 대조된 점에서 이두의 연구에 귀중한 자료가 된다. 현재 고려대학교 도서관에 1578년의 내사본, 서울대학교 도서관 일사문고에 1636년판의 중간본 등이 전하고 있다. 일사문고 소장본은 1982년 홍문각(弘文閣)에서 《분문온역이해방(分門瘟疫易解方)》, 《간이벽온방》, 《벽온신방(辟瘟新方)》 등과 합본으로 영인했다.

《동사강목(東史綱目)》 원종 12년(1271)

조선 후기에 순암(順菴) 안정복(安鼎福)이 고조선부터 고려 말까지를 다룬 역사책이다.

몽골이 비사치(必闍侈), 흑구(黑狗), 이추(李樞) 등을 보내와 궁실(宮室)의 재목을 요구했다. 또 성지(省旨) 중서성의 명으로, 금칠(金漆), 청등팔랑충(靑藤八郎蟲), 비목(榧木), 비실(榧實), 동백실(桐柏實), 노태목(奴台木), 해죽(海竹), 동백죽점(冬柏竹簟), 오매화리등석(烏梅華梨藤席) 따위의 물건을 요구했다.
추는 상장군 응공(應公)의 아들인데, 몽골로 도망해 들어가 본국의 토산물 중에 형용할 수 없는 희귀하고 진기한 물건이 있다고 거짓 아뢰니, 황제가 믿고 요구한 것이다. 드디어 금칠 10항(缸)과 비목·노태목 등을 바쳤는데, 추가 청등팔랑충은 교동(喬桐)·진도(珍島)·남해(南海) 등에 난다고 말하니 가서 찾았으나 얻지 못했고, 오매화리등석은 토산은 아니나 송나라 상인이 바친 것이 있으므로 아울러 바쳤다.

조선 시대의 황칠 기록

《세종실록(世宗實錄)》

《세종실록》은 조선 제4대 왕인 세종이 재위한 기간 동안의 역사를 기록한 책이다. 조선시대에 영면을 기리는 제례 의식으로 하관을 고하는 천전의(遷奠儀)가 행해졌다. 이때 기물(器物)로 자황칠목잠(紫黃漆木簪), 자황칠목채(紫黃漆木釵)가 하나씩 진설됐다.

《우마양저염역병치료방》

규장각에 보관되어 있는 《우마양저염역병치료방》은 권응창에 의해 중종 38년에 간행된 수의학서로, '소의 역병을 치료하기 위해서는 황칠을 태워 그 냄새를 맡게 하면 즉시 좋아진다'고 했다.

《순암집(順菴集)》 제7권 〈서(書)〉 '이정조에게 편지를 보내다'

《순암집》은 조선 후기의 학자 안정복의 유고를 모은 전집이다.

우리나라 동쪽 삼척(三陟)의 삼촌심(三寸椹), 갑산(甲山)의 들쭉(豆乙粥), 삼수(三水)의 지분자(地粉子, 바로 뱀딸기인데 맛이 매우 좋다), 북도(北道)의 용편(龍鞭), 남해의 황칠(黃漆)은 모두 진귀한 산물이니, 기록해도 무방하지 않겠습니까?

《산림경제(山林經濟)》

숙종 때 실학자 유암 홍만선(洪萬選)의 저서로 농업과 일상생활에 관한 광범위한 사항을 기술한 작은 백과사전이다.

황칠은 천금목(千金木)이라고 했다. 그 씨가 약에 많이 들어가고, 여기서 나온 즙액은 황칠이 되고, 수지(樹脂)는 안식향이 된다. 갓끈에 그 같은 구슬을 패용하면 부정함을 막아낸다.

《진연의궤(進宴儀軌)》 숙종 44년(1718), 제2권 〈감결(甘結)〉

《진연의궤》는 조선시대 국가에 경사가 있을 때 궁중에서 베푸는 연회에 관한 내용을 기록한 책이다. 다음은 숙종 44년(1718) 2월 17일 기사에 나오는 내용으로, 《실록》과 인조 23년(1645)의 《의궤(儀軌)》를 참고하여 행했다는 기록이다.

길의장(吉儀仗)에 자칠목잠채(紫漆木簪釵) 1개와 함께 황칠목잠채(黃漆木簪釵) 1개를 사용했다.

다음은 〈감결〉에 기록된 내용이다.

외진연 시 영친왕 시연위(侍宴位) 배설을 전례대로 거행하며 황칠소원반(黃漆小圓盤) 2죽(竹), 황칠반 10닢을 사용했다.

황칠의 수난 시대:
정약용이 기록한 악목 황칠

황칠은 중국에 조공으로 보내기에도 부족해 약용으로 사용되지 못했다. 가렴주구가 심했던 조선 후기에 정약용은 백성들이 황칠을 악목(惡木)이라 부르게 된 일화를 기록했다.

삼정(三政)은 토지세인 전정(田政), 군역을 포(布)로 받는 군정(軍政), 정부의 구휼미제도였지만 사실상 고리대금업이 돼버린 환정(還政) 또는 환곡(還穀)을 말한다. 특히 전정의 문란은 법으로 정한 조세 외에도 갖가지 명목의 부가세와 수수료를 농민에게 물리는가 하면, 농사를 못 짓는 황무지에도 세금을 부과하고, 심지어 백지징세(白地徵稅)라 하여 빈 땅에 세금을 물리는 것 등으로 나타났다.

황칠도 예외는 아니었다. 황칠이 귀했기 때문에 황칠나무가 있는 집에 각종 이유로 무리한 조공을 바치게 했다. 황칠나무 때문에 곤란에 빠진 농민들은 황칠나무를 고통을 주는 나쁜 나무, 즉 악목이라 부르게 됐다.

다산은 《목민심서》에 황칠의 공납을 둘러싼 지방 관리들의 횡포가 너무 심해서 견디다 못한 백성들이 나무산삼과 유자나무에 구멍을 뚫고 호초를 넣어 말라죽게 하거나, 밤에 몰래 도끼로 베어버렸다는 내용을 기록했다. 결국 수천 년간 계속되어온 황칠의 맥이 끊기고 사라질 뻔했지만, 사찰이나 깊은 산중의 황칠나무가 씨앗을 남겨 맥을 이어온 것으로 추정된다.

《다산시문집(茶山詩文集)》제4권 〈시(詩)〉'황칠'

《다산시문집》은 다산 정약용(丁若鏞)의 《여유당전서(與猶堂全書)》 중에서 시문집 22권을 국역하여 10책으로 간행한 것이다.

궁복산에 가득한 황칠나무를 그대 보지 않았던가
깨끗한 금빛 액체 반짝반짝 윤이 나지
껍질 벗기고 즙 받기를 옻칠 받듯 하는데
아름드리나무라야 겨우 한 잔 넘친다
상자에다 칠을 하면 옻칠 정도가 아니어서
잘 익은 치자로는 어림도 없다 하네
글씨 쓰는 경황으로는 더더욱 좋아서
납지고 양각이고 그 앞에선 쪽 못 쓴다네
그 나무 명성이 온 천하에 알려지고
박물군자도 더러더러 그 이름을 기억하지
공물로 지정되어 해마다 실려가고
징구하는 아전들 농간도 막을 길 없어
지방민들 그 나무를 악목이라 이름하고
밤마다 도끼 들고 몰래 와서 찍었다네
지난봄에 성상이 공납 면제하였더니
영릉복유 되었다니 이 얼마나 상서인가
바람 불고 비 맞으면 등걸에서 싹이 돋고
가지가지 죽죽 뻗어 푸르름 어우러지리

066

《다산시문집》 제4권 〈시〉 '탐진촌요(耽津邨謠)' 제8수

완도산 황칠은 유리처럼 찬란해

진기한 나무라고 천하에 소문났네

지난해 임금께서 황칠 공납 풀어준 뒤

베어낸 밑 둥지에 새싹 나고 가지 뻗네

황칠의 수난 시대:
서영보의 보고서 〈별단(別單)〉

서영보(徐榮輔)는 조선 후기의 문신학자이자 서예가다. 자는 경세(景世), 호는 죽석(竹石), 본관은 달성(達城), 시호는 문헌(文憲)이다. 부친은 대제학 서유신(徐有臣)이다.

1789년 식년문과에 정약용을 물리치고 문과 시험에서 장원급제를 하여 문장과 학문에서 조선시대 으뜸으로 꼽히는 정약용을 능가하는 천재성을 드러냈다. 1808년 호조판서로 있으면서 비국유사당상(備局有司堂上)을 겸직, 심상규(沈象奎)와 더불어 《만기요람(萬機要覽)》을 편찬했다.

그 뒤 판의금부사, 평안도관찰사, 규장각제학, 이조판서, 대제학, 통제사, 수원부유수 등을 역임했다. 문장과 글씨에 뛰어났고 수원의 지지대비(遲遲臺碑) 비문을 짓기도 했다.

황칠은 또한 기물의 수요에 관계되는 것인 만큼 마땅히 나무를 심고 가꾸어 국용에 대비해야 할 것입니다. 지금부터 10년을 한정하여 영과 읍에 으레 바쳐오던 것을 아울러 감면하여 오래 자라는 실효가 있게 해야 합니다. 그리고 비록 옛날 상태를 회복하여 규례대로 납부하게 된 뒤라도 가외로 징수하는 폐단은 엄격히 조목을 세워 일절 금단해서 영원히 섬 백성들의 민폐를 제거하는 것이 마땅할 것입니다.
완도의 황칠을 10년을 기한으로 해서 면제해줄 것에 관한 일입니다. 지금 영과 읍의 가렴주구로 인하여 생산지에서 도리어 계속 잇대기 어려운 근심이 있다고 하니 어찌

한심하지 않겠습니까. 영읍에 바치는 것은 일체 모두 10년을 한하여 임시로 감면해 주고, 비록 10년이 지난 뒤라도 그동안 얼마나 자라났는지, 얼마나 엄하게 과조(科條)를 세웠는지를 논하여 본사에 보고한 연후에야 비로소 옛날대로 회복하는 것을 허락하는 것이 마땅하겠습니다.

황칠의 수난 시대: 도승지 서매수의 상소

서매수(徐邁修, 1731~1818)는 조선 후기의 문신이다. 본관은 대구(大丘), 자는 덕이(德而), 호는 당헌(戇軒)이다. 56세 때인 1787년(정조 11) 정시문과에 을과로 급제했다. 1804년(순조 4) 우의정에 올라 영의정에까지 이르렀으나 1806년 사대 문 밖으로 추방됐고, 1813년 판중추부사로 다시 임용된 뒤 얼마 지나지 않아 세상을 떠났다.

통영(統營)과 수영(水營)에 바치는 황칠을 방답진에서 책임지고 대는 것이 전례이기는 하지만, 최초로 분정(分定)할 때에는 본진이 관장하는 여러 섬에 옻나무가 울창하고 풍부했기 때문에 그다지 폐해가 되지 않았습니다. 여러 해 전부터 사방의 산에는 소나무를 제외하면 잡목이라고는 하나도 없는데, 예전부터 으레 납부해오던 것을 중지할 수가 없는데다 힘이 없는 진장도 감히 사실대로 논보(論報)하지 못했습니다. 그래서 어쩔 수 없이 방군(防軍) 수십 명을 덜어내어 그들의 번전(番錢)을 감해주고 진선(鎭船)을 빌려주어 바다로 나가 육지에서 멀리 떨어진 바다의 깊은 섬에서 끝까지 찾아내게 하여 기한에 맞추어 통영과 수영에 바칠 수 있도록 했습니다. 황칠은 상납하는 물품이 아니고 두 영에서 사사로이 사용하는 수요(需要)에 불과하니, 두 영에 분부하여 영구히 혁파해서 약간이나마 백성의 폐해를 없애주게 하는 것이 어떻겠습니까?

언론으로 본 **황칠**

〈황칠의 도전〉 《전남일보》| 2016년 2월 19일

1980년대 초반 해남으로 귀농한 한 농부가 해안가 야산에서 대규모 황칠나무 자생지를 발견했다. 그때까지만 해도 황칠은 문헌으로만 전승되던 잊힌 나무였다. 한학자인 아버지의 유고를 정리하다 우연히 다산 정약용의 《목민심서》에서 〈황칠〉이라는 시를 발견한 그는 10여 년을 틈틈이 서남해안 섬과 해안을 샅샅이 훑었다. 황칠나무가 어디엔가 자라고 있을 것이라는 믿음 때문이었다. 지성이면 감천이랄까. 마침내 그는 해남 두륜산과 완도 상황봉, 보길도, 진도 첨찰산 등에서 대규모 황칠나무 자생지를 확인했다. 종자를 채취하고 삽목을 통해 번식에도 성공했다.

두릅나뭇과에 속하는 황칠은 우리나라 서남해안에서만 자생하는 우리 고유의 종이다. 황금빛 비색이 탁월한데다 내열·내구성도 강해 예로부터 특수 도료로 사용돼왔다. 체내의 독성 물질을 배출하고 면역력을 회복하는 효능도 뛰어나다. 고대 중국에서는 황실에서만 사용되는 최고의 약재였다고 한다. 진시황이 찾던 불로초가 황칠나무였다는 얘기도 전해진다. 인삼처럼 사포닌이 풍부해 학명도 덴드로 파낙스다. '나무인삼'이라는 뜻이다.

전남도 산림자원연구소가 최근 황칠나무를 활용한 '황칠 김치'를 내놨다. 황칠나무의 기능성 성분을 김치에 첨가해 식감과 맛을 향상시켰다는 게 전남도의 설명이다. 황칠은 오래전부터 항암효과와 항산화 기능이 뛰어나 신약이나 기능성 음료 등으로 활용돼왔다. 도료나 염료는 물론, 전자파를 100퍼센트 흡수해 스텔스의 원료로도 주목받고 있다. 황칠을 활용한 비누나 천연 건강식품도 인기가 많다. 수천 년을 이어온 우리의 문화이면서 무궁무진한 가능성을 가진 황칠의 도전이 더없이 반갑다.

〈황칠나무 고부가가치 소득 수종 연구 탄력〉　　《노컷뉴스》| 2016년 3월 13일

전남 비교우위 산림자원인 황칠나무를 고부가가치 소득 수종으로 육성하기 위한 기능성 물질 대량 생산 기술 개발과 산업화 연구가 탄력을 받게 됐다. 전라남도 산림자원 연구소는 산림청 융복합 기반 임산업의 신산업화 기술 개발 공모에 황칠나무 연구 과제가 뽑혀 국비 7억 4000만 원을 확보했다. 연구 기관은 전남도 산림자원연구소를 비롯해 까띠끌레용바이오, 해남선도 임업인협회, 동신대, 강산농원이다.

연구 내용은 황칠나무 재배 및 가공 대량 생산 체계 구축, 임가 상생 생산자 연합회 재배 기술 지원 및 6차 산업화 적용, 황칠나무 산업화를 위한 원료 소재 및 추출물 표준화, 황칠나무 건강식품 사용을 위한 원료의 표준화, 황칠나무 기능성 성분 함유 건강식품 기술 개발이다.

또한 황칠나무의 기초 재배부터 고부가 가공산업화의 핵심 기술을 확보하고, 지역 현안 해결형 기술개발 보급을 통한 임업 소득 창출에도 총력을 기울일 방침이다. 전남도 산림자원연구소와 조선대가 학계에 발표한 황칠나무의 심혈관 질환 제어 효과를 구명한 연구 성과는 2013년 산림청 평가에서 신성장 동력 기술 분야 우수 기술로 최종 선정됐다.

〈한국서만 자라는 불로초 황칠… 각종 질병 예방에 탁월〉

《헤럴드경제》| 2016년 5월 9일

중국인들에서 불로초로 인식되는 식물이 있다. 바로 '황칠'이다. 이름도 생소한 이 식물은 한국에서만 자라는 수종이다. 《리얼푸드》에 따르면 황칠은 중국 진시황제의 사신이었던 서복이라는 사람이 불로초를 찾았다는 얘기와 통일신라시대 '해상왕' 장보고가 가장 고가의 상품으로 취급했다는 기록이 있다.

이뿐 아니라 중국인들이 가장 신뢰하는 명의의 고서에서도 황칠을 극찬했다. 명나라 이시진은 《본초강목(本草綱目)》에서 황칠나무에서 얻어지는 안식향은 번열 제거, 술 해독, 안질 및 황달, 나병 치료에 효과가 있다고 했다.

황칠나무는 줄기에 상처를 내어 수액을 채취한다. 이 수액이 황금빛을 내는 도료로서 귀중한 것으로 다루어지고 있다. 황칠이란 나무 이름이 여기에서 얻어진 것이다. 완도나 보길도 사람들은 이 나무를 '상철나무' 또는 '황철나무'라 불렀다.

최근에는 국내 연구 보고서를 비롯해 해외 의학 저널을 통해 효능이 발표되고 꾸준히 연구되고 있다.

황칠나무에 함유된 폴리아세틸렌 성분은 면역세포의 생육을 촉진해 면역 체계와 생체 방어 체계를 강화해 만병통치약 식물인 '산삼나무'로 불리고 있다. 이와 함께 피를 맑게 해주는 정혈작용과 함께 고지혈증과 당뇨를 예방하는 데도 뛰어난 효능을 지니고 있다. 술에 의한 간 손상 보호 효능도 매우 탁월하다고 알려져 있다.

또한 다량의 황산화 물질을 함유하고 있어 노화 방지, 피부 미백, 주름 방지, 각종 질병 예방 효과도 있다.

호흡으로 들이마신 산소 등 일부분은 활성산소라고 하는 유독 물질로 전환돼 면역 체계를 파괴하고 노화 및 각종 질병의 원인이 되는 것으로 알려져 있다. 이를 방지하고 스트레스 해소에도 좋은 효과를 준다.

지난 2009년 전남 보건환경연구원이 '황칠나무 추출물에 대한 기능성과 약리 효과'를 분석한 결과 추출물을 세포 처리했을 때 면역 기능 담당 세포인 T림프구 활성도가 처리하지 않았을 때보다 일주일 동안 최대 2.5배까지 증가했다.

이밖에 진통작용, 신경안정작용, 경조직(뼈와 치아) 재생, 반신불수, 중풍, 편두통, 월경불순, 관절염, 사지마비동통 등에 효과가 있는 것으로 알려져 있다. 역사적으로도 오직 왕과 높으신 분들만 드셨던 아주 귀한 대한민국의 자산이다.

〈황칠로 제2의 아모레퍼시픽 꿈꾼다〉 《비즈워치》| 2016년 3월 29일

"아모레퍼시픽의 설화수처럼 천년 황칠에는 중국인들이 열광할 만한 브랜드 스토리가 숨어 있습니다."

윤상철 함박재바이오팜 대표는 "황칠을 활용해 만든 건강 기능 식품으로 중국 시장에 황칠 열풍을 불러오겠다"라며 이같이 말했다.

함박재바이오팜은 제주의 30만 평 규모 농장에서 자체적으로 재배한 황칠나무를 활용해 건강 기능 식품을 선보이고 있다. 여기서 '황칠'이라는 이름은 나무 표피를 벗겨내면 누런 황금빛 진액이 흘러나오는 데서 유래했다. 인삼, 가시오가피와는 친척뻘인 식물로 약효 성분이 있어 중국 《본초강목》 등 의약서에 실리기도 했다.

윤 대표에 따르면 황칠은 인삼나무라는 별명이 붙어 있을 정도로 약효가 익히 알려진데다, 3년 이상 자라면 나뭇가지와 잎을 베어 사용할 수 있어 두고두고 쓸 수 있다는 장점이 있다. 10년 이상 묵은 황칠나무 껍질을 벗길 때 나오는 진액은 1킬로그램당 5000만 원 선으로 금값을 상회한다.

"황칠은 중국인들 사이에서 고대 중국의 진시황이 찾아 헤매던 불로장생초로 유명합니다. 진시황이 보낸 서복이 발견한 불로장생초가 황칠나무죠. 조선시대에는 중국에서 제주도 황칠이 생산되는 대로 조공으로 바치라고 요구하기도 했습니다. 중국 황실은 황칠을 사용해 침상을 꾸미거나 황제의 갑옷에 진액을 발랐다고 합니다."

중국이나 일본에서도 황칠나무를 재배하려 했지만 제주를 떠난 황칠은 약효가 없었다는 것이 윤 대표의 설명이다. 오로지 제주 황칠이 중국인들 사이에서

'귀한 몸'으로 취급받으며 입에서 입으로 회자된 이유다. 윤 대표는 현재에도 황칠이 국내에서보다는 중국에서 더 유명세를 타고 있다고 덧붙였다.

"중국의 유명 기내 잡지인 《한상(韓尙)》에 황칠을 싣게 해달라는 요청이 들어와 얼마 전 인터뷰를 하기도 했습니다. 한 중국 고객은 황칠로 차(茶)를 만들어 달라고 요청해 부랴부랴 황칠차 생산에 들어가기도 했죠."

중국 고객들이 제 발로 찾을 정도로 인기가 높기에 지난해 함박재바이오팜 대표직을 맡은 윤상철 대표는 제주도 아라동 벚꽃길 인근에 황칠 전문 면세점을 꾸리는 데 주력했다.

함박재바이오팜은 황칠의 인기 덕분에 매출이 급성장하고 있다. 2014년 68억 원이었던 매출액은 지난해 136억 원으로 두 배 증가했다.

특히 올해에는 중국 의약 대표 공영기업 시노팜과 계약을 체결할 예정이다. 이에 따라 회사는 천년 황칠 제품을 중국 현지 대형 약국과 의약품 도매상에 공급할 전망이다. 중국 CSDF 면세점에도 입점할 계획이다.

윤 대표는 중국 수출을 통해 올해 매출 목표 350억 원에 이어 3년 안에 1000억 매출을 달성하겠다는 포부를 밝혔다. 업계에서는 중국의 건강 기능 식품 시장 규모를 약 1500조 원 규모로 추산하고 있다. 윤 대표가 매출 목표를 매해 급격히 올려 잡는 이유다.

국내에서는 지난해 홈쇼핑 론칭을 시작으로 이번 달 오픈하는 온라인 쇼핑몰과 SM면세점 입점 등으로 유통망을 계속 확장해 나가고 있다. 황칠을 대량으로 생산해 국내외 고객들이 폭넓게 사용할 수 있도록 보급하고 싶다는 것이 윤 대표의 바람이다.

"애초에는 코넥스 상장을 추진하고 있었지만, 회사의 성장성을 감안해 내년 상반기에 코스닥에 직접 상장하려 합니다. 시가 총액으로는 상장 직후 3000억 원에서 시작해 다음 해에는 1조 원까지 오를 수 있을 것으로 기대하고 있습니다."

그는 황칠이 국내외 소비자들 사이에서 건강식품으로 뿌리를 내린 후에는 천연물 신약 개발에도 도전하고 싶다고 말했다. 황칠에 승부수를 던진 함박재바이오팜이 그리는 미래다.

〈황칠나무 연구 개발 통해 국민 건강 증진에 이바지하겠다〉

《뉴스메이커》 | 2016년 6월 5일

황칠나무에 있는 천연 안식향이 머리를 맑게 하고 심신을 편안하게 만들어주는 효과가 있어 장안에 화제가 되고 있다. 황칠의 안식향은 심신을 동시에 가꾸고 달랠 수 있는 신개념의 천연 향수로서의 가능성을 보여주었다. 또한 황칠의 안식향은 전자파 흡수 분해에 탁월하고 항암 항산화물질이 다량 함유되어 있어 현대인의 건강 회복에 뛰어난 가능성을 보이고 있다.

다산 정약용은 황칠나무를 "보물 중의 보물"이라고 했다. 또한 《지봉유설》의 저자 이수광은 황칠을 "세상에 이보다 더한 보물이 있겠는가!"라고 했다.

한편 황칠나무는 전 세계적으로 유일하게 우리나라(한반도 서남해안 및 도서 지역)에만 자생하는 두릅나뭇과의 천연보호림으로 최대 높이 15미터에 달하며 겨울에도 낙엽이 지지 않는 상록활엽교목이다. 특히 수피에서 나오는 황칠은 찬란한 금빛을 내며, 안식향이 있어 나쁜 기운을 물리치고, 모든 사기를 편안하게 진정시킨다. 잎은 항암제를 함유하여 생리 활성 물질로 사용되는 등 예로부터 약리 효과가 탁월한 신비의 나무로 주목받아 남부 난대 기후대의 대표적 경제 수종으로 가치를 갖고 있다.

또한 황칠나무는 일찍이 삼국시대부터 그 약효를 인정받아 중국으로 수출됐으며, 난치병 및 불치병에 폭넓게 사용되어왔다. 최근 임상 연구에 의하여 파낙스 계열의 식물(인삼, 가시오가피 등)이 지닌 약리적 효과(암, 당뇨, 심장질환, 간질환, 위장질환, 정신질환, 치매, 중풍, 부인병, 건성 비뇨기질환, 전자파 차단 등)가 밝혀지고 있다.

특히 황칠은 과거 황금빛 천연 도료로서 주로 사용되어왔으나, 최근에는 옛

문헌상의 약리 효과 기록을 토대로 한 과학적 연구 결과 항암, 항산화, 간세포 재생, 당뇨 치료 효과, 경조직 재생 효과 등이 증명되면서(200여 건의 특허) 신약 개발 및 새로운 치료제 그리고 건강기능식품으로서도 그 가능성을 높여주고 있다. 황칠나무 잎에서 추출한 황칠 성분은 유도 쥐의 혈당을 낮추는 효능을 보였는데, 혈당과 총 콜레스테롤, 트리글리세리드, 요소, 요산, 크레아티닌, SST, AAT 를 감소시켰던 반면, 인슐린은 증가시켰다. 그러나 정상 쥐에 있어서는 그렇지 않았다.

〈전남대 김용재 겸임교수, 황칠나무 잎 가공 건강기능식품 원료 개발〉

《아시아경제》 | 2016년 6월 8일

전남대학교 생활과학대학 식품영양과학부 김용재 겸임교수가 난대성 약용 자원으로 전남 고흥, 완도와 제주도 지역에서 재배되고 있는 황칠나무의 잎을 가공해 건강기능식품 원료를 개발했다.

황칠나무는 나무인삼라고 불릴 정도로 좋은 약용 자원으로 알려져 있으나 과학적인 연구가 부족해 현재까지는 식품의 원료로만 사용되고 있다. 하지만 김용재 겸임교수가 국내에서 처음으로 건강기능식품 원료화를 위한 품목제조신고(제201600100112호)에 성공, 황칠나무 잎을 활용한 다양한 건강기능식품 개발에 박차를 가할 수 있게 됐다.

이번 연구 결과가 건강기능식품 원료로 등록됨에 따라 황칠나무를 이용한 피부 노화 예방, 항산화 효과가 있는 건강기능식품 생산이 가능하게 됐다고 김 겸임교수는 밝혔다.

〈전남도, '6월의 나무' 황칠나무 선정… '황칠 열풍 주도'〉, 뉴스1 2016년 5월 30일

전남도는 '숲속의 전남' 만들기를 활성화하고 도민에게 나무 정보를 제공하기 위해 '6월의 나무'로 황칠나무를 선정했다고 30일 밝혔다.

황칠나무는 15미터까지 자라는 큰 나무로 추위에 약해 전남 서남해안과 제주에 자생하는 난대 수종이다. 장흥군, 해남군, 완도군, 진도군, 신안군 등에 870헥타르의 천연림이 분포해 있다.

6월은 장마철이서 공중 습도가 높아 이식하기 쉽고 황칠 도료의 원료가 되는 칠액 채취가 시작되며 꽃이 청록색으로 피어나는 시기다. 황칠이라는 이름은 나무껍질에 상처를 내면 노란색 액체가 마치 옻나무의 옻칠처럼 나온다고 해 붙여진 이름이다.

전남에선 지난 2000년부터 난대 경관 숲 복원과 소득 숲 조성을 위해 1340헥타르를 조림했다. 비교 우위 자원 육성을 위해 종자 채취에서 묘목 생산, 공급, 조림까지 도가 일괄 추진해오고 있다. 지난 2002년에는 전남의 비교 우위 자원인 황칠나무의 가치를 널리 알리고 실용화, 산업화를 선점하기 위해 황칠 자원 증식과 활용 방안 대토론회를 개최해 황칠 열풍을 일으키기도 했다. 그해 식품의약품안전청으로부터 잎, 뿌리, 줄기를 먹을 수 있는 식품으로 인정받아 현재의 황칠 가공식품 산업화 기반도 마련했다.

황칠나무는 가장 선호하는 소득 수종 가운데 하나다. 도는 산지의 경우 2년생(30센티미터 내외) 3000그루, 한계 농지, 마을 공한지, 유휴지 등에는 4년생(80센티미터 내외)을 식재하도록 권장하고 있다.

〈신비의 나무 '황칠' 뜬다〉　　안동 MBC 네트워크 뉴스 | 2016년 5월 22일

장흥 안양면의 바닷가에 군락을 이루고 있는 황칠나무. 심은 지 10년이 지나 이제 수확을 앞두고 있습니다. 진시황의 불로초로도 알려진 황칠은 예부터 도료와 약재로 귀한 대접을 받았고, 요즘은 노화 방지와 간 기능 개선에 효과가 커 차나 추출 제품, 음료 등도 잇따라 출시되고 있습니다. 소득도 높아 쌀 생산의 9.5배에 달해 고부가가치 작목으로 인정받고 있습니다.

박원도 황칠 재배 가공업 대표

"다른 작목은 한정적으로 높이 올랐다 떨어지는 현상이 있는데 황칠은 지속적으로 시장성이 높아지고 있다고 봅니다."

따뜻한 해안가에서만 자라는 황칠나무를 전남의 비교 우위 자원으로 키우는 사업이 추진됩니다.

문재춘 장흥군 환경산림과장

"재배장, 체험장, 전시장, 판매장을 두루 갖춘 (황칠)산업화단지를 내년까지 완성할 계획입니다."

황칠 최대 자생지인 해남과 강진, 장흥에 2000헥타르의 황칠재배단지가 조성됩니다. 아직 초보 단계에 그친 약성 연구와 다양한 가공 제품 개발도 추진됩니다. 황칠나무는 우리나라에만 주로 자생하고 인삼나무로 불릴 정도로 약성이 좋은 것으로 알려졌습니다. 최근 황칠 선호도가 높은 중국을 중심으로 해외 수출도 크게 늘면서 인삼에 버금가는 한국의 대표 특산품으로 주목받고 있습니다.

〈제주 자원식물 '황칠' 수출길 활짝〉 　　《한라일보》 | 2016년 5월 12일

제주시가 향토산업 육성사업으로 추진 중인 '제주 자원식물 황칠사업'이 외국에서 인기를 끌며 최근 중국에서 7만 달러 이상의 수출 계약을 성사시켰다.

11일 시에 따르면 제주자원식물황칠사업단(단장 송창길)이 지난 5일부터 7일까지 '2016 상하이 국제식품박람회(SIAL CHINA 2016)'에서 황칠 스파클링 워터, 황칠 고등어 등 황칠 제품을 전시해 현지에서 7만 달러 이상의 수출을 계약, 수출 물량에 대해 협의 중이다. 이 행사는 중국에서 개최되는 최대 규모의 바이어 전문 식품 박람회로, 바이어만 입장 가능한 전시회로 알려져 있다.

황칠사업단은 마스크와 비누 등 황칠 제품을 일본뿐만 아니라 중국, 대만, 베트남 등에서 30억 원 이상의 수출 협의를 진행 중이다.

〈휴나바이오팜 '황칠 샴푸' 출시, 탈모 방지·가려움증 완화 효과〉

《경남도민일보》| 2016년 4월 15일

'이주일 샴푸'는 애칭이다. 경남 거제시 장목에서 황칠 농장을 운영하는 (주)휴나바이오팜이 판매하는 '황칠 샴푸'가 소비자들 입에 오르내리고 있다. 이주일 샴푸를 표기한 것은 2주일 만에 달라지는 머릿결을 경험할 수 있다는 자신감이다.

휴나바이오팜은 황칠나무, 모링가 등 천연 수목을 유기농으로 재배하는 농가들과 협업해 천연 수목 추출물을 이용한 순식물성 천연 화장품, 건강보조식품, 건강 기능성 식품 등을 생산하고 있다.

최근 휴나바이오팜은 부산 업체인 (주)바이오메틱스와 황칠나무를 활용한 보디·헤어 제품을 개발해 유통·판매를 담당하고 있고, 올여름 황칠 마스크팩을 추가 출시할 예정이다.

황칠 샴푸는 특허 기술을 통한 꿀벌의 프로폴리스 대체 수목 추출물과 황칠나무의 약리적 특성을 함께 접목해 항균, 항산화, 항염, 항노화, 세포 재생 능력 등이 탁월하다. 이러한 기능으로 탈모 방지와 비듬, 두피 가려움증 완화 효과를 자랑하고 있다.

박성철 대표는 "황칠나무는 정부 차원에서 제주도, 전남 일대에서 복원에 힘을 쏟고 있다"라며 "현재 황칠나무 생산과 제조, 유통을 하면서 하루가 다르게 황칠이라는 단어가 확산하는 것을 체감하고 있다"라고 말했다.

휴나바이오팜은 현재 유통하는 상품 외에 '황칠진액골드5000' 파우치 진액, 식당용 '황칠 진액', '즉석 황칠 삼계탕' 등을 출시할 예정이다.

'황칠보정단' 출시, 티에스에이징(주)

진시황제가 불로초라 칭하며 즐겨 찾던 황칠! 고품격 최고의 프리미엄 황칠! 티에스에이징(주)을 통해 출시되는 '황칠보정단'이 소비자들 입에 오르내리고 있다.

티에스에이징은 황칠보정단을 통해 국민 건강에 기여하기 위한 야심찬 포부를 가지고 출발한 신생 기업으로 현재 유통되는 황칠로 차별화된 제품력으로 고객들에게 선을 보인다.

우연한 기회에 황칠을 접해 놀라운 제품의 효과를 접한 김수영 대표는 "급부상하고 있는 황칠이며 명문 요양병원 김동석 원장님을 통해 만나는 황칠보정단은 현재 완도 신지에서 자생하는 황칠로 만든 제품으로 세계적으로 한국의 위상을 드높일 수 있는 제품이다"라고 말했다.

티에스에이징은 유통하고 있는 황칠보정단을 통하여 황칠의 우수성을 알리며, 보다 나은 건강한 삶을 국민에게 선물하고, 건강 증진에 이바지하는 사회적 기업으로 성장하고자 한다. 더불어 대한민국 1퍼센트 식탁 문화를 선도해 나갈 음식에 뿌리는 신바이오틱스 제품도 함께 출시했다.

2장

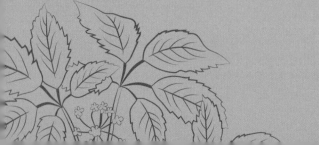

면역력을 높이기 위한
다섯 가지 **해독 솔루션**

질병은 왜 생기는 것일까?

질병의 원인을 알 수 있다면 질병을 예방할 수도 있고, 치료할 수도 있다. 히포크라테스는 "우리 몸에는 100명의 의사가 있다"라고 말했는데, 몸에 문제가 생기면 바로 문제를 해결해 치료하는 시스템이 있다는 말이다. 그 시스템을 자연치유력 또는 면역 시스템이라 한다.

하지만 어떤 이유에서인지 자연 치유 시스템에 문제가 생겨 질병이 생긴다. 질병의 원인은 다양하겠지만 넓게 보면 병을 치유할 수 있는 능력의 저하, 다시 말하면 면역력 저하로 발생한다. 질병이 발생하는 원인인 면역력 저하의 문제는 선천적인 면과 후천적인 면의 두 가지 측면에서 살펴볼 수 있다.

선천적인 면은 타고날 때부터의 문제로 강한 체질로 태어나느냐 아니면 약한 체질로 태어나느냐에 따라 달라진다. 폐가 강하다면 담배를 피워도 폐암에 걸리지 않을 수 있지만, 만약에 폐가 약한 체질이라면 담배를 피우지 않더라도 조그만 스트레스나 간접흡연, 과로로도 폐암이 올 수 있다. 태어날 때부터 약한 몸이라면 몸에 화약고를 지니고 세상에 나왔다고 보아야 한다. 화약고는 잘 관리하면 아무런 문제가 없지만 조금만 소홀히 해도 엄청난 후폭풍이 발생한다.

태어날 때부터의 면역력 차이를 선천 면역이라 한다면, 일란성 쌍둥이처럼 같은 조건의 면역력을 가지고 태어났는데 어떻게 관리하느냐에 따라 결정되는 면역을 후천 면역이라 한다. 후천 면역을 결정하는 것은 생활습관이다.

질병의 원인은 면역력 저하이기 때문에 질병을 예방하거나 치료하는 방법은 저하된 면역력을 복구해주면 되는 것이다. 그렇다면 면역력을 복구하는 가장 좋은 방법은 무엇일까? 바로 혈액을 맑게 하는 것이다. 잘못된 생활습관이나 오염된 환경, 오염된 음식은 결국 혈액을 탁하게 한다.

우리가 숨 쉬고 음식을 섭취해서 생긴 산소와 포도당은 세포의 미토콘드리아로 보내져서 에너지인 ATP를 만든다. 세포까지 산소와 포도당을 전달해주는 역할은 혈액에 있는 적혈구가 한다. 만약 혈액이 탁해진다면 아무리 좋은 산소와 영양분을 흡수해 포도당을 공급하더라도 세포에 전달이 잘 되지 않기 때문에 에너지를 제대로 생산하지 못하게 된다. 에너지가 만들어지지 못한다면 몸이 차가워져 저체온증이나 수족냉증 등의 증상이 생기고 항상 피곤해지는 등 전체적인 컨디션이 떨어지게 된다. 혈액 속에는 면역세포와 각종 면역물질이 들어 있기 때문에 혈액이 탁해지면 결국 면역력이 떨어지게 되는 것이다.

면역력을 정상화하려면 다른 치료도 중요하지만 우선 혈액을 맑게 하는 것이 가장 필요한데, 한의학에서는 어혈을 풀어주고 해독해주는 처방을 한다. 그리고 그 으뜸이 되는 약재는 황칠이다.

면역력은 생활의 모든 측면과 연관이 있다

생활습관은 크게 마음, 공기, 물, 음식, 운동의 다섯 가지 측면으로 나누어 생각해볼 수 있다. 암 환자에게 똑같은 항암 치료를 하더라도 어떤 환자는 편하게 이겨내고 어떤 환자는 굉장히 힘들어한다. 항암 치료를 편하게 이겨내는 환자와 암 치료 예후가 좋은 환자들에게는 공통점이 있다. 모두 긍정적이라는 것이다. 이들의 얼굴은 하나같이 환하고 웃는 모습이다.

그래서 우리 병원에서는 암 치료를 받기 위해 입원하는 첫날 긍정적인 사람과 어울리라고 강조하고 해피 바이러스 다섯 명을 먼저 사귀라고 숙제를 내준다. 코로나 바이러스는 인체에 나쁜 바이러스지만 해피 바이러스는 전염력이 코로나 바이러스보다 몇 배 강한 유익한 바이러스다.

긍정적인 마음은 실제 NK세포를 증가시킨다. 웃음 치료, 명상, 호흡법, 음악 치료, 미술 치료 등을 하고 혈액을 검사해보면 치유하기 전보다 NK세포가 증가된다. 이러한 임상 결과로 증명됐기 때문에 암 치료에 보조 요법으로 주목받고 있다.

공기 없이 인간은 단 몇 분도 생명을 유지할 수 없다. 그래서 공기, 즉 산소는 인체에서 가장 중요한 요소 중 하나다. 하지만 현재 우리는 산소는 줄고 이산화탄소는 늘어나는 지구온난화와 같은 재앙을 맞고 있다. 지구도 우리 몸처럼 질병에 걸려 있는 것이다. 몸이 건강하지 않다면 산소에 훨씬 더 민감해진다. 산소가 부족해지면 나타나는 산소부족증에 시달리게 되는 것이다.

암세포는 산소 없이 에너지 대사를 하는데, 이를 혐기성 호흡이라 한다. 혐기성이라는 말은 산소를 싫어한다는 뜻이다. 암이나 질병을 치료하려고 산속으로 들어가는 이유가 산에는 산소가 풍부하기 때문이다. 그뿐 아니라 인체에 이로운 음이온과 피톤치드도 많다. 자연치유력인 면역력은 자연과 함께할수록 극대화된다.

장수마을엔 좋은 물이 있다. 우리 몸은 조금만 짜게 먹거나 달달하게 먹은 후 아니면 술이나 안 좋은 음식을 먹을 때 물을 찾는다. 그 이유는 해독하기 위해서다. 그런데 암, 고혈압, 당뇨의 공통점은 물을 많이 마시지 않는다는 것이다. 해독하기 위해서는 반드시 물이 필요하다. 하루 2리터 이상의 물을 마셔야 한다.모든 음식은 몸에 도움이 될 것 같지만 어떤 음식을 먹느냐에 따라 건강이 달라진다. 같은 채식을 하더라도 오염된 지역에서 나는 채소냐, 청정 지역에서 화학비료나 농약 없이 키운 채소냐에 따라 우리 몸은 다르게 받아들이는 것이다.

건강을 위한 운동은 다들 너무 잘 알고 있기에 더 이상 강조할 필요가 없을 듯하다.

이렇게 대략 면역력에 영향을 미치는 다섯 가지 생활 요소를 살펴보았다. 이들 다섯 가지 요소가 잘못되면 혈액이 탁해지고 결국 면역력이 저하돼 질병이 발생한다. 차에 비유하자면 마음은 엔진에 해당하고 공기, 물, 음식, 운동 네 가지는 차의 바퀴와 같다. 바퀴 하나라도 펑크가 난다면 차는 제대로 굴러갈 수 없다. 몸이 건강하다면 하나 정도는 펑크가 나더라도 스페어타이어가 있듯이 별 문제가 없지만, 몸이 건강하지 못하고 질병 상태에 있다면 하나라도 펑크가 난다면 큰일이 날 것이다.

질병 치료의 시작은 해독이다. 2000년대부터 당뇨병, 고혈압, 고지혈증, 만성 위장병, 중풍 등을 이른바 성인병이라고 불렀는데, 이들 질병이 나이 든 성인에게 주로 오기 때문이다. 하지만 최근 성인이 아닌 젊은 층에게도 이들 질병이 발생하고 있으며 그 원인이 잘못된 생활습관에 있다고 보아 '생활습관병(Lifestyle

Related Disease)'으로 바꾸어 부르고 있다.

생활습관병은 대부분 과식, 과음, 흡연, 운동 부족 등 잘못된 생활습관에 의해 초래되기 때문에 절반 이상의 생활습관병은 생활습관만 바꾸어도 예방 및 치료가 가능하다. 다른 말로 하면 생활습관을 바꾸지 않고는 고칠 수 없다는 것이다.

과학 기술이 발전함에 따라 생활은 편리하고 윤택해졌지만, 그 반작용으로 예전에는 생각지도 못했던 생태계가 파괴되고 오염과 지구온난화로 예측할 수 없는 기후변화가 발생하며 괴이한 질병도 증가하고 있다. 문명의 발달로 예전처럼 먹고살기 위해서는 반드시 해야만 했던 힘든 육체노동은 사라지고 자동차와 같은 교통수단의 발달로 걷거나 뛰어다닐 필요도 없어졌다. 훨씬 편리하게 맛있는 음식을 얻을 수 있고 좀 더 배불리 먹을 수 있게 됐지만, 넘쳐나는 영양분이나 처리되지 않은 독소에 의해 우리 몸은 유례없이 혹사되고 결국 생활습관병이라는 새로운 질병으로 고통받기 시작했다.

2014년 우리나라의 당뇨병 위험 인구는 1000만 명에 가까우며, 2013년 기준 30세 이상 성인 여덟 명 중 한 명은 제2형 당뇨병으로 진단받은 환자다. 매년 1만 명씩 당뇨병으로 사망하고, 당뇨병은 한국인 사망 원인 6위에 해당한다. 복부비만도 생활습관병 증가의 주요인인데, 통계청에 따르면 19세 이상 성인의 비만 유병률은 약 32.5퍼센트다. 성인 세 명 중 한 명은 비만인 셈이며, 이는 당뇨나 고혈압을 부르는 원인이 되기도 한다.

의학의 발달로 전염성 질환은 감소한 반면, 운동 부족과 영양 과다로 인한 당뇨병, 심장병, 고혈압, 뇌졸중, 비만, 암 등과 같은 생활습관병은 증가하는 추세다. 의료 기술이 진보하는데도 오히려 암과 같은 무서운 질병의 위협을 받고 있는 현상은 꼭 의료 혜택을 받지 못하기 때문만은 아니다. 미국의 한 통계에 따르면 의학과 가장 밀접한 직업을 가진 의사가 다른 직업군보다 단명했는데, 이것을 보면 의학 기술이나 치료법이 대안이 아니라 잘못된 생활습관을 바로잡는 것이 더 중요함을 알 수 있다.

해독 솔루션

　몸의 해독, 마음의 해독, 생활 속의 해독이 필요하다. 중요한 일을 앞두거나 걱정거리가 있을 때는 아무리 맛있고 소화가 잘 되는 음식이라도 한 번쯤은 소화가 잘 되지 않거나 체하거나 설사를 한 적이 있을 것이다. 예민하거나 스트레스에 민감한 여성은 흔히 생리 주기가 불규칙해지고 배란통이나 생리통 증상이 발생하기도 하는데, 마음이 불편하면 뇌하수체에 영향을 미치고 결국 여성호르몬과 소화효소 분비가 잘 되지 않아 소화불량이나 어혈을 만들어 통증까지 야기하는 것이다. 독소는 입이나 코로 마시고 먹지 않더라도 몸 자체에서 발생하기도 한다. 우리 몸의 신진대사는 미세한 전기신호나 신경전달물질에 의해 이루어진다. 그 대표적인 일을 자율신경계가 담당하는데, 자율신경은 의식이나 무의식의 정신세계에서 담당하는 것이니 마음을 수련하고 마음의 독을 제거하는 것이 해독의 시작이 되어야 한다.

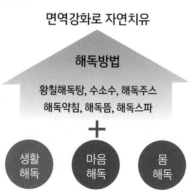

면역강화로 자연치유

해독방법

황칠해독탕, 수소수, 해독주스
해독약침, 해독뜸, 해독스파

+

생활
해독

마음
해독

몸
해독

해독의 목표는 **피를 맑게 하는 것**

음식, 물, 공기가 오염되면 결국 혈액이 탁해지고 혈관에 문제가 생겨 각종 성인병을 초래하게 된다. 숨을 쉬고 밥을 먹는 것은 결국 움직이기 위해 필요한 에너지를 얻는 과정인데, 그 역할의 중심이 되는 것이 혈액이다.

혈액이 탁해지면 산소 운반이 잘 되지 않고 영양분인 포도당이 제대로 세포에 전달되지 않아 결국 숨을 쉬고 먹었던 영양분이 비효율적으로 사용되고 면역계의 중심 역할을 하는 백혈구의 활동이 원활하지 않아 면역력이 떨어지고 암세포나 바이러스를 제거하지 못해 각종 염증질환이나 암이 걸리게 된다.

해독의 목표는 결국 혈액을 맑게 하여 신진대사를 효율적으로 만들고 자연치유력을 극대화하여 질병을 예방하고 치료하는 것이다.

건강한 혈액

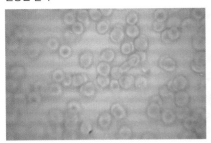

질병상태의 혈액

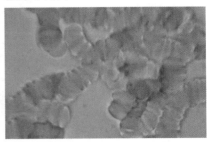

마음 해독(스트레스 없는 삶)

필자는 암 환자를 진료하는 병원을 운영한다. 암 선고를 받고 암에 대해 두려움과 공포심을 갖는 환자가 대부분이지만, 어떤 환자는 암에 대한 공포나 두려움이 없고 암을 극복할 수 있다고 자신하기도 한다. 그러나 그런 이들도 대개 남 앞에서 의연한 척 연기할 뿐 두려움과 공포로 숙면을 취하지 못하는 경우가 많다.

의식 세계가 1퍼센트라면 무의식과 잠재의식은 우리가 의식하지 못할 뿐 정신 세계의 99퍼센트를 차지한다. 무의식의 세계에서도 자유롭기 위해서는 명상과 호흡을 통해 영혼을 맑게 하고 잡념을 제거하려는 노력을 해야 한다. 잡념이 없어지면 3일 밤낮을 자지 않고도 피곤하지 않다.

일을 하지 않더라도 뇌는 에너지의 20퍼센트를 사용한다. 하루에 열두 시간 잠을 자더라도 악몽에 시달린다면 육체노동을 한 것처럼 몸은 천근만근 피곤할 것이다. 이것이 마음 해독이 필요한 이유다. 무상무념의 단계가 아니더라도 마음 수련과 마음 해독을 통해 사소한 행복을 느끼고 그 행복이 우리 몸을 치유하는 능력을 극대화하여 질병 치료에 도움이 됐으면 한다.

작은 실수로 쾌락중추를 발견했다

사람의 뇌에는 쾌락을 담당하는 구역이 있는데, 이는 우연한 실수로 발견한 것이다. 1954년 캐나다의 제임스 올즈 박사는 쥐의 뇌를 가지고 각성중추에 대한 실험을 했다. 그런데 쥐의 뇌가 너무 작아서 실수로 각성중추보다 4밀리미터 앞쪽에 전기 자극을 주었는데, 놀라운 결과가 포착되었다. 뇌의 특정 부위에 전극을 연결한 쥐가 그 스위치를 몇 번이고 누른 것이다.

대부분의 쥐는 전기가 통하니 놀라거나 불쾌한 반응을 보였으나, 그 쥐는 한 시간에 600회나 스위치를 눌렀으며, 먹이도 먹지 않은 채 26시간 동안 스위치만 누르다 결국 죽음에 이르렀다. 실수 때문에 쾌감을 즐기는 쥐의 쾌락중추를 발견한 것이다.

사람의 쾌락중추는 중뇌에 위치한 복측피개영역(VTA)과 전두엽의 내측전전두엽, 중격측좌핵으로 이루어진 신경망이다. 특정한 자극이 있을 때 이 쾌락중추에서 도파민이나 세로토닌 등의 물질이 분비되는데, 이들 물질은 사람을 행복하게 하고 만족감을 느끼게 만들어준다. 도파민이나 세로토닌 분비량이 적으면 당연히 행복감과 만족감이 줄어들어 정신적 문제가 발생할 수도 있지만, 너무 분비량이 많아도 문제가 발생한다. 즉 자기 의지대로 행동하지 못하는 '중독' 현상이 발생하는 것이다.

도파민은 자세 바로하기, 등산하기 등의 운동이나 창의적 사고를 할 때 분비되는 흥분성 신경전달물질로 뇌에서 쾌감을 느끼게 하는 호르몬이다. 다시 말해 도파민이 부족하면 리듬 있는 운동이나 걷기, 창의적 사고 등을 해야 한다. 어려운 수학 문제를 해결하는 순간 말할 수 없는 쾌감을 느끼는 것도 바로 도파민 때문이다. 아이들의 창의력을 키우려면 리듬 있는 운동이 도움이 된다. 운동의 쾌감을 경험하고 이것이 즐거운 마음으로 이어져 창의적 사고를 할 수 있는 기반이 되는 것이다.

세로토닌은 안정된 기분과 평화로움을 느끼게 하는 행복호르몬이다. 기분과 감정을 조절하는 신경전달물질 중 하나로 부족하면 우울증에 걸리기 쉽다. 주눅 들고 위축된 사람보다 자존감이 높고 자신감 있는 사람이 더 행복한 이유는 자신감은 세로토닌 분비를 촉진하기 때문이다. 자기혐오에서 벗어나 스스로를 존중하고 사랑하려는 마음이 중요하다. 세로토닌은 햇빛에 의해 체내에서 비타민 D와 결합해 생성되며, 세로토닌의 원료인 트립토판은 달걀과 치즈에 많이 들어 있다.

그렇다면 세로토닌은 많이 분비될수록 좋은 것일까? 우리 몸에 많으면 많을수록 좋은 건 없다. 모든 것은 과유불급이다. 행복을 느끼게 해주는 세로토닌도 너무 많으면 세로토닌증후군이라는 부작용이 나타난다. 세로토닌은 '혈관을 수축시키는 물질'이라는 뜻으로 붙여진 이름인데, 세로토닌이 과잉 분비되면 혈압이 갑작스럽게 올라가 생명을 위협할 수도 있다.

세로토닌의 90퍼센트 이상은 장에서 만들어지는데, 뇌에서 사용되는 세로토닌은 뇌 자체적으로 생산하여 사용되며, 장에서 만들어진 세로토닌은 장운동에 사용된다. 장운동을 조절하는 약이나 구토를 막아주는 약, 우울증 치료약, 편두통 약, 파킨슨병 치료제, 리네졸리드(항생제)에도 세로토닌 성분이 함유되어 있다. 세로토닌이 들어 있는 약을 중복해서 사용할 경우 세로토닌 과잉으로 부작용이 생길 수 있다.

네 가지 행복호르몬

엔도르핀 : 기쁨
옥시토신 : 일체감, 사랑

도파민 : 쾌감, 로맨틱함
세로토닌 : 평안

이 네 가지 호르몬이 복합적으로 작용함 ➡
네 가지 행복호르몬에 림프구가 민감하게 반응함

한의학에서 질병의 원인은 음양의 조화가 무너지면서 발생한다고 보는데, 음양 균형은 마치 호르몬의 적당한 분비나 자율신경계의 항상성과 유사한 개념이다. 사람은 오감과 육감을 통해 느낀 감정을 뇌에 전달해 결국 네 가지 호르몬의 분비로 인해 행복감을 느끼게 된다.

그렇다면 행복을 느끼게 해주는 네 가지 호르몬을 약을 통해 흡수한다면 진정한 행복감을 느낄 수 있을까? 일시적일 수는 있어도 지속적인 행복감은 이루지 못할 것이다. 운동, 햇빛, 감정, 음식 등 일상생활에서 얻는 다양한 정보가 뇌의 행복호르몬을 자극하면 생활이 행복해질 것이고 행복해진 생활 정보는 뇌에 전달되어 다시 행복호르몬을 분비하는 진정한 행복 사이클이 이루어질 것이다.

행복 호르몬 엔도르핀과 옥시토신

비가 오거나 하늘이 우중충한 날에는 괜히 우울해지거나 무기력해진다. 그렇다면 햇빛이 행복을 느끼게 해주는 것일까? 행복은 사소한 곳에서 온다지만 우리의 우울감은 어디서 오는 것일까? 뇌에는 50여 가지 신경전달물질이 있는데 그중 엔도르핀, 도파민, 옥시토신, 세로토닌이라는 네 가지 호르몬이 행복과 기분을 결정한다. 우울감이 있거나 불행하다고 느끼는 사람은 이들 호르몬이 잘 분비되지 않고 있다고 보면 된다. 그럼 어떻게 하면 이들 호르몬을 잘 분비되게 할 수 있을까?

엔도르핀은 엔도 모르핀의 줄임말로 '뇌 속의 모르핀'이라는 뜻이다. 모르핀은 위급한 상황에 사용하는 마약류의 환각제이자 진통제다. 허리가 많이 아파 어떤 진통제도 듣지 않던 한 할머니가 손자가 서울대학교에 합격했다는 소식을 듣고는 벌떡 일어났다고 한다. 이 할머니를 일어나게 한 것은 행복감일 것이며, 이것이 바로 엔도르핀의 역할이다. 엔도르핀은 마약성 진통제인 모르핀보다 100배나 강력하다.

엔도르핀은 운동과 같은 신체적 활동을 할 때 증가된다. 운동 후 기분이 좋아지고 통증이 사라지는 이유도 엔도르핀이 분비되기 때문이다. 신나게 웃는 것도 엔도르핀 분비를 촉진한다. 엔도르핀은 통증이 있을 때 그 통증을 줄이기 위해 분비되지만, 우울하거나 기분이 좋지 않을 때는 분비가 되지 않기 때문에 많이 웃고 운동을 하는 등의 방법으로 엔도르핀 분비를 촉진해야 한다. 이것이 암성 통증을 치료하기 위해 운동과 웃음 치료가 빠지지 않는 이유다.

옥시토신은 사람들 사이의 유대감, 신뢰 등과 연관이 있는 일종의 '사랑호르몬'이라고 할 수 있다. 이 호르몬은 사랑하는 사람과 스킨십을 하거나 반려동물을 껴안을 때도 분비된다. 독일의 암 치유 프로그램 중에는 말이나 돌고래 같은 동물과 함께 생활하는 것도 있다. 직접적인 암 치료는 아니지만 동물과 호흡하며 사랑의 감정을 느껴 옥시토신이라는 행복호르몬을 분비하게 하는 자연 치유법인 셈이다. 누군가를 사랑하고 사랑받는 것, 특히 포옹과 같이 신체적 친밀감을 느끼는 것만으로도 옥시토신은 분비된다.

면역력을 떨어뜨리는 가장 큰 적은 스트레스

우리는 우리 몸을 스스로 얼마나 컨트롤할 수 있을까? 숨을 쉬는 것, 심장이 뛰는 것, 음식을 먹고 소화하는 것을 컨트롤할 수 있을까? 좀 더 작게는 생명을 유지하는 에너지를 만들고, 호르몬을 분비하며, 세균이나 바이러스 그리고 암세포를 제거하는 일을 컨트롤할 수 있을까? 그렇지 않다. 우리가 컨트롤할 수 있는 것은 혈액밖에 없다. 혈액을 어떻게 컨트롤할 수 있다는 것일까? 가장 쉬운 방법은 우리 입으로 들어가는 음식을 컨트롤하는 것이다. 그다음이 물, 그다음이 공기(산소)이며, 마지막이 마음이다.

아무리 좋은 음식이나 물, 공기를 마신들 스트레스로 마음이 복잡해지면 잘 컨트롤됐던 것들이 필요 없어진다. 건강을 위해 친환경 유기농 음식을 먹고, 특별히 좋은 효소나 건강식품도 찾아 먹는다. 하지만 스트레스를 받으면 우리 몸은 아무리 좋은 것을 먹는다 해도 흡수되지 않는다. 가까운 지인과 심하게 다투어 마음을 크게 다쳤을 때, 너무 억울한 일을 당했을 때는 물만 먹어도 체하고 아무리 소화가 잘 되는 음식, 맛있는 음식이 있어도 입에 들어가지 않는다. 대학 입학시험을 앞둔 예민한 수험생들이 소화도 잘 안 되고 머리가 아프며 생리불순과 생리통 등 이루 말할 수 없는 증상을 겪는 것도 마찬가지다. 용하다는 한의원에 가서 약을 지어다 먹어도 잘 낫지 않는 이 '고3병'이 언제 낫는가? 시험이 끝나면 씻은 듯이 낫는다. 스트레스는 이렇게 몸에 큰 영향을 미친다.

긍정적이고 행복할 때, 특히 웃을 때 분비되는 다양한 행복호르몬은 면역세포인 림프구에 민감하게 반응하는데, 결국 행복호르몬은 면역력을 향상시키고 스트레스호르몬은 면역력을 떨어뜨린다고 할 수 있다.

스트레스와 자율신경

인간의 몸에는 우리가 인식하거나 조절할 수 없는 신경이 있는데, 이를 자율신경이라 한다. 우리 몸은 팔이나 다리처럼 마음대로 움직일 수 있는 기관(수의근)과 위나 심장 같은 내장기관 그리고 호흡이나 땀, 호르몬 같은 내분비계처럼 의지대로 움직일 수 없는 기관(불수의근)으로 구성된다. 자율신경계는 교감신경과 부교감신경으로 나누어지며, 이는 한의학에서 말하는 음적인 것 및 양적인 것과 유사하다.

교감신경은 양적인 것에 해당하며 활동적인 것, 낮, 흥분 등을 관장하고, 부교감신경은 음적인 것에 해당하며 안정, 휴식, 밤, 소화 등을 관장한다. 교감신경과 부교감신경은 어느 한쪽으로 치우치게 되면 문제가 발생하는데, 한의학에서는 음양의 균형이 깨질 때 문제가 생긴다고 본다. 물론 음양이 균형을 이룰 때 건강하다.

보통 건강한 사람의 과립구는 평균 60퍼센트, 림프구 35퍼센트인데, 교감신경이 발달한 사람은 과립구가 70퍼센트 내외여서 과립구형 인간, 반대로 부교감신경이 발달한 사람은 음적인 체질로 림프구가 40퍼센트 내외여서 림프구형 인간이라고 본다.

이러한 자율신경계의 흥분과 억제는 정서적인 부분, 즉 스트레스와 관련이 깊다. 감정이 격해지거나 화가 나고 스트레스를 받게 되면 교감신경이 흥분돼 아드레날린과 스트레스호르몬인 코르티솔이 다량 분비되어 과립구를 증가시키는데, 과립구는 활성산소를 방출해 유전자를 변형하거나 염증을 유발한다. 대부분의 생활습관병이나 만성병의 원인은 70퍼센트가 활성산소 때문이라고 하니 스트레스가 결국 질병 원인의 70퍼센트를 차지하는 셈이다.

반대로 웃고 편안할 때는 부교감신경이 흥분돼 아세틸콜린이 분비되고 림프 구를 증가시킨다. 증가된 림프구는 T림프구와 B림프구, NK세포 등인데, 이것들은 우리 몸을 해독하거나 염증 혹은 외부의 적을 소탕하는 일을 한다.

과립구에는 아드레날린 수용체가 있고 림프구에는 아세틸콜린 수용체가 있다. 즉 아세틸콜린은 림프구를, 아드레날린은 과립구를 증가시킨다. 림프구와 과립구의 비율이 어느 한쪽으로 치우치게 되면 질병이 발생하는데, 이상적인 과립구와 림프구의 비율은 6:4이며, 이 비율을 유지할 때 건강하다.

따라서 암 환자의 호전 상태나 악화 상태를 림프구의 비율로 추정할 수 있다. 초기 암이나 진행성 암일 경우 과립구의 증가가 두드러지며, 반대로 림프구의 비율은 감소하는 경향을 띤다. 결국 암 환자는 교감신경이 우세하며 부교감신경이 억제된 상태이기 때문에 부교감신경을 자극할 수 있는 생활습관이나 음식, 행복을 찾는다면 암 치료도 그리 멀어 보이지 않는다.

자율신경과 면역세포

면역세포인 백혈구는 과립구와 림프구로 나눌 수 있고, 건강을 유지하기 위해 중요한 건 과립구와 림프구의 균형이다. 진행성 암인 경우 림프구가 감소하는 경향을 띠고, 특히 말기 암 환자는 과립구가 95퍼센트이며 림프구는 급격히 감소하는 경향이 있는데, 감소하지 않는 환자의 예후는 양호한 편이다.

모든 진통제는 프로스타글란딘이라는 아드레날린 억제 물질인데, 이 물질은 교감신경을 흥분시키고 부교감신경의 지각 능력을 잃게 하여 통증을 못 느끼게 한다. 결국 진통제나 알코올, 마취제는 교감신경을 흥분시켜 통증을 없애는 약이지만 장기간 복용하면 결국 과립구가 증가해 위염이나 염증을 유발할 수 있다.

술은 소량을 적당히 마시면 부교감신경을 자극하여 긍정적인 효과를 볼 수도 있지만, 과음하면 교감신경이 흥분해 부정적 효과가 나타난다. 이처럼 같은 물질이라도 복용하는 방법이나 양에 따라 정반대 효과가 나타날 수 있다. 한약도 마찬가지로 복용하는 사람의 체내 환경과 어떻게 조합하느냐에 따라 다른 반응이 나타날 수 있으므로 사람마다 약을 달리 써야 한다.

날마다 섭취하는 음식도 맛에 따라 부교감신경을 자극할 수 있는데, 신맛이 대표적이다. 그래서 적당한 양의 식초는 약이 될 수 있다. 식초는 침이나 소화액을 분비하여 산화된 노폐물을 배설, 촉진한다. 나이가 들면 신 것이 좋아지는 이유는 효소를 분비하거나 배설 기능이 약해지기 때문이며, 임신부가 입덧을 하거나 신 것을 찾는 것도 배설을 촉진하라는 부교감신경을 자극하기 위한 것이다. 하지만 식초도 너무 많이 먹으면 교감신경을 흥분시켜 과립구가 갑자기 증가하게 되고, 따라서 토하거나 점막이 해를 입어 심하면 사망에 이르기도 한다.

쓴맛도 부교감신경을 자극해 노폐물을 없애기 위한 소화액이나 침 분비를 촉진한다. 굉장히 쓴맛의 익모초는 '더위지기'라고도 하는데, 여름철 더위에 입맛 없고 기력이 쇠할 때 즙을 내서 먹으면 소화력을 높여주기 때문이다.

밝고 긍정적인 마인드가 면역력을 높인다

요즘 건강과 질병 치료에 효소가 좋다 하여 효소에 대한 관심이 무척 높다. 우리 몸엔 각종 효소와 호르몬이 있기 때문에 효율적인 생체 반응을 할 수 있다. 그런데 아프거나 나이가 들면서 효소나 호르몬이 부족해지거나 기능을 제대로 하지 못하게 되면 정상적인 생체 활동이 이루어지지 않아 질병이 발생하게 된다. 이때 각종 효소를 보충하면 유익하게 작용하여 생리작용을 정상화하고 면역력을 향상시켜 질병을 치료할 수 있다.

그러나 아무리 좋은 효소나 약을 먹는다 하더라도 흡수가 되지 않거나 그나마 인체에서 적게 분비되는 효소가 분비를 멈춘다면 어떠한 치료도 의미가 없어진다.

요즘 케이블 채널을 보면 '무얼 먹고 암이 나았다'거나 '어떻게 하니 몸이 좋아졌다'와 같은 말이 많이 나온다. 산에 가면 낫는다 해서 삼림욕도 해보고, 구지뽕이 특효라 하면 그걸 먹어보기도 하고, 개똥쑥·상황버섯·차가버섯·겨우살이 등이 좋다고 하니 역시 먹어보지만 방송과 달리 내가 해보면 낫지 않는다. 우리는 달을 보라고 손가락으로 가리키지만, 보는 사람은 달을 보지 않고 손가락만 보는 것과 같다.

말기 암 환자가 나아서 TV에 나오는 걸 보는 경우도 많은데, 그들이 한 치료 방법은 모두 다르지만 하나의 공통점을 발견할 수 있다. 그것은 그들이 모두 밝고 긍정적이며 뭐라도 할 수 있는 마인드가 있었고 무엇보다도 행복하다는 것이다. 산속 생활을 따라서 해본들 그 생활이 행복하지 않고 감옥과 같거나, 아무리 좋은 효소와 명약을 구해온다 해도 그것을 억지로 먹는다면 몸에서 흡수가 되지 않아 아무런 의미 없는 일이 될 것이다.

배가 고플 때 음식 사진을 보면 군침이 돌고, 갈증이 날 때 자두를 생각하면 침이 고인다. 반대로 아무리 맛있는 음식이 눈앞에 있어도 먹기 싫고 먹으면 곧 토할 것 같다는 생각이 들면 실제로 바로 토하기도 한다. 한밤중에 갈증이 나서 그렇게도 달게 마셨던 물이 아침에 일어나보니 해골에 담긴 물이었음을 알고 구토를 한 후 '모든 것은 마음에 달렸구나(一切唯心造)'라는 깨달음을 얻은 원효대사의 해골 물 이야기는 너무나도 유명하다.

생명을 혼백, 영이라 하기도 하는데, 우리 몸은 하나의 몸과 하나의 혼으로 되어 있다. 내 몸에 다른 혼이 들어오는 현상을 다중인격장애라 하는데, 흔히 '신들렸다, 접신했다, 방언이 터졌다 혹은 미쳤다'는 현상이 나타난다. 그 이유를 과학적으로 설명할 수는 없지만, 이들 중에는 암이 사라지는 놀라운 경험을 한 사람도 있다. 몸이 마음을 따라가는 것이다. 아프지 않은 인격이 몸을 지배하니 암이 사라진 것처럼 병을 잊게 되고 그 중압감에서 벗어나 행복한 생활을 해나가니 비로소 암 정복의 기회를 얻게 되었으리라. '암을 잊고 마음을 비워라! 그러면 나을 것이다.' 말은 쉽지만 행동으로 옮기는 일은 너무나 힘들다. 그래서 암 치료가 어려운 것이다.

스트레스가 우리 몸에 어떻게 작용하는지 살펴보자. 스트레스를 받으면 교감신경이 자극되어 아드레날린이 과잉 분비돼 혈관이 수축한다. 반대로 기분이 좋을 때나 안정될 때는 부교감신경이 자극되어 엔도르핀이 분비된다. 이러한 자율신경계의 자극은 정서적 부분, 즉 스트레스와 관련이 깊다.

스트레스가 작동하는 기전을 보다 자세히 살펴보자. 스트레스를 제일 먼저 인식하는 곳은 뇌다. 뇌는 신경전달물질에 의해 전달된 정보에 따라 전신의 장기와 뇌에 호르몬 분비 명령을 내리고, 그에 따라 자율신경계가 반응하게 된다. 교감신경은 아드레날린 등의 스트레스호르몬에 의해, 부교감신경은 아세틸콜린에 의해 반응하는데, 아세틸콜린은 림프구를, 아드레날린은 과립구를 증가시킨다.

스트레스를 받으면 증가하는 과립구의 수명은 대략 이틀 정도이며, 소멸할 때 적혈구에 붙으려는 성향이 있다. 이때 활성산소를 다량 방출한다. 활성산소는 만병의 원흉으로, 유전자를 변형하거나 조직을 파괴해 암이나 염증을 유발한다. 대부분의 생활습관병이나 만성병의 원인은 약 70퍼센트가 활성산소 때문이라고 주장하는 학자도 있으니 스트레스가 결국 질병 원인의 70퍼센트를 차지하는 셈이다.

반대로 마음이 편안할 때는 림프구가 증가하여 혈관이 확장되고 혈액순환이 촉진된다. 이때 증가된 림프구는 우리 몸을 해독하거나 염증 등을 가라앉히는 T림프구, B림프구, NK세포 등이다.

한의학에서는 모든 질병이 음양의 불균형으로 발생한다고 말한다. 얼핏 교감신경은 몸에 좋지 않고 부교감신경은 유익할 것 같지만, 그렇지 않다. 림프구와 과립구도 어느 한쪽이 좋을 것 같지만, 그 비율이 한쪽으로 치우치게 되면 질병이 발생한다.

림프구의 비율로 암 환자의 상태를 추정할 수 있는데, 진행성 암에서 과립구는 증가하고 반대로 림프구는 줄어드는 경향이 있기 때문이다. 결국 암 환자는 교감신경이 우세하고 부교감신경이 억제되어 있는 상태이기 때문에 부교감신경을 자극할 수 있는 생활습관이나 음식, 행복을 찾는다면 암 치료도 그리 멀어 보이지 않는다.

요즘 항산화제, 항산화 식품이란 말을 자주 듣는다. 항산화제란 산화를 억제하는 물질이란 뜻으로, 산화된 것을 환원해주는 물질을 말한다. 활성산소란 산소가 산화된 것이며, 반대로 활성산소가 물과 산소로 다시 돌아가는 반응이 환원반응이다. 다시 말하자면 항산화제는 활성산소를 물과 산소로 되돌려주는 물질인 것이다. 활성산소란 산소가 당과 결합하여 에너지를 생산하는 과정에서 불완전 연소되어 발생하는 물질로, 기름이 탈 때 불완전 연소되면 생기는 그을음과 같은 개념의 물질이다.

질병을 유발하고 노화를 촉진하는 활성산소를 막아주는 것이 바로 항산화제다. 항산화 물질은 인체에서 생성되기도 하지만, 색깔 있는 채소나 과일, 해산물, 곡류 등에 많이 들어 있으며, 지나친 과로나 스트레스는 활성산소를 발생시키고 반대로 심호흡이나 음악 감상, 잠깐 동안의 낮잠이나 휴식은 좋은 항산화제 역할을 할 수 있다.

과학과 의학이 아무리 발달한들 세포 하나 만들어낼 수 없다. 하지만 암에 걸린 쇠약한 사람이라도 그의 몸에서는 하루에 1조 개의 세포가 새로 만들어지고 없어진다. 어찌 보면 우리 몸이 가장 실력 있는 의사보다 더 위대한 능력자다. 히포크라테스는 "인간은 태어나면서부터 몸속에 100명의 명의를 가지고 있다"라고 말했는데, 이는 우리 몸의 자연 치유 능력을 강조하는 것이다. 우리 몸엔 이미 암세포를 제거하는 면역세포인 NK세포가 있으며, P53이라는 암 억제 유전자가 있고, 간에는 유전자 변형의 원흉이며 암세포를 만드는 활성산소를 해독하는 SOD라는 물질이 있으며, 각종 효소와 호르몬이 있어 우리 몸을 회복시키고 있다.

이러한 자연 치유 능력을 다른 말로 면역력이라 한다. 결국 우리 몸은 면역력이 떨어질 때 질병이 발생한다는 것이니 질병 치료의 핵심은 면역력이다. 그렇다면 약해진 면역력을 어떻게 높일 수 있을까? 그 해법을 찾는다면 암을 비롯한 각종 질병을 치료할 수 있을 것이다.

우리는 실험을 통해 웃고 나면 NK세포가 증가한다는 사실을 알고 있다. 웃는다는 것은 무엇인가? 즐거울 때 웃는 것이니 면역력을 올리는 가장 중요한 핵심은 스트레스를 받지 않고 웃으며 행복하게 사는 것이다. 결국 면역력은 행복인 셈이다. 하지만 암 치료를 하는 현실은 어떤가? 한 환자의 말처럼 항암 치료를 하러 가는 것은 마치 도살장에 끌려가는 느낌이라는 불행한 현실! 면역력을 올리는 것이 암 치료의 핵심인데 항암 치료를 받고 나면 면역세포인 백혈구는 어떠한가? 항암 치료 한 번에 백혈구 수는 거의 절반까지 떨어진다. 전이 암, 재발암에서 항암 치료는 완치가 아닌 생명 연장의 치료법이다. 생명 연장을 하기 위해 항암을 하는데, 왜 생명 연장을 하는가? 조금 더 행복한 삶을 살기 위해 항암을 하는데 이미 주어진 시간도 행복하지 못하게 하는 치료가 진정한 치료이며, 진정한 행복인가? 다시 한 번 생각해볼 문제다.

웰 다잉(well-dying)은 아름다운 죽음을 맞이하자는 것이다. 우리는 그저 건강하게 오래 사는 것이 가장 큰 소망이며 행복으로 알고 있지만, 얼마나 오래 사느냐보다 얼마나 행복하게 사느냐, 얼마나 의미 있게 사느냐가 중요한 것이며, 지금 죽는다 하더라도 후회하지 않는 그런 삶을 가꾸자는 의미가 웰 다잉 운동이다.

지금 이 시간이 행복하다면 당신의 면역력은 회복될 것이다. 행복한 것이 하루가 되고, 일주일이 되고, 한 달, 두 달이 되어간다면 면역력은 계속 유지될 것이고, 암이 잠을 자게 되는 동면 상태, 휴면 상태가 된다. 지금 당신이 행복하다면 암 치료의 길은 가까워질 것이다.

앞에서 말했듯이 우리 몸은 하루에 1조 개의 세포가 새로 생겨난다. 우리 몸은 60조~100조 개의 세포로 이루어져 있다. 이들 세포는 끊임없이 활동하며 새로 생겨나기도 하고 파괴되기도 한다. 세포의 수명은 15~120일이다. 다시 말하면 120일에 한 번씩 우리 몸이 완전히 새로운 몸으로 바뀌는 셈이니 산술적으로 하루에 적어도 1조 단위의 세포가 새로 생기며 사멸한다.

이러한 세포를 자세히 관찰해보면 인간처럼 성질을 가지고 있으며, 뇌를 가지고 생각하는 것처럼 보인다. 화를 잘 내거나 짜증을 내는 사람이라면 세포도 그 성질을 따라 신경질적인 세포가 된다. 문제는 세포가 싫어하는 것을 내가 좋아한다면 세포는 스트레스가 쌓이고 유전자 변형을 일으켜 결국 암과 같은 병으로 이어지게 된다. 그러므로 세포를 잘 알아야 병으로부터 자유로워지고 건강한 생활을 할 수 있다. 즉 세포가 좋아하는 환경을 만들어줘야 한다.

스트레스는 우리 몸에 부정적인 메시지를 전달할 것이고 좋지 않은 파동을 전한다. 부정적 파동이 반복되면 암을 비롯한 많은 질병을 유발한다. 반대로 긍정적 파동은 치료하기 힘든 암이라 해도 치유를 가능하게 만든다.

좋은 음악엔 식물도 반응한다

독일이나 미국 등의 의료 선진국에서는 이미 암 치료에 수술, 방사선, 항암 요법과 같은 전통적인 치료 방법 외에도 미술, 명상, 음악 등을 이용한 심리 치료를 병행하여 치료 효과를 높이고 환자의 삶의 질을 높이고 있다.

특히 음악은 늘 우리 삶과 함께해왔으니 음악은 인류 문명의 발생 시기와 일치한다. 고대 그리스 철학자들은 음악이 육체와 영혼을 치료할 수 있다고 믿었으며, 아메리카 대륙의 원주민들은 치료 의식에 노래를 포함했을 정도로 음악은 수천 년 전부터 치료에 사용돼왔다.

딸기나 토마토 농사에 클래식 음악을 들려주었더니 수확량이 30퍼센트가량 늘었다는 뉴스나 시끄러운 공사 소음 때문에 양계장의 닭이 알을 낳지 않는다는 민원을 들은 적이 있다. 인간처럼 생각하지 않는 식물이나 동물도 좋은 소리와 나쁜 소리를 구분하여 반응한다는 사실은 음악이 치료에 도움이 된다는 방증이다.

여러 논문을 종합해보면, 좋은 음악을 들려주면 통증·메스꺼움·피로 등의 증상이 줄어들고, 호흡·심박 수·혈압이 안정되며, 스트레스호르몬인 코르티솔이 감소하고, 면역력을 높이는 면역글로불린과 암세포를 파괴하는 NK세포가 증가한다.

일정한 음악을 감상하는 데 그치지 말고 병을 치료하기 위해 악기 연주, 노래, 합창, 춤, 무용, 단체 활동, 웃음, 공감, 명상, 이완 등의 활동에 적극적인 동참이 필요하다. 특히 음악 치료에서 가장 중요한 것은 본인의 취향이며, 현재 상태에 어울리지 않는 음악은 오히려 소음 공해이자 스트레스일 뿐이다.

음악을 선택하는 좋은 방법은 무조건 흥겨운 노래를 듣는 것보다는 슬픈 곡조의 분위기에 더 동화되고 더 쉽게 자극을 받기 때문에 처음에는 본인의 기분과 일치되는 차분하고 슬픈 분위기의 음악으로 시작해 점차 밝고 명랑한 분위기의 음악을 접하는 것이 중요하다. 현재 음악 치료를 받고 있다면 치료를 이끌어가는 리더 및 다른 환우들과 공감하고 마음을 소통하는 태도도 매우 중요하다.

명상을 통한 정신적 힐링과 면역

명상하는 방법은 매우 다양하고 복잡하지만 중요한 것은 명상을 통해 어지러운 마음이 평온한 마음으로 돌아갈 수 있다는 것이다. 잠시 모든 생각을 멈추고 아무것도 생각하지도, 듣지도, 보지도 말고 그냥 잠잠히 있는 시간을 가져보라. 그게 말처럼 쉽지는 않지만, 명상의 고수가 되라는 것이 아니라 그저 잠시 쉼을 가져보라는 것이다. 쉼이 명상이고 비움이 명상이다. 그것이 중요한 것이다.

캐나다 캘거리 대학교 암센터의 린다 칼슨 교수의 연구에 따르면, 암 환자에게 치료를 하면서 명상을 실시한 결과 8주 후 환자들이 숙면을 취하고 스트레스도 훨씬 덜했으며 삶이 이전보다 풍요롭다고 느끼게 됐다. 또한 명상은 면역 체계에 도움을 주어 NK세포나 백혈구가 정상 수치를 되찾았고 그에 따라 암 투병에 훨씬 유리해졌다.

명상법이 한 가지만 있는 것은 아니다. 요가나 기공, 태극권, 택견, 검도 등에서 하는 각종 수련법에서 공통적으로 찾을 수 있는 것은 집중하는 것이다. 티베트의 승려처럼 완벽하게 명상을 해야 할 필요는 없다. 건강을 위해 가장 중요한 것은 매일 진지하고 너그럽고 편안한 마음으로 자기 내면의 가장 아름답고 좋은 부분과 교감하는 것이다.

눈을 감고 안정을 취할 때는 뇌에서 알파파가 나오고, 반대로 시각에 자극을 주거나 스트레스를 받을 때는 베타파가 나온다. 잠들기 전 또는 조용히 자신을 바라볼 수 있는 상태, 감정이 일어나지 않는 평온한 상태가 명상 상태인데, 이러한 상태가 되면 우리 뇌는 안정되고 알파파가 나온다. 뇌파가 안정되면 호르몬 활동도 안정되고 몸을 건강하게 하는 호르몬이 분출된다. 그러므로 명상을 하면 감정적인 문제나 호르몬 불균형으로 오는 건강 문제에 큰 도움을 받을 수 있고, 면역력 증대에도 도움이 된다.

명상법은 다양하여 눈을 감고도 할 수 있고 뜨고도 할 수 있지만, 적당한 호흡법과 함께하는 것이 제일 효과적이다.

충분한 수면뿐 아니라 단전호흡이나 명상을 통해서도 자율신경계를 조절할 수 있다. 흥분하거나 스트레스를 받으면 교감신경이 흥분되고 기분이 좋거나 안정되면 부교감신경이 흥분되는 것처럼 우리 몸의 자율신경을 우리 의지대로 충분히 컨트롤할 수 있다. 그런 의미에서 호흡은 의식과 건강을 이어주는 연결고리 역할을 해낼 수 있다. 호흡을 관장하는 부위는 뇌의 저부에 위치하며, 이 부위는 인간의 감정을 조절하는 부분과 면역을 관장하는 부위와 일치한다. 호흡법을 통해 충분히 감정을 조절할 수 있는 것이다.

이러한 사실은 자율신경계의 부조화로 면역력이 약화되어 발생하는 암이나 각종 난치성 질환 치료에 충분한 가능성을 제시한다. 이러한 제어 체계로 호흡법과 명상법 그리고 기공 수련이 충분한 대안이 될 수 있다.

명상은 마음의 운동이라고 할 수 있다. 유산소운동이나 근력운동을 꾸준히 하면 몸의 운동 능력이 배가되는 것처럼 명상도 처음에는 어렵고 낯설지만 꾸준히 하다 보면 주의력과 집중력이 커진다. 염주를 돌리거나 목탁을 두드리는 것, 반복적인 단어나 주문을 외는 것, 성서나 불경을 옮겨 쓰는 필사 등으로 단순한 행동을 무심하게 반복하는 것도 좋은 명상 방법이다. 숨을 들이마시면서 '나는' 하고, 내쉬면서 '행복하다' 또는 '편안하다'라고 해보는 것도 좋다.

걷는 것도 아주 좋은 명상 방법이다. 같은 리듬으로 무심하게 꾸준히 걷다 보면 어느새 생각이 정리되고 마음이 안정된다. 30분에서 한 시간 정도 걸으면 마음의 에너지가 충전된다. 스트레스가 폭발할 것 같으면 다소 빠르게, 삶이 무기력할 때는 시장을, 조용히 쉼을 얻고 싶다면 공원이나 산책로를 걸어보라. 시간이 없으면 퇴근길에 한 정거장 먼저 내려 집까지 걸어오는 것도 방법이다. 처음엔 그냥 걷기로 시작하면 되지만, 나중에는 걸으면서 발바닥과 다리에 전해지는 몸의 움직임을 느껴보는 것도 좋다.

중요한 것은 머릿속에 엉켜 있는 번잡한 생각을 잠시 내려놓는 것이다. 머릿속을 어지럽히던 생각이 멈추면 몸과 마음이 편안해질 것이다.

쉽게 해볼 수 있는 호흡명상법

1. 먼저 편안한 자세로 앉는다.

척추는 똑바로 세우고 양손은 자연스럽게 고정하고 눈을 감고 호흡에 집중하는 것이 원칙이지만, 가부좌를 틀든 의자에 앉든 큰대자로 바닥에 눕든 편한 자세를 선택한다. 눈은 감아도 되고 떠도 된다. 눈을 감으면 좀 더 몸에 집중할 수 있다. 장소를 특정해놓을 필요는 없다. 언제, 어디서든 할 수 있다.

2. 온몸에 힘을 뺀다.

3. 마음을 비우고 숨을 천천히 쉬며 집중한다.

처음엔 마음을 비우는 것이 어려울 수 있지만, 눈을 감고 마음으로 자신의 코끝을 생각하면서 코끝으로 숨이 들어오고 나간다고 느껴보거나 코끝에 부드러운 깃털이 붙어 있다고 생각하고 그 깃털이 움직이지 않게 하면서 숨을 아랫배까지 들이쉬는데 최대한 천천히 호흡한다. 여덟까지 셌다가 다시 하나로 되돌아온다. 명상을 오래하면 점차 숨 쉬는 것이 부드러워지고 깊어지며 호흡 횟수가 줄어든다.

4. 처음엔 5분 정도 해보고 점차 시간을 늘려간다.

처음 할 때는 1분에 10회 호흡도 힘들지만, 습관이 되면 6회 이하까지도 가능해진다.

스트레스와 질병: 한국인에게만 있다는 화병

화병은 대한민국 사람에게만 나타나는 병으로 세계보건기구(WHO)에 보고돼 있다. 어릴 때부터 가부장적인 환경에서 자라면서 일방적으로 지시하는 것을 듣고 참는 것이 몸에 배어 있기 때문에 생기는 질환이다. 화병은 간단한 질환 같지만 방치하면 우울증으로 이어지기 쉽고, 심하면 암으로까지도 진행될 수 있는 심각한 질환이다. 화병의 기전을 좀 더 자세히 알아보자.

앞에서도 언급했지만 화가 날 때는 교감신경이 자극되어 흥분이 일어나면서 얼굴이 붉어지고 심장 박동이 빨라진다. 심지어 뒷골이 당기고 혈압이 오른다. 그 이유는 스트레스를 받으면 교감신경이 긴장되고 아드레날린이 과잉 분비돼 혈관이 수축하기 때문이다. 반대로 기분이 좋을 때나 안정될 때는 부교감신경이 흥분되고 엔도르핀이 분비된다.

불은 위로 올라가는 성질이 있고 물은 아래로 내려가는 성질이 있다. 하지만 인체에서는 반대로 불은 내려오고 물은 올라가야 정상적인 순환이 이루어지는 데, 이것을 수승화강(水升火降)이라 한다. 상체는 열이 많고 하체는 찬 사람이라면 가정에서 쉽게 할 수 있는 반신욕을 권하고 싶다. 반신욕을 할 때는 배꼽 5센티미터 아래(단전)까지 40~41도 정도의 물에 담그고 머리엔 찬 수건을 두르는 것이 효과적이다. 등산과 같은 하체운동을 하는 것도 좋고, 경직된 어깨근육이나 목근육을 마사지로 풀어주어 뇌의 혈액순환을 도와주는 것도 좋다.

스트레스 극복법

운동

스트레스 해소법에 흔히 제기되는 것은 운동 요법이다. 운동은 동적인 운동과 정적인 운동으로 나눌 수 있는데, 동적인 운동은 보통 우리가 생각하는 각종 스포츠를 떠올리면 된다. 취미나 체질에 맞게 종목을 선택하면 된다. 사람들과 소통하는 것을 좋아한다면 축구, 농구, 탁구, 테니스 등을 택하면 되고, 혼자서 극복하고 이겨내는 것을 좋아한다면 수영, 등산, 자전거 등을 택하면 된다.

정적인 운동은 근육의 수축과 이완을 통한 육체적 운동이 아니라, 내면의 마음 운동이라고 할 수 있다. 그 가운데 특히 제일 먼저 추천하고 싶은 것은 명상이다. 빠르게 쳇바퀴 돌듯 하는 일상에서 자신만의 틈을 만들어 마음의 고요함을 가져보는 것으로 수면이 주는 휴식보다 더 깊은 휴식을 취할 수 있다.

이외에도 요가, 단전호흡, 독서, 영화 감상 등으로 자신만의 시간을 가짐으로써 일상의 번뇌를 잠시나마 내려놓고 마음의 여유를 찾다 보면 그동안 놓치고 살았던 것이 무엇인지 알게 되고, 그 속에서 행복을 얻고 또한 삶에 대한 해답도 찾을 수 있게 될 것이다.

취미

　남자나 여자나 생활인으로 살다 보면 밀린 업무, 가족을 챙겨야 하는 책임감 등으로 자기 자신을 잊어버릴 때가 많다. 누구나 어린 시절 혹은 학창 시절에는 온갖 열정과 시간을 들여 몰두하던 취미가 하나쯤은 있었을 것이다. 삶의 고충 속에서 그것을 내려놓거나 잠시 잊고 살지 않았나 생각해보고 다시 옛 취미를 찾거나 새로운 취미 활동을 함으로써 만족감과 성취감을 얻는 것 또한 스트레스 해소에 큰 도움이 된다. 핑계를 대며 미루지 말고 도전하는 것이 관건이다. 사진 찍는 것이 취미라면 일단 장롱 속 깊이 팽개쳐두었던 사진기를 들고 야외로 나가 평소라면 그냥 지나쳤을 것들을 찍어보라. 의외로 아름다운 풍경이 많을 것이고, 그것을 담았다는 만족감에 또 더 많은 걸 찾게 되면서 억눌려 있던 열정이 되살아남을 느끼게 될 것이다.

웃음 치료

　앞에 소개한 명상이나 운동, 취미 생활이 자기 스스로 능동적으로 할 수 있는 것이라면, 웃음 치료는 피동적으로 힐링할 수 있는 좋은 방법이다. 특히 무엇을 하든 피곤하고 거부감이 드는 사람에게 추천한다.

　요즘 TV에서 많이 사라지고 있어 안타깝지만, 개그 프로그램 시청도 권할 만하다. 시청자들은 개그 프로그램을 보며 그들의 우스꽝스러운 행동이나 풍자를 담은 재치 있는 말 등에 배를 끌어안고 웃는다. 많이들 알고 있다시피 웃으면 몸에서 엔도르핀이 분비되는데, 이는 즐거움을 관장하는 호르몬으로 많이 분비되면 면역력도 높아진다. 이를 이용한 치료 방법도 있는데, 그것은 웃음 치료다. 웃음 치료를 할 때는 치료사가 중요한 역할을 하는데, 유머러스한 강의를 통해 웃음을 전달함과 동시에 단순한 웃음으로 그치는 것이 아니라 그 속에서 고뇌의 해답을 찾게 도와준다.

공기와 해독

산소와 이산화탄소 이야기

인도양 남쪽에 위치한 섬나라 몰디브는 약 1200개의 작은 산호섬으로 이루어져 있다. 최근 지구온난화로 점점 해수면이 높아져 침몰 위기에 빠진 이 나라에서 국가비상사태를 선포해 화제가 되고 있다. 지구온난화의 영향으로 향후 50년 뒤면 해수면이 점차 높아져 몰디브섬이 완전히 잠길지도 모른다는 전망이 나오고 있으며, 이 섬뿐 아니라 라니냐나 엘니뇨와 같은 이상기후 현상으로 지구 전체가 몸살을 앓고 있다.

얼마 전 프랑스 파리에서 지구온난화의 주범인 온실가스(이산화탄소)를 줄이자는 협정이 만장일치로 통과됐다. 지구온난화의 주범인 온실가스를 줄여서 지구의 평균 온도 상승 폭을 낮추자는 내용이다. 지구온난화로 인한 이상기후와 해수면의 상승도 심각한 문제지만, 인체에 미치는 영향도 갈수록 커지고 있다.

지구의 대기 구성 성분을 살펴보면 약 78퍼센트가 질소, 약 21퍼센트는 산소 그리고 1퍼센트는 아르곤, 이산화탄소, 수증기 등이다. 대기의 구성 성분 중 지구온난화에 영향을 미치는 주범은 이산화탄소다. 이산화탄소가 증가하는 것도 문제지만 산소가 줄고 있다는 것도 큰 문제다. 산소는 나무 한 그루에서 두 사람이 하루 동안 숨을 쉬는 데 필요한 양이 만들어지는데, 지구의 허파라 불리는 아마존에서 지구 전체 산소 생산량의 20퍼센트를 만들어낸다.

대기 성분 중 약 21퍼센트가 산소인데, 만약 산소 농도가 이보다 낮아지면 우리 몸에는 심각한 부작용이 뒤따른다. 높은 산에 오를 때 나타나는 고산병이 산소 부족 증상인데, 산소 농도가 19퍼센트 이하면 가슴이 답답해지고 두통과 식욕부진, 구토 등의 증상이 나타난다.

그런데 예전에 비해 도심의 산소 농도가 1퍼센트가량 줄었고, 실내나 지하실은 이보다 훨씬 산소 농도가 낮다. 숲은 도심보다 1~2퍼센트 더 많은 산소를 함유하고 있으며, 숲의 공기는 산소 농도도 높지만 음이온이 다량 함유돼 있고 미세먼지도 공기 1세제곱미터당 도시가 10만 개 정도라면 숲은 500~2000개에 불과하다. 그렇기 때문에 숲속에 있으면 온몸이 시원하고 쾌적하게 느껴지는 것이다. 숲에서 술을 마시면 잘 취하지 않는다는 말이 있는데, 그것도 바로 풍부한 산소와 활성산소를 제거해주는 음이온이 많기 때문이다.

음이온

계곡이나 폭포 주변에 가면 작은 물방울이 얼굴이나 볼에 부딪히는 느낌이 들면서 기분이 상쾌해지곤 한다. 이것이 바로 음이온이 주는 효과라고 할 수 있다. 공기 비타민이라고도 불리는 음이온은 신진대사를 촉진하고 신경을 안정시키며, 피로를 회복시키고 식욕을 증진시키는 등의 효과가 있다.

100여 년 전에는 대기 중에 음이온이 우세했으나, 산업화와 도시화로 인한 매연, 산업 폐기물, 환경오염 물질 등이 넘쳐나면서 도심의 대기에는 양이온이 가득해졌다. 양이온 증가는 활성산소를 증가시켜 산화반응이 많아지게 하고 혈액과 체액을 산성화하여 면역력이 떨어지게 만든다. 이러한 과정이 반복되면 체내에 독소가 쌓이고 세포 재생 과정 중에 오류가 생겨 암이나 면역질환 등이 발생한다.

인간이 하루에 필요로 하는 음이온 양은 공기 1세제곱센티미터당 약 700개로 알려져 있다. 도시의 경우 음이온 양은 20~150개 정도밖에 되지 않으며, 숲에서는 800~2000개에 달한다. 인간에게 적절한 음이온 개수는 400~1000개라고 한다.

또한 스트레스를 심하게 받거나 몸이 극도로 피곤해지면 양이온이 방출되는데, 양이온이 많아지면 상대적으로 음이온은 더욱 줄어들게 된다. 이런 이유로 인해 현대인의 몸은 항상 음이온이 부족한 상태다.

〈음이온과 양이온, 이런 곳에 많다〉 (단위: 1세제곱센티미터당)

측정 장소	음이온	양이온
폭포 주변	1만~1만 8000개	
천둥, 번개, 우천 시	3000개 이상	
정원에서 물 주기	1000~3000개	
도시 주변	80개	1200개
집 안		1600개
전자레인지 주변		2000~4000개
담배 연기		3000~5000개
에어컨		250~400개
사무실	550개	
환기가 되는 사무실	380개	

〈음이온의 효능〉

• 미세먼지 제거	• 알레르기 체질 개선
• 혈액순환 개선	• 활성산소 중화
• 전자파 제거	• 곰팡이, 진드기 제거
• 각종 냄새(포름알데히드, 암모니아 등) 제거	• 오염 물질 제거

숲에서는 피톤치드 외에도 음이온이 방출되며, 음이온은 부교감신경을 자극해 신체적·정서적 이완 효과를 가져오고 정서적으로 안정되면 뇌에서 나오는 알파파가 늘어난다는 연구 결과도 있다. 또한 음이온은 엔도르핀의 생성을 촉진하는 세로토닌의 농도를 조절해 불안감과 긴장감을 줄어들게 한다. 스트레스가 해소되면 자율신경이 안정돼 혈압과 맥박이 정상화되고 몸의 면역력과 자연치유력이 높아진다. 고혈압 환자가 도시보다 숲속에서 거닐 때 혈압이 정상 수준으로 유지되는 것도 이 때문이다.

미국 캘리포니아의 버클리 대학 연구에 따르면 매일 15분씩 25일 동안 음이온에 노출된 경우 식욕이 상승하고 수면의 질이 향상됐다. 작업 능력도 상승했다. 또한 박테리아를 음이온에 노출했을 때 세균은 여섯 시간 내에 50퍼센트로 줄었고, 24시간 내에는 70퍼센트까지 줄었다.

피톤치드

언젠가부터 암 치료 하면 편백나무 숲이 떠오른다. 필자의 병원 근처엔 편백나무 숲이 있다. 그 숲에 가면 도시에서는 느낄 수 없는 시원한 향기가 난다. 바로 피톤치드라는 물질 때문이다. 피톤치드는 그리스어로 식물을 뜻하는 '피톤(phyton)'과 죽인다는 뜻을 가진 '치드(cide)'의 합성어로 '식물이 내뿜는 살균 물질'이라 볼 수 있다.

피톤치드는 천연 휘발성 물질로, 숲에 있는 많은 곤충이나 해충으로부터 나무가 스스로를 보호하기 위해 내뿜는 물질이다. 식물이 광합성 후 산소 등과 함께 배출하는 정유 성분이며, 움직일 수 없는 식물의 입장에서 자기 방어와 최적의 생육 환경을 조성하기 위한 생명 활동으로 볼 수 있다.

실제 편백나무 숲은 다른 숲과 달리 칡넝쿨이나 잡풀이 없어 깨끗한 것을 볼 수 있는데, 그 이유도 피톤치드에 있다. 피톤치드 양은 봄부터 증가해 여름에 최대치를 기록하는데, 피톤치드는 식물뿐 아니라 사람의 건강에도 좋기 때문에 피톤치드 양이 많은 시간에 삼림욕을 하는 것이 효과적이다. 피톤치드는 아침이나 늦은 밤보다는 낮 시간에 많이 발산되고, 온도가 높아질수록 양이 증가한다. 산 정상은 바람이 많이 불어 피톤치드가 날아가 버리기 때문에 삼림욕을 할 때는 산 정상까지 올라갈 필요가 없으며 바람의 영향을 적게 받는 중턱에서 즐기는 것이 좋다.

피톤치드의 주성분인 테르펜은 심신을 안정시키는 효과가 있어 명상이나 단전호흡 같은 심호흡을 통해 들이마시면 더욱 효과적이다. 그 외에도 숲 치료는 NK세포 기능을 활성화해 암세포나 바이러스를 죽이는 역할을 하며, 소염·진통 효과가 있기 때문에 염증과 통증을 완화해주고, 스트레스호르몬인 코르티솔 수치를 낮추어주어 스트레스를 해소하며 삶의 질을 높이는 등 우리 몸에 좋은 효능을 가지고 있다.

산림체험 아토피 가려움증 **완화**

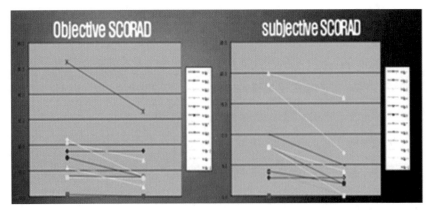

2016년 전라남도 보건환경연구원에 따르면, 피톤치드 농도는 지리산 천은사 계곡이 1463pptv(테르펜류 농도 단위), 피아골 541pptv로 일반 도심 공원의 피톤 치드 농도 104pptv와 비교해 5~10배 많았다. 아울러 음이온 농도도 천은사 계곡이 1세제곱센티미터당 5926개, 피아골은 5226개로 일반 도심 공원 음이온 분포 173개보다 최대 30배 이상 많았다.

편백나무로 가구를 만들어 활용하는 것도 좋지만 숲에서처럼 직접적인 피톤 치드의 효과를 기대하기는 어렵고, 운동과 심신 안정을 위해서는 직접 숲으로 가서 피톤치드를 느끼는 것이 가장 좋은 방법이다.

숲 치료

편백나무 숲에서 하는 치료를 녹색 치료(그린테라피)라고 하며, 편백나무 숲 은 녹색 의사(그린 닥터)라고 할 정도로 편백나무는 현대 의학이 해결할 수 없는 많은 치료 효과를 준다.

편백나무는 측백나뭇과에 속하며 침엽수 중에서 가장 많은 양의 피톤치드를 방출하는 나무로 유명하다. 피톤치드는 나무에게도 유익하지만 사람에게도 좋은데, 삼림욕을 하면 기분이 상쾌해질 뿐 아니라 우리 몸의 면역력을 높여주기도 한다.

필자의 병원은 인간과 자연이 함께하는 치료법을 중시하는데, 전국에서 모인 암 환자에게 인기가 높은 이유는 편백나무 숲 속에 병원이 있기 때문이다. 필자는 항상 환자에게 "암 치료뿐 아니라 모든 질병 치료에는 자연치유력인 면역력이 가장 중요하다. 그 자연치유력을 향상시키는 방법은 자연으로 돌아가는 것이다. 특히 암세포는 산소를 싫어하고 활성산소를 좋아하며 산성화된 체내 독소가 많은 것을 좋아한다. 암을 치료하려면 암이 싫어하는 조건을 만들어주어야 하는데, 그것이 바로 해독과 풍욕이다"라고 강조한다.

사람은 폐로만 호흡하는 것이 아니다. 피부로도 호흡을 한다. 피부호흡(풍욕)

은 일반적인 호흡으로서의 의미보다 몸의 독소를 피부를 통해 배출하고 좋은 산소를 공급하는 것이 목적이다. 과학적으로 일일이 증명하기는 어렵지만 풍욕을 하기 전과 후의 컨디션이나 활성산소량의 변화를 보면 피부호흡의 효과와 중요성을 알 수 있다.

피톤치드의 효과를 떠나서 삼림욕과 등산은 사람을 즐겁게 한다. 격무로 인한 일주일간의 스트레스를 한 번의 등산으로 풀 수 있다. 기분이 좋아졌다면 부교감신경의 자극으로 면역력도 그만큼 높아졌을 것이다. 숲에 가면 마음이 안정되고 몸이 활성화되어 치유된다는 느낌을 인간은 본능적으로 알고 있는 셈이다. 숲의 나무들이 내뿜는 산소는 과립구가 만들어낸 독소를 해독하고 배설하는 데 도움이 된다. 편백나무 숲에서 등산이나 운동을 하면 암을 치료하고 예방하는 데 1석 3조의 효과가 있는 것이다.

여러 보고서에서도 숲 치료는 면역세포를 활성화하고 스트레스호르몬을 감소해 수면장애나 우울증, 불안증 등을 치유한다고 밝혔으며, 피톤치드와 음이온은 천연 항염증 작용과 항균작용을 하며 강한 항산화작용으로 활성산소를 제거해 암 치유에 도움이 된다.

최근 연구에서는 암을 비롯한 아토피나 알레르기비염 등의 면역질환은 비타민 D가 부족하다는 공통점이 있음을 밝혔고, 그에 따라 비타민 D에 대한 조명이 새롭게 이루어지고 있다. 숲을 걸으면서 얻는 또 다른 선물인 햇빛은 비타민 D를 형성해 뼈를 튼튼하게 하고 암세포 증식을 억제하는 효과를 준다.

숲 치료는 NK세포를 증가 시킨다

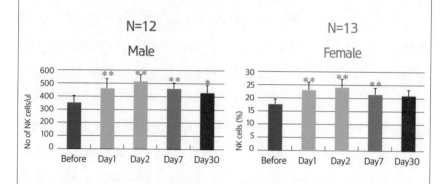

숲 치료는 항암 단백질을 증가시킨다

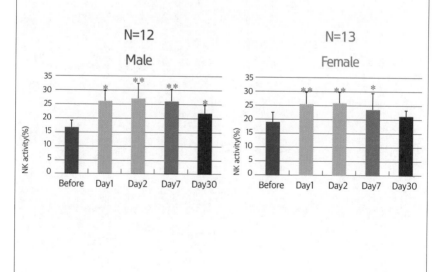

암 환자를 대상으로 실시한 A보건소의 숲 치료는 숲속 피톤치드를 호흡함으로써 암 환자의 뇌에서 알파파를 증가시키고 면역력을 높이며 세로토닌 분비를 활성화하여 몸과 마음을 치유하는 효과가 있었다고 한다. 일본에서도 성인 남성 12명을 대상으로 숲 치료의 효과를 측정하는 실험이 실시됐다. 피실험자들을 삼림욕장에서 3일간 머무르게 한 다음 NK세포의 활성도를 측정했다. 숲 속에 머문 지 1일째엔 26퍼센트, 2일째엔 52퍼센트의 NK세포 활성도가 측정됐는데, 항암 식품으로 잘 알려진 버섯류의 NK세포 활성률이 40퍼센트, 동충하초가 30퍼센트인 것에 비해 더 높은 수치였다. 숲속에 있는 것만으로도 항암 식품을 먹은 것보다 더 나은 면역세포 활성도를 보인 것이다.

피톤치드는 편백나무에서만 나오는 것은 아니다. 대나무는 여름철에 편백나무보다 두 배 많은 피톤치드를 내뿜지만, 숲으로 조성하는 데 한계가 있어 가까운 곳에서 삼림욕을 하기엔 편백나무 숲이 용이하다. 편백나무의 피톤치드는 바이오리듬처럼 하루에도 분비되는 양이 다르다. 오전 10시부터 오후 2시 사이에 가장 많은 양이 나온다고 하니 삼림욕을 할 때 참고하면 된다.

물과 해독

해독에 가장 중요한 것은 물

건강을 유지하기 위해 하루에 좋은 물 2리터 이상을 마시라고 하지만, 이는 쉬운 일이 아니다. 현대인이나 성인병에 노출된 사람들의 공통점은 물을 잘 마시지 않는다는 것이다. 왜 물을 적게 마시게 되는 것일까?

술을 마신 다음 날 무엇부터 찾는가? 물부터 찾는다. 해독하기 위해서 가장 필요하기 때문이다. 짜게 먹어도, 너무 달게 먹어도 물을 찾는다. 하지만 현대인은 의사의 충고에 따라 싱겁게 먹기 때문에 마셔야 할 물이 많이 필요하지 않게 되고 이러한 상태가 지속되면 해독이 되지 않고 독소가 쌓여 결국 질환이 발생한다.

2리터의 물을 마시고 우리 몸의 염도와 균형을 맞추려면 단순 계산만 해도 소금 18그램이 필요하다. 백혈구를 비롯한 면역세포나 호르몬의 작용은 나트륨, 마그네슘, 칼륨, 칼슘을 비롯한 각종 미네랄의 움직임에 의해 발생한 미세한 생체 전류 작용에 의해 발생한다. 미네랄 부족은 미세전류 생성에 악영향을 끼쳐 자율신경계의 교감신경, 부교감신경의 균형을 깨뜨려 결국 자연치유력이 떨어지고 만병의 원인이 된다.

장수마을의 장수 비밀은 물에 있다

마을 전체의 인구 대비 100세 이상 인구 비율이 높은 마을을 '블루 존'이라고 한다. 블루 존으로 선정된 장수마을에는 몇 가지 공통점이 있는데, 좋은 물과 발효 식품도 그중 하나다. 독일의 노르데나우(Nordenau), 에콰도르의 빌카밤바(Vilcabamba), 파키스탄의 훈자(Hunza) 등이 좋은 물이 있는 대표적인 장수마을이다.

독일 중부에 있는 노르데나우의 토메스 동굴에서 발견된 샘물은 세계적으로 유명한데, 한 네덜란드인이 이 샘물에서 강력한 에너지가 나오는 것을 발견한 후 환자들이 마시게 됐다. 많은 실험 결과 이 물속엔 수소 성분이 다량 함유됐다는 것이 밝혀졌다. 수소수는 활성산소를 제거하는 강력한 항산화작용을 한다. 현재 독일에서는 이 물을 의료용 광천수로 분류하고 있다.

에콰도르의 깊숙한 고원 지대, 로하에 위치한 빌카밤바라는 장수마을에서는 나이 80세가 어린아이 취급을 받는다. 이유를 알기 위해 많은 연구가 진행됐는데, 해발 2000미터의 산에서 내려오는 '만당고 계곡'의 물이 장수의 비결로 밝혀졌다. 이 계곡의 물엔 칼슘과 마그네슘을 비롯하여 철분, 구리, 불소 등 몸에 좋은 성분이 22종류가 넘게 다량 함유되어 있었다.

세계 3대 장수 지역인 훈자는 히말라야의 깊은 산속에 있는데, 이곳에선 믿기 어렵겠지만 90세 넘은 노인도 밭에 나와 일을 하고, 80~90대에 아기를 낳는 사람도 다수 있다고 하니 그 이유가 궁금하여 그들이 매일 마시는 계곡의 물을 직접 살펴보았다. 의외로 탁한 색의 물이었는데, 오염된 것이 아니라 각종 미네랄 및 영양분이 풍부하기 때문에 뿌옇게 보이는 것이었다.

세계 장수마을의 물이 가진 공통점은 이렇듯 칼슘과 마그네슘을 포함한 각종 미네랄을 함유하고 있다는 것이다. 70퍼센트 이상이 물로 되어 있는 우리 몸엔 물이 꼭 필요하다. 장수하는 특별한 물이 아니더라도 평소에 마시는 물이 얼마나 중요한지 생각하며 마신다면 100세까지도 건강하게 살 수 있다!

물의 종류

 살면서 우리 몸이 가장 많이 접하는 것은 무엇일까? 첫째는 공기, 둘째는 물, 셋째는 쌀이다. 공기와 산소는 우리가 사는 공간에서 따로 보관을 하거나 공급을 받을 수 없는, 우리 모두가 공유한 공공재다. 아무리 돈이 많은 재산가라 할지라도 자신만 따로 좋은 공기를 소유할 수는 없다.

 요즘 환경에 대한 관심이 높아지고, 특히 지구온난화와 탄소 문제는 국제사회의 큰 이슈가 되고 있다. 우리가 주변에서 가장 많이 접하고 가장 흔한 것이 공기와 물 그리고 쌀인데, 우리는 그것을 간과하고 그 고마움을 느끼지 못한다. 2011년 발생한 일본 후쿠시마 원전 사고는 그동안 인식하지 못했던 부분을 일깨워준 사건이었다. 원자력발전소 폭발로 인한 방사능 유출은 공기와 물 그리고 바다까지 오염시켰고, 그로 인해 원전 반경 30킬로미터 이내의 땅에서는 아무도 살 수 없게 됐다. 단순히 공기와 물이 오염된 것인데, 그것이 우리 인체에는 가장 중요한 요소이기 때문에 방사능에 오염된 공기와 물에 단 하루만 노출되어도 암이나 각종 질환에 걸리게 된다.

 그렇다면 이렇게 인체에서 중요한 역할을 하는 공기와 물 그리고 쌀은 어떻게 섭취하는 것이 올바른 것일까? 공기는 가게에 가서 살 수 있는 것이 아니고, 오염의 정도도 처한 환경에 따라 다르기 때문에 별다른 대처 방법이 없다. 그저 더 이상 오염시키지 않고 깨끗이 보존하는 길이 가장 현명한 방법이다. 우리가 할 수 있는 가장 효과적인 방법은 등산을 하거나 숲속에 들어가 삼림욕을 하는 것이다.

 물은 사람은 물론 동식물에 이르기까지 없어서는 안 될, 생명을 유지하는 데 꼭 필요하고 중요한 '생명 그 자체'다. 우리 몸을 구성하는 세포의 약 80퍼센트가 물로 이루어져 있다. 우리가 매일 섭취하는 물은 약 2리터인데, 우리 몸에서 물이 20퍼센트가량 빠져나가면 사망에 이르며, 5퍼센트만 부족해도 각종 질병이 발생한다. 물만 잘 마셔도 각종 질병을 예방하며 치료할 수 있다. 우리 몸에 물과 필수 영양분이 부족할 경우 면역성 약화로 암과 같은 각종 질병에 걸리고 인플루엔자 감염률이 높아진다는 것이 학계의 중론이다.

좋은 물의 중요성은 아무리 강조해도 지나치지 않지만, WHO에 따르면 질병의 80퍼센트 이상이 물과 관련이 있다. 그렇기 때문에 건강과 직결되는 좋은 물, 유익한 물을 어떻게 섭취해야 하는지가 큰 관심사가 될 수밖에 없다.

물은 여러 가지 기능을 한다. 우선 갈증을 해소해주고 몸에 필요한 모든 성분을 실어 나르며 노폐물과 독소를 제거하고 땀을 통해 체온을 조절한다. 현대 과학에서는 물이란 물은 전부 H2O로 보지만, 한의학에서는 같은 물로 보지 않는다. 허준의 《동의보감》〈논수품(論水品)〉에서는 물의 종류와 용도를 33종으로 나누어 물을 구하는 방법과 효능을 설명했다. 몇 가지 물의 종류를 소개하면 다음과 같다.

- 춘우수(春雨水): 정월의 빗물이며 약을 달이거나 술을 빚을 때 쓴다.
- 정화수(井華水): 새벽에 제일 먼저 긷는 우물물을 말하며, 약을 달이고 개고 마시는 데 쓴다. 불로장생약을 달일 때도 사용한다.
- 국화수(菊花水): 국화로 뒤덮인 물이나 수원지의 물을 말하며, 풍을 제거하고 오래 마시면 수명이 길어지고 늙지 않는다고 한다.
- 추로수(秋露水): 가을 이슬을 말하는데, 해가 뜨기 전에 받아서 사용한다. 몸이 가볍고 살결이 고와지며 갈증을 없애준다.
- 동상(冬霜): 겨울에 내리는 서리로, 음주 후의 열이나 얼굴의 붉은 기운 등을 다스린다.
- 옥정수(玉井水): 산골짜기 옥이 있는 곳에서 나오는 물을 말하며, 몸을 윤택하게 하고 모발이 검어진다.
- 벽해수(碧海水): 바닷물을 말한다. 큰 바다 가운데 맛이 짜고 색이 푸른 것을 쓴다. 끓여서 목욕하면 피부병을 낫게 하고 한 홉을 마시면 체하여 헛배 부른 것을 토하게 한다.
- 순류수(順流水): 성질이 순하고 아래쪽으로 조용히 흐르는 물로, 방광병과 허리와 무릎 병을 치료하는 데 사용한다.
- 급류수(急流水): 물결이 급하게 뛰놀며 흐르는 물을 말한다. 성질이 급하게 밑으로 내려가므로 변비를 없애준다.

- **지장수(地漿水)**: 황토를 파서 구덩이를 만들고 물을 부어 저은 다음 한동안 지난 뒤 위쪽에 뜨는 맑은 물을 말한다. 각종 중독 증상에 쓰면 답답함을 풀어주고 여러 가지 독을 없애준다.
- **온천(溫泉)**: 지하에서 나오는 따뜻한 물로, 각종 중풍·경련·피부병 등을 치료한다. 끓는 유황물은 각종 종기와 피부병, 풍증, 냉증을 다스린다.
- **열탕(熱湯)**: 끓인 물을 말하며, 복부팽창증이나 경맥이 막혀 경련이 나는 곳에 사용하면 좋다.

그렇다면 어떤 물을 어떤 방법으로 마시면 좋을까? 사람마다 차이가 있다. 속이 뜨거운 사람은 일반적으로 오염되지 않은 차가운 생수가 좋으며, 속이 냉한 체질은 날씨가 아무리 덥더라도 따뜻한 물이나 숭늉이 좋다.

물과 당뇨

당뇨병의 주요 증상은 다음(多飲), 다식(多食), 다뇨(多尿)다. 만약 끊임없이 목이 마르다면 당뇨를 생각해봐야 한다. 특히 소변 색깔이 옅은 노란색이나 맑은 색을 띠는데도 탈수 증상을 느낀다면 더욱 그렇다. 만약 소변이 거의 투명한 색이면 수분을 과다 섭취한 경우이며, 색이 짙을수록 물을 더 마셔야 한다는 뜻이다.

당뇨는 탈수 가능성을 높인다. 혈당이 높을 경우 신장이 더 많은 소변을 만들어내 과다한 포도당을 줄이려 하기 때문이다. 또한 소변을 자주 보면 더 갈증을 느낄 가능성이 많아지고 이는 악순환을 부른다. 당뇨는 혈당검사로 여부를 알 수 있다.

여름이 되면 당뇨 환자가 가장 걱정하는 것이 바로 탈수 현상이다. 땀이 많거나 무더위를 잘 타는 환자일수록 철저한 대비가 필요하다. 땀을 통해 수분이 과도하게 빠져나가면 혈당량이 높아져 쇼크를 일으킬 수도 있기 때문이다. 구토, 설사, 복통 등이 동반되어 탈수로 인하여 혼수상태에 빠질 수도 있다. 사망률이 높으므로 병원에 입원해 치료해야 하며, 수분 및 전해질 공급과 인슐린 투여를 해야 한다.

더운 날씨에 단 음료를 많이 마시면 혈당이 높아지면서 소변 배출이 많아져서 탈수와 급격한 혈당 상승을 부를 수 있다. 또한 음료에는 당분이 많아서 혈당 조절에 나쁜 영향을 미칠 수 있다. 특히 스포츠 음료는 체내 흡수 속도가 빨라서 다른 음료에 비해 갈증을 신속하게 없애준다는 장점이 있지만, 열량이 높아서 혈당 조절을 제대로 할 수 없게 만든다. 무설탕이나 무가당을 내세운 음료 중에도 설탕이나 포도당 대신 과당이나 올리고당이 들어 있는 경우가 있는데, 이때도 체내 혈당이 올라가기 때문에 당뇨 환자는 생수를 마시는 것이 좋다. 아니면 냉녹차나 오이냉국 등이 좋은데, 혈당에 큰 영향을 주지 않으면서 갈증을 해소할 수 있다.

물과 인류

지구상의 물은 97.5퍼센트가 바다이고 만년설이 1.5퍼센트다. 인간이 사용할 수 있는 물의 양은 1퍼센트밖에 되지 않지만 물 사용량은 줄어들지 않고 있다. 환경부에 따르면 우리나라의 1인당 하루 물 사용량은 280리터로 독일, 호주보다 훨씬 더 많은 물을 쓴다. 이미 우리나라는 1993년 국제인구행동단체(PAI)가 정한 '물 부족 국가'다. 2012년 OECD가 발간한 〈2050 환경 전망〉 보고서에는 우리나라를 OECD 국가 중에서 가장 물이 부족한 나라로 평가했다. 사용 가능한 수자원 중에서 실제 사용하는 비율이 40퍼센트가 넘어 물 스트레스가 매우 높다는 것이다. 2025년에는 '물 기근 국가'로 접어들 것으로 예측된다.

유네스코가 발표한 자료에 따르면 현재 아프리카 주민 5억 명이 물 부족에 시달리고 있고, 더러운 물로 인한 설사로 매일 약 5000명의 어린이가 숨지고 있다. 세계 인구는 매년 8000만 명씩 증가하고 깨끗한 물에 대한 수요도 640억 제곱미터씩 늘어나고 있다. OECD가 발표한 자료에 따르면 2030년이면 전 세계적으로 심각한 물 부족에 시달리는 인구가 세계 인구의 절반에 가까운 39억 명에 달할 것으로 예상된다. 특히 중국과 서남아시아의 피해가 가장 클 것으로 보인다.

물은 우리 몸의 70퍼센트를 차지한다. 물이 1퍼센트 부족하면 목이 마르고, 3퍼센트가 부족하면 혈액의 흐름이 둔화되며, 15퍼센트가 부족해지면 신부전으로 사망할 수도 있다. 물을 잘 섭취하는 것은 건강 유지에 매우 중요하다. 물은 우리 몸에서 섭취한 영양소를 분해하고 이동시키는 것은 물론이고, 체내에 쌓인 불필요한 노폐물과 독소를 배출시킨다. 체내 수분이 부족해서 빠져나가야 할 독소가 몸속에 쌓여 있다면 노화 속도도 빨라진다.

목이 마르고 갈증을 느끼면 우리는 몸에 물이 부족하다고 판단하지만, 물 부족 상태가 오래 지속되면 배고픔으로 느껴지기도 한다. 이유 없이 배가 자주 고프거나 소변 양이 줄거나 갈증이 자주 느껴진다면 수분 부족을 의심해봐야 한다. 물이 부족한 상태가 오래 지속되면 만성 탈수증이 초래되고, 이는 만성 피로나 두통, 비만 등으로 이어질 수 있다. 최근 이뇨작용을 촉진하는 커피와 녹차 복용량이 폭발적으로 늘어나고 있는데, 더욱 관심을 기울일 필요가 있다.

보통 물은 하루에 1.5~2리터 정도 마시라고 추천하는데, 이는 개인의 체질이나 식습관, 활동량, 계절, 환경에 따라 달라져야 한다. 유아기에는 체내 수분량이 90퍼센트에 달했다가 나이가 들면서 차츰 줄어들어서 노인이 되면 체내 수분량이 50퍼센트 정도에 그치는데, 나이가 들수록 조금씩이지만 자주 섭취해주어야 한다. 체내 수분이 부족해지면 변비가 발생할 수도 있다. 특히 아침 공복에 물 한 잔을 마시면 장운동을 촉진해서 변비 해소에 도움이 된다.

최근 대기 오염에 대한 관심이 최고조로 높아지고 있다. 체내에 쌓인 미세먼지를 배출하기 위해서도 수분 섭취를 충분히 해야 한다. 물을 충분히 마시면 체내 대사가 원활해져서 세포에 영양을 공급하는 것은 물론이고 몸속의 노폐물 배출도 활발해진다.

물을 마실 때는 지나치게 뜨겁거나 찬 물을 마시기보다는 체온과 비슷한 온도의 물이 좋다. 몸이 차고 혈액순환이 잘 되지 않는 사람은 물을 과도하게 마실 경우 오히려 몸이 더 차가워지고 부종이 생길 수 있으므로 주의해야 한다.

수분 부족과 스트레스

중요한 발표를 앞두고 있거나 긴장할 일이 있을 때 입이 바짝바짝 마르는 경험은 누구나 한 번쯤 겪어봤을 것이다. 왜 이런 현상이 일어나는 것일까? 우리 뇌는 항상 신체 내부의 갑작스러운 변화로부터 스스로를 안전하게 보호하기 위해 뇌 속 모세혈관에 천연 장벽인 뇌혈관장벽(BBB)을 구축하고 있다. 몸, 특히 뇌에 필요한 화학적 요소가 부족해지면 우리 몸은 뇌를 가장 우선시하여 특정 조직을 분해하여 보충한다.

뇌의 복잡한 기능을 효율적으로 수행하기 위해 가장 중요한 물질은 물과 산소다. 뇌에는 뇌척수액이라는 액체가 있는데 85퍼센트가 물이다. 이 액체는 척수를 따라 허리까지 내려간다. 뇌는 수분 부족에 극도로 민감하여 85퍼센트의 수분 중 단 1퍼센트만 손실되어도 제 기능을 하지 못한다. 그래서 몸의 다른 조직의 물을 뇌신경계에 가장 먼저 공급한다.

스트레스를 받거나 긴장으로 스트레스와 같은 상황이 되면, 인체는 물 공급 중요 순위에 따라 다른 어떤 장기보다 뇌를 우선한다. 히스타민은 뇌의 감각계를 조절하여 수분을 적절히 섭취하고 배급하기 때문에 인체 에너지 소비의 강력한 조절 물질이다. 뇌가 보다 많은 수분이나 순환을 필요로 할 경우 히스타민은 바로 활동에 들어가 위산이 생산되고 흉통을 야기할 수도 있다.

뇌에 필요한 에너지는 오직 포도당으로만 충당되는데, 스트레스를 받는 사람들이 초콜릿 같은 단 음식을 찾는 이유도 바로 이 때문이다. 다른 모든 세포는 인슐린에 의해 세포 문을 열고 세포벽을 통과해 양분을 운반하지만 뇌는 인슐린에 의존하지 않고 물에 의해 스스로 당을 운반해온다. 하지만 물이 부족해지면 뇌에 더 많은 포도당을 공급하기 위해 당 수치를 높이게 되는데, 결국 당뇨는 뇌의 수분 결핍으로 인한 최종 결과물인 것이다.

물 대신 커피나 탄산음료는 오히려 갈증을 더욱 유발한다. 물론 그러한 음료 속에 물이 포함돼 있는 것은 사실이지만, 대부분 산성화시키는 물질이나 카페인이 함께 들어 있기 때문에 이 물질들을 해독하기 위해 더 많은 물이 필요하게 되고, 세포나 다른 장기의 물을 빼앗아오게 되어 결국 갈증 현상이 더욱 심화되고 만다.

뇌의 다른 부위도 열에 민감하지만 효소계는 온도 기복에 더욱 민감하다. 몸에 수분이 부족한 상태에서 스트레스로 열이 오르면 뇌는 신체의 다른 조직을 희생하여 스스로 물을 확보하여 뇌혈관계에 보다 많은 혈액을 흐르게 한다.

몸이 탈수돼 수분 보유량을 늘려야 할 경우 단순히 물만 보충해서는 안 된다. 세포 외부의 수분 함량을 확장해야 하는데 그때 염분이 있어야만 가능하다.

수분 부족과 면역력

알레르기천식과 알레르기비염은 물만 잘 마셔도 좋아진다. 면역반응이란 우리 몸을 외부의 적으로부터 보호하는 좋은 반응이다. 하지만 면역반응이 너무 과하게 일어나면 적과 아군을 구분하지 못하고 외부의 적을 공격하는 것이 아니라 아군인 우리 몸을 공격하는 현상이 일어나는데, 이것이 자가면역질환이다.

면역세포가 코 점막을 공격하면 알레르기비염, 기관지를 공격하면 알레르기천식, 관절을 공격하면 류머티즘관절염이다. 흔히 자가면역질환인 경우 지르텍과 같은 항히스타민제를 복용한다. 면역반응이 일어날 때 관여하는 물질이 히스타민인데, 히스타민이 너무 과하게 분비돼 일어나는 현상이므로 항히스타민제를 사용하여 히스타민의 작용을 억제하는 것이다.

히스타민이 왜 많이 분비되는지 파악해서 원인 치료를 해야 한다. 하지만 결과 물질인 히스타민만 억제하기 때문에 약을 먹는 동안에는 효과가 있지만 약을 끊으면 다시 증상이 나타난다. 물론 항히스타민제가 다른 부작용이 없다면 계속 약을 먹어 증상을 호전시키면 좋겠지만, 장기간 복용하면 내성이 생겨 용량을 늘려야 하고, 더 문제가 되는 것은 장기간 복용하면 불면, 불안, 식욕 감퇴 등의 부작용이 발생한다는 것이다. 이런 부작용의 이유는 항히스타민이 문제를 일으킨 장기나 조직에만 반응하는 것이 아니라 목표로 삼지 않은 장기에도 작용하기 때문이다.

알레르기질환의 원인이 히스타민이라면 히스타민이 분비되는 기전을 찾아낸다면 알레르기질환을 극복할 수 있지 않을까? 그렇다면 히스타민은 면역반응을 할 때만 분비되는가? 히스타민은 뇌의 수분량과 매우 밀접한 관계를 가지고 있다. 알레르기질환이 생기는 것은 대개 유전적 요인 때문이지만 환경적인 요인도 많다. 유전적 요인도 결국 조상들의 잘못된 환경적 요인이 유전자에 축적돼온 결과다.

환경적 요인이란 다시 말하면 잘못된 생활습관으로, 주로 의식주와 관련된 문제다. 알레르기질환이나 암, 생활습관병을 앓는 사람들의 공통된 습관이 있는데, 평소 물을 잘 마시지 않는다는 것이다. 히스타민은 뇌로 유입되는 수분의 양을 감지한다. 몸에 수분이 부족하면 히스타민이 분비되고 수분이 충분하면 히스타민은 분비되지 않는다.

"그렇다면 물을 좀 더 마시는 것으로 천식과 알레르기를 예방할 수 있다는 말인가?"라고 묻는다면 약간의 소금과 적당량의 물을 마심으로써 히스타민 분비를 조절할 수 있기 때문에 "그렇다"라고 대답할 것이다. 강물이 마르면 물의 흐름이 어려워지는 것처럼 물이 고갈된 혈액과 림프액의 순환은 원활하지 못하게 되고, 따라서 혈액과 림프액 속의 적혈구, 백혈구, 혈소판의 흐름도 함께 떨어진다. 산소 운반 및 영양분과 노폐물을 운반하는 적혈구와 외부의 적과 노폐물을 제거하는 백혈구가 제 기능을 다하지 못하면 당연히 면역 기능이 저하된다. 또 혈액 내 수분이 부족해지면 혈구세포끼리 충돌해 상처를 입게 되어 제 기능을 하지 못하고 또한 혈관벽이 혈구세포들과의 충돌로 상처가 나면 그 상처를 치

128

료하기 위해 혈관벽이 두꺼워지고 지방산이 침착되어 동맥경화를 촉진한다.

실험실에서 우리가 먹는 밥을 포도당으로 만들어 세포에 전달해 세포 속 미토콘드리아에서 에너지를 생산하는 과정을 만들려면 시간이 얼마나 필요할지 감히 상상하기 어려울 것이다. 하지만 우리 몸은 단 30분이면 이 과정을 완벽히 수행하는 엄청난 화학공장이다. 이러한 화학공장을 효율성 있게 운영하기 위해서는 물이 필요하다. 물이 부족하면 비효율적이고 부작용을 유발하는 새로운 화학 경로를 생성하는 원인이 되며, 그에 따라 통증과 질병이 생기는 것이다.

세포에 수분이 부족하면 DNA도 손상된다. 모든 세포는 화학반응을 통해 몇몇 산도가 높은 노폐물을 배출한다. 물은 세포 외부의 이러한 노폐물을 씻어내 간과 신장으로 가져가 처리한다. 물이 부족해 노폐물이 제거되지 못하면 산성 노폐물에 의해 세포핵 속 DNA를 파괴하거나 변형을 일으켜 암이나 각종 질환을 발생시킨다. 하지만 불행하게도 암 연구 분야의 의료 전문가들은 탈수나 물에 대한 인식이 부족하니 안타까울 뿐이다.

지금까지 물이 부족해지면 히스타민이 분비된다는 것을 살펴보았다. 물 부족으로 형성된 히스타민이 직접적 혹은 간접적으로 면역력을 억제하고 골수에까지 그 영향력을 미칠 정도이니 물은 아주 중요한 물질이다. 히스타민에 의한 손상에는 다음과 같은 것이 있다.

- 세포핵 내의 DNA 손상
- 세포 내부의 DNA 회복 시스템의 기증 저하
- 세포 수용체 이상과 호르몬 조절 체계의 균형 상실
- 이상 세포를 자각하고 이상 세포들을 파괴할 능력의 부족, 면역력 저하

수분 부족과 탄산음료

현대인은 탄산음료와 커피에 중독돼 있다고 해도 과언이 아니다. 우리는 한여름 갈증이 날 때면 자동으로 시원한 탄산음료를 찾게 된다. 하지만 탄산음료는 마실수록 오히려 더 갈증이 난다. 많은 이들이 '탄산음료도 액체이니 인체에 필요한 수분을 대체할 수 있다'는 오해를 한다.

그러나 우리가 즐겨 마시는 가공된 음료의 기능은 물이 체내에서 하는 기능과 다르다. 따라서 인체가 수분을 필요로 할 때 차나 커피, 술, 탄산음료 등으로 물을 대신할 수 있다는 생각은 틀린 것이다. 물론 그런 음료 속에 물이 들어 있는 것은 사실이지만, 대부분 탈수를 유발하는 카페인이나 산성 물질이 함께 들어 있다는 것이 문제다. 즉 커피나 차, 맥주를 마시면 우리 몸은 음료 자체에 포함된 물보다 더 많은 물을 탈수 물질을 해독하기 위해 사용한다. 가공된 음료를 마시고 난 후 소변의 양을 측정해보면 음료 자체의 양보다 더 많은 물이 소변으로 배설된다는 사실을 알 수 있다.

몸이 원하는 좋은 물이 아니라 화학물질이나 당이 함유된 제조 음료로 우리 몸을 채운다면 당연히 면역 기능이 저하돼 천식이나 알레르기 같은 면역질환이나 암과 같은 생활습관병이 생길 수도 있다. 특히 어린이나 청소년은 물을 제대로 마시는 법을 배워야 하며, 물 대신 탄산음료를 마시는 것은 피해야 한다.

뇌 기능과 학습 능력은 물 섭취에 비례하여 좌우된다. 생기로 가득 차야 할 10대 청소년이 책상에 탄산음료 병을 놓아둔 채 수업 중 엎드려 잠들어 있다면, 그것은 몸속에 물이 부족하다는 표시로 볼 수 있다.

좋은 물이란 사람뿐 아니라 모든 생명체에게 이로운 것

물이 얼마나 사람에게 중요한지 알고 있지만, 어떤 물이 좋은 물인지 어떤 물이 독이 되는지 사실 잘 모르고 있다. 좋은 물은 pH와 천연 미네랄이 어떻게 구성되어 있느냐가 관건이다. 천연 미네랄이 포함된 혈액과 동일한 약알칼리수가 우리 건강을 위한 가장 좋은 물이다.

시중에는 다양한 물들이 가장 좋은 물이라고 팔리고 있다. 필자는 011수 (Young11 이 물을 먹으면 젊어진다는 의미)는 물을 먹고 있다. 더유플러스에서 만든 011수에는 산소와 수소가 다른 물에 비해 많다. 산소와 수소는 인체에서 가장 중요한 역할을 한다. 산소는 에너지를 얻기 위해 포도당의 탄소와 결합해 에너지를 만들고 이산화탄소로 배출하는 중요한 역할을 한다.

수소는 앞 장에서도 언급했지만 우리 몸의 활성산소를 제거해주는 항산화 작용과 이산화탄소를 탄산으로 만들어 우리 몸에서 배출하기 쉽게 해주는 촉매 역할을 한다. 물은 수소와 산소로 이루어졌으며 몸의 해독에 깊은 관여를 하기 때문에 좋은 물은 수소와 산소가 많아야 좋은 물이다.

순창 강천사의 물은 SBS스페셜에서 수소가 많이 함유되어 당뇨를 치료하는 물로 소개되었다. 011물은 순창에서 취수한 수소가 많은 물이다. 좋은 소금은 구운 소금이다.(음식과 해독 참고) 광물질과 미네랄은 굽게 되면 알칼리화되기 때문이다.

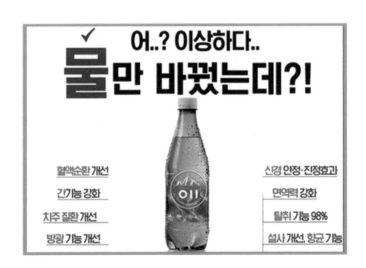

011수는 조개나 굴껍데기, 전복껍데기 등과 광물질을 2500도의 높은 열로 가열한 미네랄이 함유된 물이기 때문에 미네랄과 산소 수소가 풍부한 알칼리성 물이다.

이 물을 먹게 된 결정적인 계기는 이 물로 가축이나 수산물 양식, 논밭의 작물 재배를 한 결과를 보게 되면서다. 결과는 아래에 소개하였다.

사람이 먹어서 좋은 물은 축사의 가축이나 양식장의 물고기, 논밭에서 기르는 곡물에도 좋을 수밖에 없다. 반대로 다른 동식물에 이로운 물이라면 사람에게도 역시 좋은 물이라는 것이다. 이 물로 동식물을 키우면 수확량도 증가되지만 면역력이 좋은 건강한 동식물이 되기 때문에 우리 식탁에서 건강한 음식 재료가 되어 우리 몸을 이롭게 한다.

이 물이 농가와 축산, 수산업 다양한 분야에 응용된다면 농어민의 수익도 높아질 뿐 아니라 국민 건강을 책임지는 파수꾼이 될 것이라 믿고 두 손 모아 기원한다.

채식 위주의 식단이나 양질의 단백질 공급도 중요하지만 "어떻게 키웠고, 어떤 상태의 채소나 육류냐?"도 건강한 식단을 구성하는 중요한 문제다.

언제부터인가 환자들에게 좋은 물과 좋은 소금을 먼저 먹어보라는 처방을 내리고 있다. 실제로 좋은 물과 소금만 먹어도 몸이 건강해진다.

닭에 적용

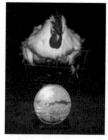 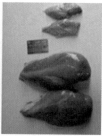 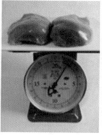 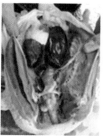

흰다리새우 양식은 폐사율이 평균 80퍼센트지만 이 물로 키운 농가에서는 폐사율이 거의 없었다. 흰다리새우는 평균 100일 키우면 25~30그램인데, 110일 양식에 100그램까지 키울 수 있었다.

새우에 적용

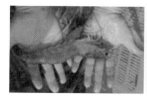 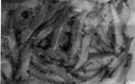 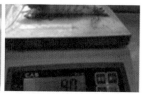

청대무는 보통 다 자라면 1.3~1.5킬로그램이지만, 이 물로 키우면 8킬로그램 이상 클 뿐 아니라 무농약, 무영양제 재배를 할 수 있었다.

무우에 적용

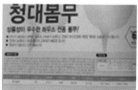 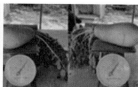 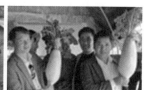

수미종 감자는 평균 100그램 정도의 감자가 여섯 개 정도 열리는데, 이 물로 재배하면 500그램 이상의 감자가 30~40개 정도 열린다.

감자에 적용

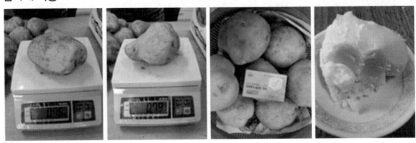

상추는 너무 덥거나 추우면 녹아내려 재배할 수 없는 채소인데, 이 물로 재배하면 영하 15도에서도 냉해를 입지 않으며 35도에서도 상추가 녹아내리지 않아 재배가 가능했다.

상추에 적용

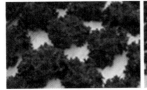 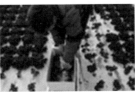 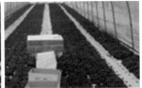

사람이 마셔서 이로운 물은 축사의 가축이나 양식장의 물고기, 논밭에서 기르는 곡물에도 좋을 수밖에 없다. 반대로 다른 동식물에 이로운 물이라면 사람에게도 역시 좋은 물이라는 것이다. 이 물로 동식물을 키우면 수확량도 증가하지만 면역력이 좋은 건강한 동식물이 되기 때문에 우리 식탁에서 건강한 음식 재료가 되어 우리 몸을 이롭게 한다.

이 물이 농가와 축산업, 수산업 등 다양한 분야에 응용된다면 농어민의 수익도 높아질 뿐 아니라, 국민 건강을 책임지는 파수꾼이 될 것이라 믿는다.

채식 위주의 식단이나 양질의 단백질 공급도 중요하지만 '어떻게 키웠고, 어떤 상태의 채소나 육류냐'도 건강한 식단을 구성하는 중요한 문제다. 언제부터인가 환자에게 좋은 물과 좋은 소금을 먼저 먹어보라는 처방을 내리고 있다. 실제로 좋은 물과 소금만 먹어도 몸이 건강해진다.

반려견도 좋은 물을 먹어야 건강하다

홀로 사는 가구가 늘어나면서 반려견과 반려묘에 대한 관심이 갈수록 증가하고 있으며 더 이상 반려견과 반려묘 등은 애완용 동물이 아닌 가족이다. 펫시장 규모는 벌써 3조를 훌쩍 넘었다. 펫시장을 차지하고 있던 미용과 사료 부분이 사람처럼 의료와 복지 분야로 확대되고 있다. 반려견을 키우는 가구당 한 달 평균 비용이 25만 원이며 개도 사람처럼 나이가 들면 각종 성인병과 암에 걸린다.

개 나이가 7-8살이 되면 사람 나이론 50대가 된다. 사람처럼 정기 건강검진을 받을 때 드는 비용이 평균 15만 원이다. 사람의 암 치료 비용도 비싸지만 반려견의 암 수술 비용이 1,500만 원이라는 말을 듣고 더욱 깜짝 놀랐다. 강아지 호텔과 강아지 의료보험 시대가 현실이 되어 오고 있다.

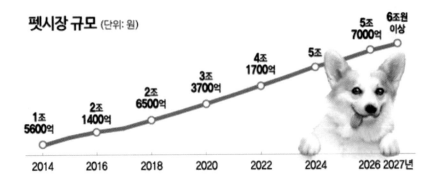

펫시장 규모 (단위: 원)

1조 5600억 (2014) · 2조 1400억 (2016) · 2조 6500억 (2018) · 3조 3700억 (2020) · 4조 1700억 (2022) · 5조 (2024) · 5조 7000억 (2026) · 6조원 이상 (2027년)

필자는 암병원을 운영하고 있다. 암을 비롯한 모든 질환은 피가 맑아야 한다. 피를 맑게 해주고 해독해주기 위해 황칠어혈해독탕을 처방한다. 한 번은 암에 걸린 15살 먹은 반려견을 치료해달라는 부탁을 받고, 암 환자들이 먹는 황칠어혈해독탕을 처방해 준 적이 있다.

강아지도 암에 걸리면 악취가 나고 음식을 제대로 먹지도 못하고, 축 처져 잘 움직이지 못한다. 이 해독탕을 먹고 악취가 사라지고 기력을 회복하는 것을 보고 반려견도 사람처럼 좋은 물과 좋은 음식을 주면 치료가 되겠다는 생각을 하게 되어 좋은 물인 FRESHER을 추천하였다.

반려견은 동반자이기도 하지만 반려견에서 나는 특유의 냄새와 변냄새는 골칫거리다. 냄새가 나는 이유는 고단백질의 사료 때문이다. 축사의 소 분변 냄새나 돈사의 돼지 분뇨 냄새가 지독한 원인이기도 하다. 아프지 않고 건강한 강아지에게 이 물을 일주일 먹였더니 몸과 입에서 나는 냄새뿐만 아니라 변 냄새도 사라지는 것을 경험하였다. 좋은 물을 먹어야 건강해진다는 사실은 사람뿐 아니라 반려견과 반려묘, 그리고 축사나 돈사, 양계장에서도 통용되는 사실이다.

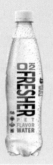
우리 몸의 완충 시스템, 산과 알칼리

우리 몸은 산과 알칼리의 균형을 유지하는 정교한 시스템을 가지고 있다. 산성 환경은 신경을 자극하게 되고 뇌는 이러한 화학변화에 민감하게 반응하여 우리의 의식으로 나타나는데, 그 현상이 통증이다. 다시 말해서 인체 내부의 산으로 인해 통증이 야기되는 것이다.

물은 세포 속으로 들어가 수소 분자를 배출하며 산을 세포 밖으로 씻어내 세포 내부를 알칼리 상태로 만든다. 최적의 건강을 위한 바람직한 농도는 pH 7.4로 약알칼리 상태다. 신장은 산성을 야기하는 수소 이온을 혈액에서 걸러내 소변으로 배출한다. 소변이 잘 배출될수록 몸은 보다 쉽게 알칼리 상태를 유지할 수 있다. 소변이 맑으면 산이 효과적으로 처리되고 있다는 뜻이고, 짙은 노란색이면 체내의 산화를 알리는 좋지 않은 신호다. 소변을 자주 보는 것을 불편하게 생각해 물을 잘 마시지 않는 사람은 그로 인해 자신의 몸이 상하고 있다는 사실을 알아야 한다.

탄산음료나 제조된 각종 음료가 우리 몸을 산성화한다는 사실도 잊지 말아야 한다. 커피 한 잔에는 80밀리그램, 차나 탄산음료 한 잔에는 약 50밀리그램의 카페인이 들어 있다. 커피나 탄산음료 속에 들어 있는 카페인은 뇌에서 에너지를 과소비하도록 강요해 허기를 유발하고 결국 과식, 비만으로 이어지게 한다.

또한 뇌는 카페인을 해독하기 위해 물을 많이 사용하게 되고 결국 몸은 탈수된다. 앞에서도 살펴보았지만 커피나 탄산음료는 실제 섭취한 양보다 더 많은 소변을 배출한다. 커피에 중독된 사람이 계속 차를 마시면서도 늘 갈증을 느끼는 이유다. 몸이 필요로 하는 것은 물이지, 커피나 탄산음료가 아니다. 물은 어떤 음료로도 대신할 수 없다.

단맛은 몸속에 에너지가 들어오는 것으로 해석되는데, 특히 인공감미료는 혀를 자극하여 충분한 당이 몸에 들어온 것처럼 뇌를 인식시킨다. 혈액 속의 당 농도를 유지하기 위해 뇌는 단맛의 정도를 계산하고 간에 당을 만들지 말고 저장해둘 것을 지시한다. 하지만 혀를 통해 들어오기로 약속된 당은 어디에도 없으니 다급해진 뇌는 에너지를 공급하기 위해 공복감을 자극한다. 그 결과 음식을 찾고 과식하게 되는 것이다.

우주는 매우 복잡하고 많은 물질로 이루어졌을 것 같지만 실제로는 108가지 원소 물질로 구성된다. 이 원소들 중 수소가 가장 첫 번째 기본 물질이며, 우주의 원자 물질 중 90퍼센트가 수소로 이루어져 있다. 태양이 수소의 융합 에너지에 의해 지구 생명의 원동력이 되는 것처럼 수소는 우리 몸속에서도 ATP를 생산하는 요소로서 가장 중요한 역할을 한다.

우리 몸은 70퍼센트가 물(H_2O)이고, 이 물은 수소 이온($H+$)와 수산기($OH-$)로 이루어진다. 수소 이온이 많으면 산성, 수산기가 많으면 알칼리성을 띤다. 수소 이온 농도는 pH로 표시하는데, 이는 로그함수로 수치화한 것이다. pH 7.35가 중성이고, pH 6.35는 pH 7.35의 수소 농도보다 10배 높다고 이해하면 된다. pH 5.35라면 농도가 100배 높은 것이니 7.35와 5.35의 차이가 단순히 두 배가 아닌 100배의 차이가 되는 것이다.

우리 몸의 모든 정상적 생리 활동은 pH 7.35일 때 최적을 이룬다. 특히 산소를 운반할 때나 에너지를 만들어낼 때 그렇다. 하지만 우리는 칼로리만 높고 영양분은 별로 없는 인스턴트 음식이나 가공식품, 탄산음료 등으로 우리 몸을 산성화하고 있다.

산성화는 산화라고도 하며, 쉽게 말하면 녹이 스는 것과 유사하다. 산화의 주범은 활성산소로, 세포벽을 파괴하고 유전자를 변형해 결국 우리 몸의 면역 체계와 생명 활동을 방해하여 질병을 일으킨다. 다시 말하면 암세포가 살기 좋아하는 환경은 산성 상태와 산소량이 적을 때이며, 반대로 알칼리 상태와 산소가 많을수록 암세포는 증식하지 못한다. 만약 내 몸이 산성 체질이라면 자동차 엔진에 빨간 경고등이 켜진 것이니 얼른 알칼리 상태로 바꾸도록 노력해야 한다. 그대로 방치한다면 자동차는 곧 멈춰 설 것이다. 산성화된 신체는 질병이나 암에 취약하며, 알칼리화된 신체는 건강의 기본이 된다.

이제 적정한 pH를 어떻게 유지할 수 있는지 방법을 알아보자. 그 방법을 실천한다면 암 치료법도 찾을 수 있을 것이다. 가장 쉬운 방법은 음식을 조절하는 것이다. 가장 이상적인 음식 섭취는 산성 음식 20퍼센트, 알칼리 음식 80퍼센트다. 대표적인 알칼리 음식에는 색깔 있는 생과일과 채소, 된장이나 청국장과 같은 발효 식품, 녹차·새싹채소·올리브오일 등이 있고, 중성 음식에는 요구르트나 버터 등이 있다. 그리고 산성 음식으로는 설탕, 육류, 술, 담배, 초콜릿, 가공음식, 탄산음료, 커피 등이 있다.

몸이 정상 pH 범위를 벗어났다면

몸에 항상성이 깨지면 질병 혹은 불편함이 생긴다. 체온은 36.5도 내외, 수분은 65퍼센트 정도, pH는 7.35±0.5 정도로 유지돼야 건강한 상태라고 볼 수 있다. 평소 체온이나 수분량에는 신경을 쓰지만 자기 몸의 pH에 대해 살펴보는 사람은 드물 것이다. 하지만 몸의 pH가 낮아져 산성화되면 약 200가지의 질병에 노출될 가능성이 있고, 그중에서도 대표적으로 암에 취약해진다.

반대로 암세포는 약알칼리 상태에서는 번식하기 어렵다. 몸의 pH가 7.4 정도면 약알칼리성이고, 4.5~6.5 정도면 약산성이다. 약산성에 해당한다면 질환에 걸렸을 가능성이 있고, 특히 4.5 가까이 내려갔을 때는 암과의 연관성을 의심해봐야 한다. 물론 몸의 부위에 따라 산과 알칼리의 정도는 다르다. 예를 들어 외부의 병균을 죽이고 단백질을 소화하는 역할을 하는 위는 강산일수록 건강하고, 피부는 외부의 감염으로부터 몸을 지키기 위해 약산성이어야 한다. 이것이 전체적으로 조화를 이뤄 타액이 약알칼리로 유지됐을 때 건강한 상태라고 할 수 있다.

그렇다면 내 몸의 pH는 어떻게 알 수 있을까? 몸의 전체적인 균형 상태를 볼 수 있는 창과도 같은 타액으로 쉽게 살펴볼 수 있다. 타액·혈액·뇌척수액, 이 세 가지는 세포외액으로 산, 알칼리 정도가 나란히 가기 때문에 타액만 살펴봐도 몸이 어떤 상태인지 알 수 있다. 타액 검사는 약국에서 판매하는 '스마트 살리바 테스트'를 통해 쉽게 할 수 있다. 이는 리트머스 시험지로 pH 6.8~8까지 잴 수 있다. 이 시험지를 입에 잠시 넣었다 뺀 후 색표와 비교해 자신의 pH 정도를 체크하면 된다. 임신 테스트처럼 자신의 건강 상태를 스스로 알 수 있는 것이다.

이 테스트를 통해 몸이 약알칼리가 아닌 산성에 가깝게 나왔다면 가장 먼저 의심해야 할 부분은 칼슘의 결핍이다. 칼슘을 보충하면 산과 알칼리의 균형을 맞추는 데 도움이 되는데, 칼슘이 많은 음식은 우유, 시금치, 코랄 칼슘 등이다. 하지만 우유는 산성 물질이고, 한국인 중에는 우유 단백질을 소화하지 못하는 사람이 많으므로 이보다는 건강기능식품으로 나온 코랄 칼슘을 추천한다.

산호 속에 들어 있는 코랄 칼슘은 쉽게 이온화되기 때문에 소화 흡수가 빠르다. 이때 중요한 것은 칼슘을 흡수하기 위해 반드시 필요한 비타민 D다. 혈중 비타민 D의 정상 수치는 25ng/mL 이상이지만 한국인의 80퍼센트 이상이 비타민 D 수치가 정상을 밑돈다. 비타민 D 수치를 늘리기 위해서는 햇빛을 받아야 하는데 아무 때나 햇빛을 받는다고 비타민 D 수치가 올라가는 건 아니다. 가을과 겨울에는 오전 11시부터 오후 2시 사이에 한 시간 정도 산책을 하면서 햇빛을 받는 것이 효과적이다.

자가 진단을 통해 몸이 정상 pH 범위를 벗어났다면 평소 먹는 음식의 산성과 알칼리성을 따져서 알칼리성 식품 위주로 식단을 구성할 필요가 있다. 평소 먹는 식품은 대부분 산성이기 때문이다. 약알칼리수를 마시는 것도 도움이 된다. 단, 약알칼리수는 음식물과 함께 마시면 소화액을 중화해 소화에 방해가 되므로 식사 전후 30분 동안은 피한다.

또한 영양소 섭취뿐 아니라 호흡에도 신경을 써야 한다. 잘못된 호흡으로 산소를 충분히 공급하지 않으면 몸이 산성화되기 쉬우므로 코골이, 수면무호흡 등의 증상이 있는지 체크하자. 무엇보다 스트레스호르몬은 몸을 산성화하는 큰 원인 중 하나이므로 스트레스 관리도 필수다.

음식과 해독

풍요롭지 못한 생활을 했던 부모 세대는 못 먹고 양분이 부족해서 오는 질병이 많았지만, 요즘엔 너무 많이 먹고 패스트푸드 같은 좋지 않은 음식을 함부로 섭취하여 그 독소로 인해 혈액이 탁해져 발생하는 질환이 증가하고 있다.

건강에 대한 관심이 높아지면서 웰빙 생활과 유기농 음식에 대한 관심이 높아지고 있지만, 정작 도시 생활과 서구 문화에 익숙해진 현대인은 인스턴트 음식에서 자유롭지 못한 생활을 하고 있다. 포장돼 판매되는 거의 모든 식품이 돈벌이용일 뿐 안심할 수 있는 먹을거리가 별로 없는 것이 현실이다.

일반적인 도시형 맞벌이 부부인 김씨 가정에서 하루에 먹는 음식을 살펴보자. 40대 초반인 김씨는 하루에 담배 한 갑을 피우고, 회사 영업상 주 3, 4회의 술자리를 갖는다. 그의 주량은 소주 두 병 정도. 공무원인 김씨의 부인은 마트에 들러 이미 만들어진 김치와 밑반찬을 사고, 유기농 농산물 코너에서는 과일과 채소를 만져보기만 하고 일반 코너에 가서 가격이 훨씬 싼 것을 고른다. 그리고 아이들을 위해 피자 한 판과 콜라를 집어 든다. 5학년 아들과 3학년 딸은 치킨과 라면, 탄산음료를 좋아하는데, 한 달 용돈으로는 주로 아이스크림 같은 군것질을 하는 데 쓴다.

김씨는 언제부터인지 체중이 증가하고 직장 생활의 스트레스가 가중되면서 계단을 오를 때면 숨이 차고 뒷목이 뻣뻣해졌다. 병원에 가보니 고지혈증과 고혈압이란다. 그래서 혈압 약과 고지혈증 약 그리고 아스피린을 처방받아 복용

중이며, 3학년 딸은 아토피 증상이 더욱 심해지고 감기에 잘 걸려 아토피와 감기 약을 1년 내내 먹고 있다.

김씨와 그의 딸이 먹는 약으로 그들의 병은 과연 치료가 될까? 평소의 식습관과 생활방식이 변하지 않는 한 근본적인 치료는 되지 않을 것이다. 근본적인 해결책은 생활습관으로 인해 생긴 독소를 제거하는 것이다.

최근 청소년과 어린이에게 아토피를 비롯한 비만이나 각종 면역질환이 증가하는 추세에 있는데, 어느 엄마는 《차라리 아이를 굶겨라!》라는 책을 집필하여 아이들이 먹는 음식과 기호식품이 얼마나 많은 문제점을 가지고 있으며 건강에 나쁜 영향을 주는지를 일깨워주었다.

우리가 먹는 음식뿐만 아니라 호흡하고 마시는 공기와 물이 오염되어 있고, 심지어 입는 옷을 비롯한 각종 물건에 유해 화학물질이 포함돼 있다. 이런 독성 물질이 우리 몸에 들어와 해독되지 않고 잔류하여 혈액을 탁하게 하고 결국 세포와 조직을 자극하거나 몸의 기능을 방해하여 암을 비롯한 각종 질병을 유발하는 것이다.

오염되지 않았던 시대의 의학자인 히포크라테스도, 인도의 전통 의학인 아유르베다 그리고 한의학에서도 치료의 중심 개념으로 해독을 꼽는데, 오염되지 않았던 시대에도 인체의 질병 원인을 외부 원인으로 인한 몸속 독소의 문제로 접근하고 해독의 중요성을 말했던 것이다. 각종 환경오염과 독성 물질에 노출된 현대인의 건강은 해독에 의해 좌우될 것이다.

질병이나 암의 원인 중 하나는 체내 독소다. 해독되거나 배설되지 않고 몸에 남아 있는 독소는 피를 탁하게 만들고 산소 공급을 줄이며 유전자 변형의 주범인 활성산소와 수소 이온 농도를 증가시킨다. 결국 우리 몸은 산성화되고 면역체계가 무너져 각종 염증이나 암과 같은 질병을 유발하게 된다.

통계에 따르면 우리 몸의 25퍼센트인 10킬로그램 이상이 노폐물이고 우리가 먹는 음식의 3분의 2 이상을 해독해야 한다. 잘못된 식습관은 노폐물을 증가시키는 요인이 되며, 해독을 주로 관장하는 장이나 간과 신장의 기능을 떨어뜨려 노폐물이 증가하는 악순환이 거듭된다.

우리는 살기 위해 엄청난 양의 음식물을 섭취한다. 섭취한 음식물이 제대로 소화되고 노폐물은 배설되어야 병에 걸리지 않는다. 음식물을 소화시키는 일등 공신은 소화효소와 장내 미생물이다. 그런데 이 일등 공신들이 각종 항생제와 카페인, 스테로이드, 피임약, 화학 첨가물 등에 의해 파괴되고 있다. 따라서 독소가 몸에 남을 수밖에 없고 질병의 원인이 되고 있으니 소화만 잘 시켜도 질병을 예방하고 치료할 수 있다.

장내 미생물이 해독과 면역의 핵심

한의학에서는 아이의 소변과 대변을 약으로 사용하기도 하고, 난치병이나 만성 질환에 자기 소변을 먹는 요법도 있다. '똥과 오줌이 무슨 약이 되겠나?'라며 과학적이지 못한 치료법이라 웃음거리가 되기도 했지만, 최근 분변을 이식하는 치료법이 과학적으로 입증되어 치료에 이용되고 있다. 그 기전은 건강한 사람의 변에 들어 있는 인체에 유익한 장내세균을 건강하지 못한 사람에게 이식하여 배양하는 것이다.

건강한 사람의 장내세균을 통째로 다른 사람에게 옮기는 방법은 의외로 쉽다. 건강한 사람의 분변을 물에 섞은 후 물 위에 뜨는 균을 모아 환자의 항문으로 주입하면 된다. 치료 성공률은 80퍼센트 정도다.

장은 우리가 알고 있는 것보다 훨씬 많은 역할을 하고 있다. 소화 기능 외에도 면역 물질의 70퍼센트를 장에서 만들고 비타민을 생성하며 콜레스테롤과 암세포 증식을 억제한다.

체내에 존재하는 미생물 수는 인간 세포의 두 배가 넘고 복잡하고 다양한 미생물 군집으로 이뤄져 있다. 장이 건강하지 못하면 피부 트러블, 변비, 두통, 용종, 대장암과 같은 질병에 영향을 미친다. 미생물은 인체에 이로운 유익균, 유익하지도 무해하지도 않은 무해균 그리고 인체에 해로운 유해균 등으로 나뉜다.

유익균이 유해균의 해로운 작용을 막으면서 균형을 이룬다. 유익균의 역할은 건강의 핵심 역할을 하는데, 유익균을 프로바이오틱스라 부른다. 유해균이 없는 것이 건강에 도움이 될 것 같지만 그렇지 않다. 인체로 들어오는 유해균의 공격을 면역세포가 제거하면서 면역력이 길러지며, 유익균과 유해균은 서로 싸우면서 힘을 기르게 되는 것이니, 백신을 맞아 면역력을 키우는 것과 같은 이치다. 장내 유해균과 유익균의 이상적인 비율은 연구 결과에 따르면 8 대 2다.

연구에 따르면 대장암 수술 후 회복기에 유산균을 섭취했을 때 배변, 가스 배출, 염증 반응과 같은 장 기능 지표가 조기에 개선되며, 유익균과 유해균의 비율이 5 대 5에서 8 대 2로 유익균이 증가하여 대장 기능 정상화에 효과가 있었다.

장내 유익균은 알아서 자랄 것이라고 생각하지만 충분한 먹이가 필요하다. 먹이가 충분하고 최적의 환경이 갖춰진다면 유산균 단 한 마리가 하루에 2500억 마리까지 증식이 가능하다. 유산균의 먹이가 되는 성분은 주로 바나나, 양파, 아스파라거스, 우엉, 마늘, 벌꿀, 치커리, 돼지감자와 같은 식품에 많이 들어 있다.

기름진 음식, 인스턴트식품 등은 유해균의 증식을 강화해 유산균의 효능을 떨어뜨린다. 고기만 먹는 사람과 채소만 먹는 사람을 구분해 장내 유산균 수를 측정했더니 고기만 먹는 쪽이 유산균 수가 월등히 적었다.

장내 미생물의 활성화를 위해서는 음주, 흡연, 스트레스 등을 피하고, 오래 씹어 먹는 습관과 같은 건강한 생활습관이 필요하다. 입자가 큰 음식물 덩어리는 장에서 유해균의 먹이가 되기 때문에 오래 씹어 먹으면 소화가 일차적으로 되기도 하고 침에 들어 있는 성분에 의해 해독이 된다.

장내 미생물의 먹이도 되고 몸의 독소도 제거해주는 해독 주스

해독 주스는 양배추, 토마토, 브로콜리, 당근, 바나나, 사과로 만드는데, 민간요법은 아니고, 미국과 일본에서 암 환자들이 먹는 주스다. 암 환자는 항암 치료를 받기 때문에 위가 약해져 수프나 부드러운 음식만 먹어야 하고 이 때문에 장이 약해지고 장내 미생물도 모두 죽게 된다.

앞에서 살펴보았지만 장내 미생물은 충분한 먹이가 있어야 잘 생활할 수 있기 때문에 장내 미생물이 좋아하고 암과 혈액을 맑게 하는 채소와 과일로 해독 주스를 만들었다. 해독 주스는 처음엔 암 환자 위주로 먹었지만 체내에 생긴 활성산소와 노폐물을 제거해 몸을 해독해주기 때문에 비만이나 각종 성인병 환자에게도 활용되고 있다.

해독 주스 만들기

- 재료: 1인분 기준으로 브로콜리, 양배추, 당근, 토마토 25그램, 사과, 바나나 50그램
- 만들기: 브로콜리, 당근, 양배추, 토마토를 먼저 삶은 뒤 여러 과일과 섞어 갈아서 마신다. 재료가 없다면 제철에 나는 비슷한 채소나 과일로 대체 가능하다.

식약동원

대부분의 암 환자는 보이는 암을 제거하는 것에만 관심을 갖고 먹는 문제에는 관심이 부족하다. 암이 사망 원인 1위지만 영양결핍이 암의 한 원인이라는 사실을 아는 사람은 별로 없다. 국립암센터가 조사한 결과를 보면 암 치료 환자 열 명 중 여섯 명이 영양결핍 상태에 있었으며 그중 절반은 심각한 수준이었다.

영양 상태뿐 아니라 무엇을 먹느냐의 문제도 중요하다. 오염된 공기 중에 있으면 우리 몸도 오염되듯이 오염된 지역에서 자란 채소나 음식은 문제가 있다. 채식이나 웰빙 식단도 중요하지만 어디에서 어떻게 자란 채소를 먹느냐가 더 중요하다.

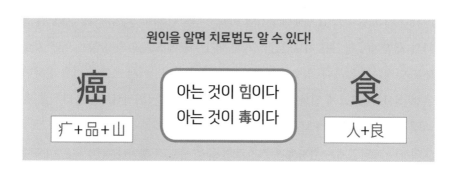

원인을 알면 치료법도 알 수 있다!

癌　广+品+山

아는 것이 힘이다
아는 것이 毒이다

食　人+良

한의학의 고서인 《천금방(千金方)》에서도 "질병이 있으면 먼저 음식으로 치료하고, 그래도 낫지 않으면 약을 쓰라"라고 하여 음식의 중요성을 강조했다. 실제로 '식의(食醫)'라는 의사를 두고 환자의 체질과 질병에 맞게 음식을 처방해 치료했다. 음식을 단순한 영양 공급의 관점이 아닌 치료의 한 부분으로 인식한 것이며, 요즘 유행하는 약식동원, 식약동원의 의미다. 유방암, 전립선암, 대장암은 선진국, 특히 서구 국가의 질병이었다. 하지만 우리나라도 식생활이 서구화되면서 미국의 암 발병률처럼 유방암이나 전립선암, 대장암이 증가하고 있다.

암 치료의 권위자인 리처드 벨리보 박사는 음식에서 답을 찾아야 한다고 역설했다. 암 발병률과 치료율의 차이 역시 먹는 음식에서 찾을 수 있다. 인간의 몸은 먹는 음식물에 의해 유지되며 만들어진다. 그래서 암 치료에서 음식은 가장 중요하다. 하지만 병원에서는 음식보다 방사선 요법이나 항암 치료, 수술 요법만을 암 치료의 전부로 생각한다. 제약 회사 입장에서는 음식 연구에 돈을 투자할 필요가 없다. 특허를 낼 수도 없고 투자 비용으로 상쇄할 수 있는 상업화도 불가능하기 때문이다.

의료계 풍토상 의사는 음식을 통해 암을 치료한다는 접근 방식에 대해 회의적이며 음식을 영양학적 관점에서만 보는 경향이 있다. "항암 치료를 할 때는 체력이 중요하니 무조건 잘 먹어야 합니다"라고 강조하면서 고기든 뭐든 잘 먹으면 된다는 식이다. 더 그럴듯해 보이는 약물 치료나 방사선 치료 없이는 아무것도 이룰 수 없다는 결론을 미리 내고 만다.

사실 치료 방식을 일시에 바꾸기란 어려운 일이긴 하다. 의학계에선 검증된 결과와 재현성이 확인된 치료법만을 시술하기 때문에 보편화되지 않은 어떤 치료법도 인정하지 않는다. 익숙하지 않은 한의학이나 민간에서 쓰는 요법을 접하면 흔히 의사들은 "그게 진짜야? 어쩌다 드물게 나타나는 기적이거나 플라세보 효과일 거야. 아니면 내가 모를 리 없어"라고 하기 일쑤다.

의사나 제약업계는 환자에게 스스로의 몸을 돌보게 하거나 음식 혹은 마음에 대한 지도는 하지 않고 수술이나 약물, 방사선 치료라는 해법만 제시한다. 그러나 의사라면 누구나 환자의 치료에 도움이 되는 방법을 반드시 찾아내 실행해야 한다. 피톤치드가 풍부한 산속 생활과 같은 자연 치유 요법이 암 치료에 도움이 된다는 명확한 근거가 없기 때문에 무의미하고 쓸데없는 치료라고 하거나, 좋은 음식을 먹고 좋은 생각을 하고 좋은 환경에 있는 것이 건강을 유지하는 가장 기본적인 요소인데 굳이 실험을 하고 암 치료에 도움이 된다는 확실한 메커니즘을 밝혀야 한다는 것은 사과가 왜 떨어지는지 뉴턴의 공식을 만들어 사용해야 한다는 논리와 무엇이 다를까?

잘못된 식습관이 만든 것이 암이나 성인병이라면 음식을 바꾸고 생활을 바꾸는 것이 암과 성인병 치료의 초석이 되어야 한다.

GMO 곡물이 준 선물과 희생

베트남 전쟁 하면 고엽제가 제일 먼저 생각난다. 필자의 주위에는 아직도 고엽제 후유증으로 고생하는 이들이 많이 있다. 고엽제의 강력한 독성은 식물뿐 아니라 사람에게도 엄청난 악영향을 끼친다. 고엽제는 베트콩의 은신처인 밀림을 없애기 위해 뿌린 농약의 일종이다. 거의 모든 밀림의 식물이 고엽제에 의해 말라 죽었지만, 그 독한 고엽제에도 죽지 않는 풀이 있었다.

과학자들은 같은 종류의 풀인데 왜 죽지 않는지 궁금했고, 그것을 연구한 결과 다른 풀의 유전자와는 다른 변이된 유전자가 있다는 사실을 발견했다. 과학자들은 변이된 유전자를 옥수수나 밀, 콩 등의 곡물에 조작하여 키운다면 농약에도 잘 견디는 씨앗을 얻을 수 있지 않을까 하고 생각했다. 그리하여 만들어낸 작물이 GMO(유전자 조작 물질) 작물이다.

GMO 작물에 농약을 살포하면 풀만 죽기 때문에 수확량을 획기적으로 늘릴 수 있었고 식량난을 극복할 수 있었다. GMO 작물은 인류의 식량난을 해결해준 고마운 측면도 있지만, 반대로 인류에 커다란 후유증을 남길 수 있다는 암울한 측면도 가지고 있다.

얼마 전 KBS TV 〈환경 스페셜〉에서 GMO 식품을 다루었다. 유전자 조작 면화를 심었던 밭에 방목한 수만 마리의 양과 염소가 폐사한 현장과 유전자 조작 감자를 장기간 먹인 쥐가 체중이 줄고 종양에 걸렸다는 내용이었다. 다음의 그림을 보면 수컷 쥐보다 암컷 쥐가 두 배나 많이 종양에 걸린 것을 알 수 있다.

GMO 곡물 섭취 90일 이후 증상 발현

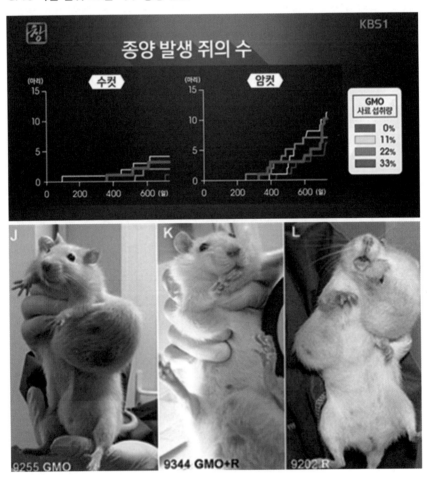

상당수의 유전공학자들은 이 실험이 잘못됐으며, 아직 위험을 단정할 과학적 근거가 없다고 말한다. 그러나 과학자들의 잇단 양심선언과 세계 곳곳에서 유해성에 관한 연구 발표가 끊이지 않고 있다.

그런데 왜 암컷 쥐가 훨씬 더 많이 종양에 걸린 것일까? TV엔 나오지 않았지만 필자의 생각엔 GMO 사료가 여성호르몬에 작용했기 때문이 아닐까 싶다. 쥐들이 걸린 종양은 대부분 호르몬의 영향을 받는 유방암과 난소암, 자궁암 등이었다. GMO 식품은 대부분 인스턴트 음식이나 간식 등에 많이 들어 있기 때문에 유방암 환자가 도시로 갈수록 증가한다는 통계가 증명해준다. 요즘 아이들의 초경 연령이 갈수록 낮아지고 있는데, 아마도 인스턴트 음식이나 패스트푸드를 즐겨 먹는 비만형 아이일수록 초경이 빨라질 것이다.

또 다른 통계 자료에 따르면 평균 수명은 늘었지만 예전에 없던 질환이 증가하는 것을 볼 수 있다. 그 대표적인 예가 선천성 기형아의 출산율 증가다. 인구 100명당 기형아 비율이 2008년에 336명이었던 것이 2014년엔 563명으로 거의 두 배 가까이 증가했다.

선천성 기형아 출산율 추이

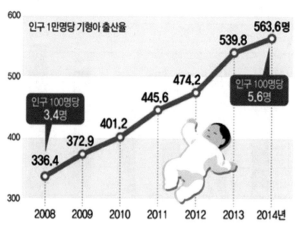

GMO 작물의 위험성을 경고하는 사람들은 기형아 출산 증가와 어린아이의 성조숙증, 자폐증, 유방암, 대장암, 당뇨, 치매, 자살률 등의 급증이 GMO 작물의 섭취와 연관성이 있다고 주장한다. GMO 작물의 직접적인 영향이 아닐지라도 먹는 것과 질병 간의 관계는 밀접하다. 오염된 지역의 농수산물이 몸에 해롭다는 사실은 삼척동자도 알 것이다. 방사능에 오염된 후쿠시마 주변의 농수산물을 먹지 않는 것과 같은 이치인 것이다.

암과 성인병을 예방하고 치료하기 위해서는 건강한 음식, 몸에 이로운 음식을 먹는 것에서부터 시작해야 한다.

GMO 작물 수입 20년 이후

우리나라 국민 한 명이 GMO 작물을 직접 섭취하는 양은 평균 44킬로그램이며, GMO 옥수수 등에서 추출한 아스파탐이나 올리고당 등과 같은 각종 첨가물 그리고 콩기름, 옥수수기름 등과 같은 튀김용 기름까지 합치면 약 66킬로그램이다. 이는 세계에서 미국 다음으로 많이 소비하는 것이다.

연도별 식용 GMO와 농업용 GMO 수입량

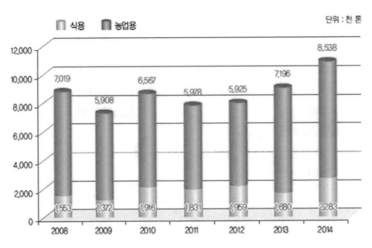

우리나라에는 GMO 작물 215만 톤이 식용으로 들어오고 그중 120만 톤이 미국산 가공식품이다. 아침마다 아이들이 먹는 시리얼은 100퍼센트 GMO 옥수수로 만든 것이다. 그뿐 아니라 사료용으로 들어오는 양은 식용의 세 배에 달한다.

우리나라 국민은 식용과 GMO 사료를 먹인 돼지고기나 쇠고기 등 가축을 통해 먹는 양까지 합한다면 엄청난 양의 GMO 식품을 섭취하고 있다. GMO 곡물의 유해성에 대해서는 많은 논쟁이 진행 중이지만, 앞에서 살펴본 몇 가지 실험 결과만 봐도 GMO 곡물의 유해성을 이해할 수 있을 것이다.

식약처의 GMO 곡물에 대한 안전성 평가는 2주간 쥐에게 먹여보고 관찰 후 문제가 없다는 기준이며, 미국의 다국적 생화학 제조업체인 몬산토가 90일간 쥐에게 실험한 결과를 안전의 기준으로 삼고 있다. 하지만 GMO 곡물의 안정성을 알아보려면 장기간 먹이고 관찰해야 하는데, 쥐가 암이나 각종 종양이 발생한 시점은 사람의 20년에 해당하는 2년간 먹여본 결과 발생했다.

우리나라는 GMO 곡물을 1996년부터 수입하기 시작했다. GMO 곡물의 유해성은 20년 이상 되어야 나타난다고 보는데, 현재 우리나라는 GMO 곡물을 20년 이상 먹은 국가다. 우리나라의 유방암과 대장암 발생률은 세계 1위다. 그뿐 아니라 자폐증, 치매, 성조숙증, 불임증 등도 갈수록 늘고 있다. GMO 곡물을 섭취한 결과로 나타날 수 있다는 합리적 의심을 갖게 되며, 통계가 이를 뒷받침해준다.

인스턴트 음식과 패스트푸드에 노출되기 쉬운 도시가 반대인 농촌에 비해 유방암, 성조숙증, 비만 그리고 성인병 발병률이 훨씬 높다는 사실은 질병이 먹는 음식과 연관 있다는 사실을 방증한다. 이렇듯 GMO가 건강에 영향을 미치고 있지만 현행법에 따르면 해당 식품에 GMO 사용 여부를 표시하지 않아도 된다. 소비자가 건강을 위해 선택해서 먹고 싶어도 GMO 제품인지 Non-GMO 제품인지 알 수가 없는 것이다. 소비자의 알 권리가 심각하게 침해되고 있으니 하루 빨리 법을 만들어 국민 건강을 지켜야 할 것이다.

불임과 GMO

다음의 그래프는 불임 환자와 출생아 수의 통계 자료다. 연간 결혼 인구가 줄고 있는 상황인데 불임환자는 늘어나고 있으니 불임 인구 비율이 높아지고 있다.

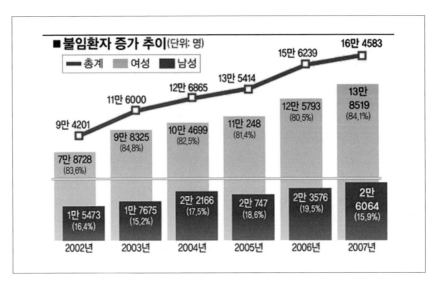

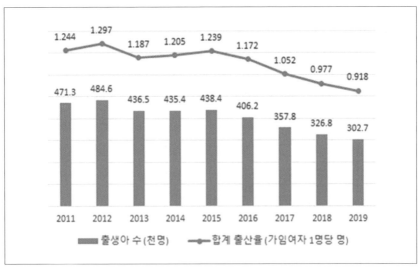

결혼 5년 이후에도 아이가 없는 부부에게 인공수정 등 지원해주는 사업에 2014년에만 20여 만 명이 혜택을 받았으니 1년 신생아 수가 30만 명이 안 되는 요즘 아이를 낳고 싶어 하는 부부들의 고민만 해결해도 출산율에 큰 도움이 될 것이다.

과거에는 불임의 원인이 여성에게 있는 것으로 생각했지만, 요즘은 불임의 원인이 남성에게 있는 경우가 늘고 있다. 남성의 불임 원인은 대부분 무정자증이나 정자 활성도의 감소다. 남성 요인의 증가율은 10년 전에 비해 2.5배나 높다. 전 세계적으로 남성의 정자 수가 감소하고 있다는 보고도 있다. 남성 불임의 원인 중 정자 무력증이 40퍼센트를 차지한다.

그렇다면 남성의 불임 원인인 무정자증이나 정자의 활동성은 왜 낮아진 것일까? 연구에 따르면 군대에 입대하기 전 시골 출신과 도시 출신 남성의 정자 수가 많게는 두 배 넘게 차이가 난다는 결과가 있었다. 아마도 먹는 음식과 생활 방식, 특히 운동량 그리고 전자파와 같은 시골에 없는 생활환경과 연관이 있을 것이라고 추정한다. 아무래도 시골에서 먹는 음식은 자연식이 많을 테고 도시로 갈수록 인스턴트 음식이나 GMO 곡물에 많이 노출되어 영향을 받았을 것이다.

몸이 피곤하다면 정자의 활동성이 떨어져 있을 가능성이 높다. 정자가 만들어지는 시간은 세포 단계에서 100일 정도이기 때문에 충분한 휴식을 취하면서 최소한 100일 동안 체력 보강을 위해 몸을 만들어야 한다.

건강해지려면 반대로 살아라

가끔 환자와 상담을 하는데, 이사 후 몸이 아프기 시작했다거나 반대로 이사 후 오히려 컨디션이 좋아졌다는 말을 듣곤 한다. 모든 일엔 원인과 결과가 있는 법인데 왜 반대의 현상이 나타났을까? 이사 후 병이 생기거나 병이 없어진 이유는 무엇일까? 실마리를 주는 사실은 거처를 옮긴 장소가 때로는 우리 몸에 유리할 때도 있고 불리할 때도 있다는 것이다.

한의학에서는 병의 원인을 크게 세 가지로 나눈다. 질병의 원인이 외부에서 오는 경우를 외인(外因), 인체 내부에서 오는 경우를 내인(內因), 외인도 내인도 아닌 것을 불내외인(不內外因)이라 한다. 그중 외인이라 하면 대표적인 것이 육음(六淫), 곧 풍한서습조화(風寒暑濕燥火)인데, 바이러스나 세균에 의한 질환 또는 폭염, 혹한 등과 같은 기후변화나 직업병 그리고 환경과 관련된 질환이 이에 해당한다.

몇 달 전 몸이 무겁고 만성 피로에 시달리는 목욕탕에서 일하는 환자를 치료한 적이 있다. 목욕탕은 육음 중 습(濕)에 해당한다. 이 환자는 습한 곳에서 일하는데다 집도 그늘지고 습한 곳에 위치해 있었으니 햇빛이 들고 건조한 곳으로 이사해보라는 권고를 하고 한약도 따뜻하고 습을 없애주는 약을 처방해주었는데, 결과적으로 이 환자는 몸이 가벼워지고 피곤함이 사라졌다.

만약에 불을 다루는 사람이라면 분명히 몸이 건조해지고 뜨거워지는 상황에 있을 것이다. 이런 경우엔 너무 건조하거나 따뜻한 곳에 거처하기보다 약간 그늘지고 보습해주는 곳이 좋을 것이며, 약도 마찬가지일 것이다.

한의학에서는 체질의학이나 진단을 통해 음양을 구분하고 치우친 음양 상태가 균형을 이루도록 처방한다. 음적인 상태거나 음인 체질에는 양적인 처방을 하고, 양적인 상태거나 양인에게는 음적인 처방을 하여 균형을 맞추는 것이다.

암이나 당뇨를 비롯한 각종 생활습관병은 잘못된 생활습관에 중독되어 발생한다. 우리 몸은 좋은 습관이든 나쁜 습관이든 세뇌가 되어 중독된다. 중독 증상이란 그 행동이나 음식을 중단했을 때 짜증이나 우울감, 두통, 복통과 같은 금단현상이 생기며, 그 행위 없이는 생활하기 어려운 상태에 처하게 되는 것인데, 대표적인 중독이 알코올이나 마약이다. 그런 의미에서 생활습관병은 중독 증상에 가깝기 때문에 생활습관병 치료가 힘든 것이다.

필자는 암 환자를 많이 상담하며 치료한다. 환자들에게 말하는 치료의 시작은 지금까지 살아온 방식의 반대로 살라는 것이다. 무언가 잘못 살아왔기 때문에 암에 걸린 것이니 수술이나 항암은 결과를 위한 치료일 뿐 근본적인 원인 치료는 환자 자신에게 있다는 이야기와 함께 잘못된 생활 방식과 반대로 살라고 말해주는 것이다.

너무 소심하고 섬세한 성격이면 둔해지고 대담해지라 하고, 너무 말이 많고 성격이 급하다면 말수를 줄이고 명상이나 단전호흡 같은 것을 통해 느긋해지라고 처방하는 것이니, 만일 생활습관병이나 질병이 있어 건강해지길 원한다면 '반대로 살아라!'라는 것이 필자의 처방이다.

중독은 의지만으로 고치기 힘들다. 금단 현상 같은 증상을 없애줄 특별한 처방이 필요하다. 먼저 잘못된 생활습관의 중독증을 찾아내고 자신만의 체크리스트를 만들어 관리해야 치유가 가능하다. 암과 생활습관병은 치료보다 예방이 우선이다. 얼마 전 생활습관을 고치고 반대로 사는 방법을 체험할 수 있는 힐링 공간을 담양에 만들었다.

땅이 죽어간다

농사를 지을 때 연작을 하면 영양분 중 특히 질소 성분이 가장 많이 소모되기 때문에 뿌리혹박테리아가 있어 질소를 유일하게 생산해내는 콩을 중간에 한 번씩 심는다든지, 아니면 가급적 한 작물을 오랫동안 경작하지 않고 돌려짓기를 한다.

흙 속에는 밝혀지지 수많은 미네랄과 유기물이 포함되어 있다. 어찌 보면 천연 약재라고 할 수 있다. 그러나 지금은 다양한 미네랄과 유기물이 사라져가고 땅의 미네랄 사이클이 무너져버렸다. 옛날 농사법은 논밭에서 얻은 각종 미네랄과 유기물을 다시 땅으로 돌려주는 방식이었다. 먹은 음식물이 똥이 되어 나오면 논에서 나온 볏짚과 함께 두엄으로 만들어 다시 땅에 되돌려주었지만, 현재는 우리가 먹은 음식물은 수세식 변기를 통해 바다로 가고 볏짚은 소의 사료가 되어 바다에 버려진다. 땅속의 보약인 미네랄은 바다로 가버리고 황폐해진 땅은

화학비료로 채워지는 것이다. 현대인은 보약인 미네랄 대신 화학비료를 공급받고 있는 것이다.

이러한 근본적인 문제 때문에 현대인은 미네랄 부족에 시달리고 있다. 예전에 먹었던 채소와 지금의 채소는 영양 면에서 큰 차이는 없지만 미네랄 면에서는 굉장한 차이가 있다. 다음의 그림을 보면 1950년엔 당근 하나만 먹어도 되었을 미네랄 양이 2000년엔 당근 10개를 먹어야 같은 양의 미네랄을 섭취할 수 있다.

당근도 양파도 모든 음식이 열량은 변화가 없지만 미네랄은 10분의 1밖에 되지 않는다. 미네랄은 어떤 방법으로든 공급해야 하는데 그 답은 천일염에 있다. 소금 이야기는 다음 장에서 살펴보자.

요즘 유기농 친환경 채소를 경작하는 농가가 늘고 있다. 단지 채소나 농작물에 농약을 치지 않고 재배했다는 데 의미가 있는 것이 아니라, 인공 비료가 아닌 유기농 비료로 농작물에 영양분을 공급하는 것에 의미가 있다고 생각한다. 암 환자나 생활습관병 환자에게 그리고 질병 예방을 목적으로 하는 많은 이들에게 유기농 친환경 농작물은 큰 역할을 하고 있다. 유기농 먹을거리를 경작하는 농민은 더 이상 단순한 농사꾼이 아니라 생활습관병과 난치병을 예방하고 치료하는 가장 훌륭한 의사인 것이다.

미네랄 사이클의 파괴

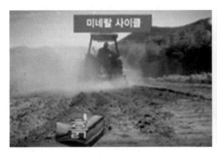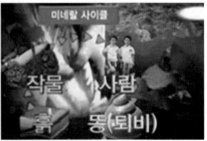

친환경 유기농법의 미래 가치

2012년 MBC TV 다큐멘터리 〈농업이 미래다〉에 나왔던 토마토 농사를 짓는 미얀마 농부와의 인터뷰가 생각난다. 농부는 병충해를 막기 위해 언제부터인가 농약을 사용했다. 처음 몇 해는 병충해의 피해를 보지 않고 수확량도 증가했는데, 해가 갈수록 수확량은 줄고 해충도 없어지지 않아 농약 뿌리는 횟수를 늘려야 했다. 하지만 병충해를 예방하기 위한 농약이 오히려 작물의 발육에 문제를 일으켜 계속해서 수확량이 줄었다. 결국 몇 해 전부터 농약 대신 미생물을 이용한 유기농법을 시작했는데, 다시 수확량이 늘고 병충해도 줄기 시작했다고 한다.

요즘은 친환경 유기농법으로 농사짓는 농가가 증가하고 있다. 화학비료 대신 천연 퇴비를 사용하면서 땅에 지렁이도 많아졌다. 지렁이의 배설물은 다시 퇴비가 되고 지렁이가 지난 길은 공기 통로가 되어 농사가 더 잘되는 효과를 얻게 된다.

식량이 절대 부족하던 시절에는 생산량 증대를 위해 화학비료와 농약을 많이 사용했다. 그러다 보니 점차 토양은 산성화됐고, 농작물이 잘 자라지 않게 됐다. 그러자 흙을 중성으로 만들기 위해 석회를 뿌렸지만 농작물을 키우면서 비료를 뿌리면 다시 산성으로 변하는 일이 반복됐다. 또한 과도한 농약 사용으로 생태계가 파괴되기 시작했다.

친환경 농산물이란 환경을 보전하고 안전한 농산물을 소비자에게 공급하기 위해 농약과 화학비료 및 사료 첨가제 등을 전혀 사용하지 않거나 최소량만 사용하여 생산한 농산물을 말한다. 친환경 농산물은 유기 농산물, 무농약 농산물, 저농약 농산물 등으로 나뉜다.

최근 화학비료 대신 퇴비를 사용하는 곳이 늘고 있다. 유기농법에는 오리농법, 우렁이농법, 지렁이농법 등 다양한 방법이 있다. 풀이나 짚을 썩힌 퇴비에는 질소, 칼륨, 인 등 화학비료를 대신해 농작물을 튼튼하게 만들어주는 성분이 풍부하다. 또한 마늘, 고춧가루, 우유 등을 이용한 유기농약 사용이 늘면서 생태계가 회복되기 시작했다. 사라졌던 메뚜기가 돌아오고 강물이 깨끗해져 물고기가 서식하게 됐다.

화학비료와 합성농약을 사용하지 않아서 생산량은 줄었지만, 유기 농산물을 비싼 값에 판매할 수 있어서 농가 소득은 늘고, 소비자는 안전하고 질 좋은 농산물을 먹게 된다. 배고픔을 면하기 위해서 양으로 승부하던 시절은 지나고 삶의 질, 식재료의 질을 추구하는 시대가 온 것이다.

농약과 같은 인위적인 약이 농사를 지을 때만의 문제는 아니다. 우리 몸에서 농약과 같은 역할을 하는 것이 항생제인데, 항생제는 원래 세균성 염증질환에만 사용해야 한다. 하지만 무분별한 항생제의 오남용은 지나친 농약의 사용이 토마토 농사를 망친 것처럼 인간의 건강을 망가뜨리고 있다. 1940년 인류는 페니실린의 발견으로 제2차 세계대전 때 많은 혜택을 보았지만 페니실린의 발견이 신의 가호였는지, 재앙의 씨앗이었는지 의심해볼 상황에 부닥치게 됐다. 가장 강력한 항생제에도 끄떡하지 않는 슈퍼바이러스가 1996년 일본에서 처음 발견됐고, 최근 우리나라에서도 발견됐다는 보고가 있다.

불명예스럽게도 사실 우리나라는 OECD 국가 중 항생제를 가장 많이 사용하는 나라로 발표됐다. 일반적인 감기는 그냥 두어도 1주일에서 보름이면 자연스럽게 낫는다. 하지만 지나친 항생제의 복용으로 면역력은 떨어지고 약에 대한 내성은 더욱 높아져 한두 달 치료해 겨우 낫게 되면 얼마 있지 않아 다시 감기에 걸리는 악순환을 거듭한다. 요즘 아이들은 배가 아프고 밥을 잘 먹지 않는다며 한의원을 찾는 경우가 많은데, 절반 이상이 장기간의 감기 치료를 위해 독한 항생제를 과다 복용한 것이 원인이다.

작년부터 올해 역시 코로나19로 온 나라가 홍역을 치르고 있다. 그뿐 아니라 농가에서는 구제역과 조류독감 등 바이러스와의 전쟁을 매년 치르고 있다. 코로나가 노인이나 기저질환이 있는 경우엔 치명적이지만 면역력이 강한 경우엔 치명적 증상 없이 지나가는 경우가 많다. 자연 상태의 건강한 철새에겐 조류독감이 문제가 되지 않지만 축사에서 기르는 면역력이 약한 닭이나 오리에겐 치명적이다. 건강하고 면역력이 강한 가축을 기르기 위해서는 건강한 사람이 먹는 것처럼 좋은 물과 미네랄을 충분히 섭취하게 해야 한다.

좋은 물과 미네랄을 먹인 건강한 가축과 농작물은 수확량도 늘지만 건강에도 도움이 되는 좋은 보약이 된다. 감기뿐만 아니라 대부분의 질병은 그에 맞는 적절한 환경을 유지해주면 스스로 치유된다. 이것이 자연치유력! 바로 면역력이다.

황토 이야기

몇 년 전의 일이다. 고등학교 동창회를 황토로 지은 펜션에서 하게 됐다. 오랜만에 친구들과 함께한 술자리인지라 과음을 하게 됐다. 다른 때 같았으면 다음 날 숙취 때문에 상당히 힘들었을 텐데 그날은 숙취를 전혀 느끼지 못했다. 처음엔 술자리가 즐거워서인 줄 알았는데, 펜션 주인아저씨가 "술을 아무리 많이 마셔도 황토방에서 자고 나면 숙취가 말끔히 없어진다"라고 하셔서 황토의 해독능력을 다시금 알게 됐다.

흙은 한방에서 방위와 오행으로는 중앙 토의 기운이며, 오색으로는 황색, 장부로는 비장과 위를 지칭한다. 중앙 토의 개념은 모든 사물을 받아들여 치우침없이 중용을 만든다는 의미다. 즉 태극에서 출발해 음양으로 나뉘는 중간 단계로, 음도 아니고 양도 아닌 상태를 말한다. 음양에서 양은 목(木) 기운과 화(火) 기운으로, 음은 금(金) 기운과 수(水) 기운으로 나뉘며, 중앙 토는 그 중간에 위치하여 서로의 치우침을 조절하는 것이라고 생각하면 이해하기 쉽다.

흙 중에서도 황색의 흙을 최고로 여기며 해독하는 효능이 있음을 강조하고 실제로 황토를 물에 섞어 가라앉힌 후 위에 뜬 물을 지장수라 하여 약으로 사용했다. 한의서인《본초강목》에 지장수는 반드시 황토로 만들어야 한다고 해서 일명 토장수(土漿水) 또는 황토수(黃土水)라고도 한다.《동의보감》에서는 "그 맛은 달고 성질은 차며, 독이 없고, 중독과 번민을 낮게 하며, 어육독이나 채독, 약물중독 등을 해독하는 기능이 있다"라고 했다. 과학적으로도 지장수에는 인, 철, 아연, 칼슘, 요오드, 구리, 나트륨, 염소, 칼륨, 마그네슘, 망간 등 인체에 필요한 미네랄이 풍부하게 포함되어 있다.

예전의 어머니들은 자식을 평균 다섯 명 이상 낳았는데도 부인병이 없었는데, 그 이유는 황토로 만든 아궁이에서 불을 지피고 부엌일을 했기 때문이다. 황토에서 발생하는 원적외선이 인체의 독소를 제거하고 자궁을 따뜻하게 하여 하체의 혈액순환을 돕는 작용을 했던 것이다. 황토의 효능은 이뿐이 아니다. 예전에 사용했던 황토 옹기와 황토 약탕기도 재조명받고 있는데, 전통 황토 약탕기는 일반 약탕기보다 여덟 배 정도의 약효 추출 효과가 있다.

옛날에는 전통 식품인 된장, 간장, 고추장 등은 흙으로 만든 옹기에 보관해왔는데, 옹기가 숨을 쉬기 때문에 음식이 발효되는 데 최적의 역할을 하며, 황토의 해독 작용으로 음식의 독성도 제거해주기 때문이었다.

황토로 만든 집은 일반 벽돌집과 달리 입자가 곱고 많은 산소를 함유하고 있어 정화 능력이 뛰어나고 탁한 성분을 흡수하는 탈취, 탈지 성질을 가지고 있다. 그리고 원적외선을 방출하여 인체에 가장 유익한 에너지 곡선에 근접하여 혈액순환을 도와 피로를 풀어준다.

황토 1그램 속에는 2억~2억 5000마리의 미생물이 들어 있어 다양한 효소를 만들어내는데, 따라서 해독, 자정 능력이 뛰어나다. 황토가 만병통치약이 될 순 없지만, 요즘처럼 오염된 환경 속에서 늘어나고 있는 아토피나 알레르기와 같은 면역질환 환자에게는 그 어떤 약보다 좋은 효과가 있다고 할 수 있다.

황토는 태양에너지의 저장고라 불릴 정도로 동식물의 성장에 꼭 필요한 원적외선을 다량 방사하여 살아 있는 생명체라 불리기도 한다. 황토의 효능으로 인해 황토 그 자체에서 나오는 원적외선이 세포의 생리작용을 활성화하여 오염된 하천이나 어항 및 적조 현상으로 죽어가는 바다를 회복시키기도 한다. 또한 공기

중의 비타민이라 할 수 있을 정도로 음이온을 방출하여 산성화된 체질을 알칼리성으로 바꾸고 혈액순환을 촉진해 신진대사를 왕성하게 만들어주기도 한다.

암을 비롯한 모든 병은 몸에 독이 쌓여 발생하는 것이므로 개인적인 생각으로는 병원 입원실부터 황토 방식으로 바꾸어야 하지 않을까. 실제로 새 집으로 이사해서 아토피나 비염이 발생한 환자들에게 황토 집으로 리모델링을 권하거나 시골의 황토 집에서 살 것을 권유하여 치료한 경험을 많이 했다.

의식주를 바꿔라

유전공학의 발전으로 인간의 유전자가 해석되고, 유전자와 질병 간의 관계가 밝혀지고 있다. 요즘엔 방사선동위원소를 이용한 PET(양전자단층촬영)라는 진단기도 나왔다. 이런 진단기는 3차원 영상으로 질병을 진단하는데, 이러한 현대의학의 놀라운 발전에도 실제로는 암을 비롯한 각종 생활습관병과 난치성 질환이 증가하고 있고, 치료율도 향상되지 않는 실정이다.

의학이 발달할수록 감염성 질환에 의한 사망은 감소하지만 생활습관병에 의한 사망률은 오히려 증가하고 있다. 암과 같은 생활습관병은 생활환경, 즉 오염된 환경에 노출되거나 인스턴트 음식이나 가공된 음식, 오염된 공기나 물 등에 의해 좌우되기 때문이다. 잘못된 생활환경이나 생활 방식은 우리의 면역 체계를 흔들어 질병의 원인이 되기 때문에 면역력을 높이고 질병을 예방, 치료하기 위해서는 의식주를 바꿔야 한다.

이제 더 이상 성인병이 아니라 생활습관병

필자의 병원은 암 환자만 입원하는 병원이다. 입원하는 평균 연령이 40대 중반에서 50대 중반이 70퍼센트가 넘는다. 그런데 놀랍게도 20~30대 환자도 늘고 있으며, 심지어 최근에는 잘못된 식습관으로 인한 소아비만과 소아당뇨, 소아암 환자도 늘고 있다.

예전엔 성인에게 온다 해서 성인병이라 했지만, 이제 더 이상 성인병이라고 하지 않는다. 잘못된 생활습관은 성인뿐 아니라 아이들에게도 질병을 가져올 수 있기 때문이다. 특히 입원 환자 중에는 조기에 수술을 해서 완벽하게 암을 제거했는데 재발한 환자가 60퍼센트가 넘는다. 뭔가 암이 생긴 생활습관이 있을 텐데 수술만 하고 근본 원인을 제거하지 않으면 다시 암이 발생하는 것이다. 근본 원인인 생활습관을 바꾸는 것이 암이나 생활습관병을 예방하고 치료하는 데 얼마나 중요한 것인지 알 수 있다.

암뿐 아니라 당뇨, 고혈압 등의 성인병에는 공통점이 있다. 첫 번째는 난치병이므로 의사는 단지 조절해주는 것뿐이라는 것인데, 당뇨약이나 혈압약은 정상 범위에 있도록 당이나 혈압을 조절해주는 약이기 때문에 한번 먹으면 평생 먹게 되는 것이다. 두 번째는 서로 연관성이 있다는 것이다. 잘못된 생활 방식은 혈액을 탁하게 만들고 면역력을 떨어뜨려서 동맥경화나 당뇨병을 유발하고, 결국엔 심장병이나 중풍 그리고 암과 같은 병이 되는 것이다. 마지막으로 외부에서 침입한 병균이 아니라 내 몸속에서 발생한 병이라는 것이다. 잠깐 앞서 말했듯이 생활습관병을 예방하고 치료하려면 약을 복용하는 것에 의지하지 말고 잘못된 생활습관을 고치는 것이 근본적인 치료가 된다.

미네랄은 세포들의 메신저

인체 내 면역세포를 포함한 모든 세포와 호르몬의 작용은 나트륨, 칼륨, 마그네슘, 칼슘의 4대 미네랄을 비롯해 각종 미네랄의 움직임에 의해 발생한 미세한 생체전류에 따라 움직인다. 세포막에는 이들 미네랄이 들락거릴 수 있는 세포문이 있다.

포도당이 혈관에서 세포문을 통해 세포 속의 미토콘드리아로 들어갈 때 인슐린이라는 물질이 세포문을 열어주는 역할을 한다. 인슐린이 제 역할을 하지 못할 때 당뇨가 발생하는데, 세포문을 열어줄 때 인슐린만 작용하는 것이 아니라 크롬(Cr), 망간(Mn), 아연(Zn) 등의 각종 미네랄이 함께 작용한다는 것이 밝혀져 요즘은 당뇨 치료에 이러한 미네랄이 처방되고 있다.

미네랄은 신진대사에서 가장 중요한 역할을 하는데 부족해지면 결국 미세전류 생성에 악영향을 미치거나 대사 작용에서 촉매 역할을 잘하지 못해 자율신경계를 교란하거나 면역력을 떨어뜨린다. 미네랄 부족은 자연치유력을 떨어뜨리고 만병의 원인이 되는 것이다.

과연 소금은 건강의 적인가?

소금을 먹지 않는다면 미네랄은 어떻게 보충해야 하는가? 천일염은 의학계에서 말하는 정제염인 염화나트륨(NaCl)이 아니라 21가지 미네랄과 60여 가지가 넘는 광물질을 포함한 천연 미네랄 덩어리다. 오늘날처럼 바닷물에서 소금을 얻는 방법을 몰랐던 시대엔 소금이 금처럼 귀했고 금보다 규모나 부피는 작지만 값은 금값 못지않다 해서 작은 금, 소금(小金), 하얀 금이라 불렸다.

소금(salt)의 어원은 라틴어의 봉급 살라리(salary)를 의미하는 살라리움(Salarium)에서 왔다. 고대 로마 시대에 소금의 가치는 대단해서 군인의 급료를 금화 대신 소금으로 지불했기 때문에 금의 가치와 같았지만, 요즘엔 소금을 조금 더 먹으면 건강을 해치는 건강의 적으로 인식되고 있다.

주위를 둘러보면 건강을 챙긴다고 한 것이 몸에 오히려 해로운 결과를 가져오는 경우를 많이 본다. 특히 '소금은 적게 먹을수록 건강에 좋다'는 잘못된 편견은 각종 질환을 일으키는 원인이 되고 있다. '질환이 있거나 특히 고혈압이 있는 경우 소금은 제일 큰 적이다'라는 인식과 함께 적게 먹거나 극단적인 저염식을 하는 경우가 많다. 하지만 저염식으로 건강을 잘 유지하는 사람보다 건강하지 않은 사람을 더 많이 본다.

몸이 좋지 않다면 당장 일주일만이라도 시험을 해보면 알 수 있다. 하지만 고정관념은 잘 바뀌지 않기 때문에 저염식을 하면서 건강을 해치는 결과를 가져와도 그것이 저염식 때문이라고 인정하지 않는다. 왜냐하면 의사들이 소금은 적게 먹는 것이 건강에 좋다고 말하는데다, 한국인은 대부분 소금을 너무 많이 먹는다는 고정관념이 널리 퍼져 있기 때문이다.

그러나 제대로 된 증거도 없이 무조건 '소금은 건강에 나쁘다', '싱겁게 먹어야 좋다'는 말을 받아들여야 할 것인가? 만약 이 믿음이 잘못됐다면? 과도하게 섭취했을 때 해로운 흰색 결정체는 소금이 아니라 설탕이다. 방송에서 음식을 만들 때 설탕 한 큰 술은 당연하면서도 소금은 맛이 없더라도 싱겁게 하는 것이 현실이다. 동물은 본능적으로 소금이 정말 중요하다는 것을 행동으로 보여준다. 소금을 갈망하는 케냐의 코끼리는 황산나트륨을 먹기 위해 엘곤산의 동굴로 들어가 소금기가 있는 벽을 핥는다. 고릴라는 소금기가 많은 흙과 썩어가는 나무를 씹고 짠 미생물을 먹어 염분을 섭취하고, 원숭이는 털 고르는 행동을 하는데, 이는 털 속의 벼룩을 잡아먹는 것이 아니라 소금이 포함된 피부 분비물을 섭취하는 것이다. 이런 사실을 알고 있는가?

목숨 걸고 염분 섭취하는 이탈리아 신지도 댐의 염소

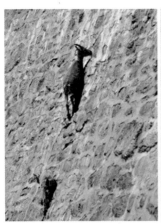
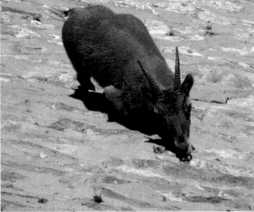

소금이 생식 기능에 큰 영향을 준다는 사실은 실험으로도 증명됐다. 충분한 소금을 공급한 양은 우유생산량이 증가했고 짝짓기를 빨리 했지만, 소금을 제한한 양은 이유기에서 가임기까지 기간이 두 배로 늘었고 새끼 수도 적었으며 새끼의 몸무게도 낮아졌다. 생쥐 실험에서도 소금 제한 쥐에서는 번식에 실패했다. 소금이 귀해 어쩔 수 없이 저염식을 하는 야노마모 인디언은 피임을 하지 않는데도 4~6년에 한 번 출산한다.

결론적으로 저염식은 성욕이나 가임 능력, 유아 체중 감소, 발기부전, 피로 등을 유발할 수 있다는 것이다. 소금을 많이 섭취하면 고혈압에 노출된다는 사실에만 집중한 나머지, 소금을 적게 섭취하여 결핍됐을 때 심각성을 망각하고 있는 것이다.

병원에 가면 가장 먼저 하는 치료가 링거액 주사다. 꽤 증상이 심각해서 병원에 입원한 대사성증후 환자들이 별다른 치료 없이 링거액만 하루 세 팩을 맞았을 뿐인데도 증상이 굉장히 호전되는 것을 많이 본다. 그 링거액의 성분은 0.9퍼센트 생리식염수, 달리 말하면 0.9퍼센트 소금물이다. 3리터짜리 링거액의 0.9퍼센트면 27그램의 소금을 먹는 것이다. 우리 몸은 전해질 균형만 맞추어주어도 알아서 신진대사가 활발해져 건강을 되찾을 수 있다. 전해질 균형을 맞추어주는 것이 바로 링거액 생리식염수인 것이다.

만병통치약 링거액

- 증상이 심각한 대사증후군 환자: 링거액만 하루 세 팩 투여 ⇨ 증상 호전
- 링거액 성분: 0.9퍼센트 생리식염수(소금물)
  병원 입원 시 소금 섭취량 32그램(권장량의 약5배)=27그램(3리터의 링거액)+식사 5그램
- WHO가 권장하는 하루 소금 섭취량은 5-6그램(염화나트륨 5그램)
- 전해질 균형만 맞추어도 신진대사 활발해져 건강을 되찾을 수 있음

WHO가 권장하는 하루 소금 섭취량은 5-6그램(나트륨 1.6그램)인데, 그것의 5
배나 많은 나트륨 양을 환자에게 투여하는 것이다. 의학계에서는 소금이 혈압을
상승시켜 고혈압, 동맥경화, 심장·신장·뇌혈관 질환 발생률을 높인다고 말한다.
그 말이 완전히 틀린 것은 아니지만 일부는 맞지 않는다. 혈압 상승을 일으키는
실험을 할 때 미네랄이 풍부한 천일염이 아닌 정제염 염화나트륨을 사용한 실험
이었기 때문에 결과가 다르게 나온 것이다. 일부 천일염 실험에서는 천일염이 오
히려 당뇨나 혈압에 긍정적인 치료 효과가 있다는 것이 증명되고 있다.

인체는 병균이나 바이러스와 싸우는 과정에서 최대한 신진대사를 촉진하기
위해 체온을 올린다. 체온이 오르면 빠른 탈수가 일어나 전해질 균형이 무너지
게 된다. 수분과 함께 나트륨, 칼륨, 칼슘 등 기초대사에 필요한 전해질을 보충
해야 면역 체계가 다시 활성화되기 때문에 감기가 왔을 때 충분한 수분과 미네
랄이나 비타민 공급만 해주어도 효과를 보게 된다.

필자의 병원에 입원한 대부분의 암 환자들은 저염식이나 극단적인 저염식이
암 치료에 도움이 된다고 생각해서 간을 한 음식은 먹지 않고 국도 아주 싱겁게
먹는다. 극단적인 저염식을 하다가 응급실에 실려 가는 암 환자의 소변 염도를
측정해보면 0.2로 크게 낮다. 질환을 가진 사람의 소변 염도가 0.4~0.8로 건강한
사람의 0.9보다 낮은 경우가 많다.

좋은 소금이란 미네랄이 풍부한 구운 소금

서양 의학과 한의학의 가장 큰 차이점은 무엇일까? 서양 의학은 현미경적 시
각으로 부분을 보는 것에 강하며, 한의학은 망원경과 같은 시각으로 전체적인
관계를 보는 것에 강하다. 이는 서로의 강점이자 단점으로 작용한다. 어느 한 가
지를 해결하기 위해 먹는 약이 다른 문제를 일으키는 악순환의 고리를 만들 수
있다. 가령 혈압약은 고혈압이 뇌출혈을 일으킬 수 있기 때문에 혈압을 낮추기
위해 먹는 약이다. 과연 혈압을 낮추는 것이 문제를 해결하는 것일까? 혈압이 오

르는 것을 생각해보자.

사람은 나이가 들수록 혈관의 탄력이 떨어진다. 그래서 심장에서 가장 멀리 있는 모세혈관까지 혈액을 보내려면 자연스레 혈압이 오르게 된다. 그런데 혈압을 너무 인위적으로 낮추다 보니 말초 혈액순환이 잘 되지 않고, 그 때문에 혈관이 잘 막히게 되어 뇌경색으로 인한 중풍의 위험이 높아지게 되는 것이다. 뇌질환, 심혈관질환이 증가하고 이들 질환이 사망 원인의 대부분을 차지하고 있다.

혈압을 무조건 낮출 것이 아니라 혈압이 오르게 된 몸의 문제를 해결해야 한다. 한 가지 방식으로 문제를 전부 해결할 수는 없지만, 혈관의 탄력을 높이거나 혈액을 맑게 해독하면 말초 혈액순환을 촉진해 근본적인 치료를 할 수 있다.

서양 의학은 성분을 위주로 이야기한다. 예를 들면 따뜻한 물과 찬 물은 성분이 같기 때문에 같은 물이다. 하지만 한의학에서는 다른 것으로 본다. 같은 물에도 어떤 기운이 들어갔느냐에 따라 양의 기운의 물, 음의 기운의 물로 다르게 본다. 배양해서 키운 산삼과 심산유곡에서 자란 산삼이 있다고 해보자. 여러분은 어떤 산삼을 선택하겠는가? 당연히 산에서 캔 산삼일 것이다. 같은 채소라도 어디에서 키웠느냐, 어떤 방식으로 키웠느냐에 따라 맛도 다르고 건강에 미치는 영향도 다르다. 소금도 마찬가지다. 양의사들은 '천일염과 정제염은 대부분 같은 성분이라 효능에 별 차이가 없다'고 말하지만, 미세한 미네랄의 차이에 따라 엄청난 차이가 난다.

소금의 종류

- 천일염: 미네랄은 많지만 불순물에 대한 부담.

  염화나트륨 함량 80~88퍼센트, 그 밖에 미네랄, 무기질, 수분 함유
- 자염: 가마솥에 10시간 동안 끓여서 만듦. 미네랄 함유, 불순물 없음
- 암염(돌소금): 산에서 캐는 소금. 지각변동으로 생성됨. 미네랄 거의 없음
- 정제염: 미세 구멍을 통과한 불순물이 없는 순도 99퍼센트의 소금
- 맛소금=정제염+글루탐산나트륨(MSG)
- 볶은 소금: 400도 이하로 열을 가함. 미네랄 성분은 유지하면서 불순물 제거
- 구운 소금: 400도 이상으로 열을 가함
- 황토, 대나무, 도자기 ⇨ 마그네슘이나 불순물 제거, 광물질과 같은 좋은 성분 증가,

  죽염은 대나무 성분 증가

김장을 할 때는 배추와 고춧가루, 소금, 젓갈, 마늘 등 각종 양념이 필요하다. 그런데 이들 재료를 각각 먹을 때와 잘 버무려 조화를 이룬 김치로 먹을 때 완전히 다른 맛을 낸다. 소금이나 젓갈만 먹으려면 너무 짜서, 고추나 마늘만 먹으려면 너무 매워서 못 먹는다. 그러나 김치로 완성됐을 때는 각 재료가 조화를 이루어 맛있게 먹을 수 있다. 각각의 재료는 김치라는 결과물을 만들어내기 위한 미세한 부분 촉매제와 같은 역할을 하는 것이다.

인삼에 들어 있는 사포닌 성분만 추출해 먹는 것보다 인삼 전체를 먹을 때 효과가 있고, 그보다는 인삼을 황기 등 궁합이 맞는 다른 한약재와 함께 먹는 것이 훨씬 효과적이다. 식물에서 특정 성분을 추출하거나 인공적으로 만든 오메가 3, 사포닌, 기타 비타민제를 먹는 것보다 식품 전체를 먹는 것이 몸에는 더욱 이롭다.

인류와 지구 생물의 기원은 바다다. 바닷물은 일반 물에 비해 정화력이 있으며 잘 부패하지 않는다. 그 이유는 소금 때문이다. 소금은 강력한 방부제 역할을 한다. 젓갈이 너무 싱겁거나 김치, 된장이 너무 싱거우면 변패되기 쉽다. 우리 몸

도 염도가 낮으면 각종 염증이 생기고 질환이 생긴다. 소금을 너무 적게 먹으면 우리 몸이 망가지는 것이다.

그렇다면 좋은 소금이란 어떤 것인가? 많은 사람들은 죽염이 왠지 건강에 더 좋을 것 같다는 믿음을 갖고 있다. 우리 조상들은 예로부터 천일염에 높은 열을 가해 구워 먹었다. 왜 소금을 불로 구워 먹었을까? 천일염은 불기운이 들어갔느냐, 아니냐에 따라 그 기운과 맛이 달라지기 때문이다.

한의학에서 소금은 바닷물인 물(水)이 햇볕인 불(火)을 만나서 생긴 수중지화(水中之火)라는 의미를 가진다. 음양이 함께 공존하는 균형 물질인 것이다. 균형 물질에 불기운을 더 가할 때 강력한 치료 효과를 갖는 보물이 되는 것이니, 약으로 사용하는 소금은 특별히 대나무에 넣어 굽거나 도자기나 황토에 넣어 구웠던 것이다.

특히 죽염은 바닷물인 물이 햇볕인 불로 만들어진 천일염을 대나무(木)에 넣고 황토(土)로 막은 후 아홉 번 굽기를 반복한 다음 무쇠로 만든 가마(金)에서 용융해내어 만드니 음양오행의 기운을 모두 갖고 있는 보약 중의 보약이다. 인산죽염을 만든 김일훈은 '죽염이 온 우주의 공해독(公害毒)을 해독할 수 있는 명약 가운데 명약'이라고 했다. 특히 암 치료에 구운 마늘과 죽염을 처방하여 수없이 많은 환자를 치료했다.

죽염은 구울수록 항산화력 높아짐

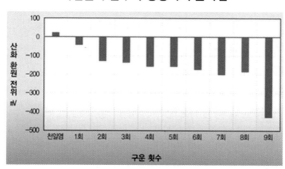

목포대학교 천일염연구센터는 죽염과 구운 소금이 활성산소를 제거하는 강력한 항산화작용을 갖고 있음을 증명했다. 정제된 소금을 투여한 쥐의 체내 활성산소는 18퍼센트였는데, 천일염을 투여한 쥐의 경우 더 적었고, 죽염을 투여한 쥐는 정제염을 먹인 쥐의 6분의 1인 3퍼센트밖에 없었다.

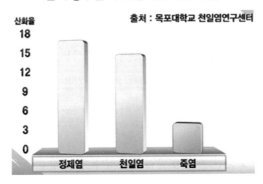

소금의 종류별 체내 단백질의 산화 정도

활성산소는 유전자 변형의 주범이며 면역 기능을 떨어뜨리고 과립구를 증가시켜 각종 염증을 일으키거나 세포의 노화를 촉진한다. 건강한 삶을 유지하고 항노화를 위해 먹는 건강식품이 대부분 항산화작용이 뛰어난 것도 활성산소를 없애기 위해서인데, 죽염은 가장 강력한 알칼리 식품이자 항산화제인 셈이다.

소금의 역할

- 신진대사에 관여: 음식물의 영양분을 흡수하고 노폐물을 내보내는 결정적 역할
- 소화: 싱겁게 먹으면 소화가 안 됨
- 면역력: 냉장고가 없을 때 소금을 쳤음
- 전해질 균형 유지: 체액의 균형
- 미네랄 보충
- 신체 내 해독작용

김치의 어원

김치가 오늘날과 같은 형태로 정착한 것은 조선시대였을 것으로 보인다. 문헌에는 김치를 가리키는 말로 저(菹), 침채(沈菜) 등이 나온다. 과거 겨울에는 채소가 자라기 어려웠다. 그래서 채소를 소금물에 담가 땅속에 보관했다가 먹었는데, 이것을 침채(沈菜)라고 했다. 조선 중종 22년 《훈몽자회(訓蒙字會)》에는 '저(菹)'를 '딤채 조'라고 했다는 내용이 실려 있다. 침채가 딤채로 바뀌고, 다시 김치가 됐을 것으로 유추한다. 유명 김치냉장고의 이름이 딤채인 것도 이유가 있는 것이다.

처음에 김치는 배추를 그냥 소금에 절인 것이었다. 왜냐하면 고추는 임진왜란 이후 들어왔기 때문이다. 김치의 맛을 결정하는 것은 소금이다. 배추의 발효에 영향을 미치는 요소는 다양하지만, 소금 농도와 온도가 가장 중요하다. 소금 농도가 낮고 기온이 높을수록 김치는 빨리 발효하기 때문에 천천히 발효시키려면 염도를 높여 조절하면 된다. 예전에는 오래 보관하기 위해 김치를 짜게 담갔는데, 김치냉장고가 보편화된 요즘은 점점 싱거워지고 있다. 김치가 북방으로 갈수록 싱겁고 남방으로 갈수록 짠 것은 보관상의 이유에서 생긴 현상이다.

김치의 맛을 결정하는 것 중 하나가 유기산인데, 김치의 숙성 과정 중에 생성된다. 염도가 높은 정제염보다 천일염을 사용할 경우 많이 생긴다. 김치의 맛과 품질에는 소금의 짠맛 외에도 미네랄 성분이 영향을 미치는데, 미네랄은 천일염에 많기 때문에 김치는 정제염이 아닌 천일염으로 담글 때 제 맛이 난다.

혀에 느껴지기에는 다 똑같이 짠 소금이지만 소금에도 차이가 있다. 좋은 소금은 간수가 잘 빠진 것이다. 천일염은 소금을 채취하는 시기에 따라 품질이 달라지는데, 보통 천일염은 3월부터 10월 말까지 생산한다. 당연히 장마 때는 소금을 채취할 수 없다. 봄이나 초여름 소금이 염화나트륨 함량이 높아 좋은 소금이며, 가을엔 염화마그네슘, 황산마그네슘, 염화칼륨 등 간수 성분 함량이 높아져 쓴맛이 더 많다.

건강의 적은 소금보다 설탕

1983년까지는 설탕이 고혈압을 일으킨다는 논문은 없었다. 인터솔트의 연구에 따르면 저염식은 심장과 동맥에 전반적인 스트레스를 높여 고혈압과 심부전의 위험을 높인다. 저염식을 하면 나트륨을 재흡수하기 위해 라스(RAAS, Renin-Angiotensin Aldosterone) 시스템에 영향을 주어 고혈압이 발생한다.

처음에는 고혈압이나 동맥경화는 지방의 과도한 섭취 때문이며, 저염식과 불포화지방 섭취만이 심장병을 예방할 수 있다고 알려지기 시작했다. 설탕은 면죄부를 받았고, 지방과 소금이 심장병의 원인이라는 공식이 형성됐다. 그리하여 설탕 섭취는 보건 정책의 초점에서 멀어지게 됐다. 다행스럽게도 현재의 많은 과학자들은 설탕이 만성 질환과 성인병의 원인이 된다는 확신을 가지고 있다. 그러나 오래된 믿음이나 통념은 쉽게 사라지지 않는다. 통념을 깨기 위해서는 심장병의 원인이 진짜 무엇인지를 밝혀야 한다.

정상 혈압을 가진 성인의 경우 41배 많은 소금량에도 같은 혈액량을 유지한다는 사실과 나트륨이 저하되면 체액량이 15~20퍼센트 감소해 심각한 탈수 현상이 나타난다는 사실이 밝혀졌다. 이는 충분한 소금 섭취가 혈압에 긍정적으로 작용한다는 사실을 말해준다. 소금 섭취가 많아지면 갈증이 일어나 수분 섭취가 증가하고 따라서 혈액량이 증가해 혈압이 상승한다는 간단한 논리에 속기 쉽지만, 반대로 저염식으로 인한 혈압 감소가 실제로는 저혈액량과 탈수를 일으키고 추가적인 호르몬 스트레스를 가져오며 말초혈관 저항을 증가시켜 심박 수를 증가시킨다. 오히려 고염식일수록 혈관 저항이 감소하여 혈관 이완을 유발해 혈액순환을 촉진하는 것이다.

성인병 치료를 위한 미네랄 요법

환자는 일반인에 비해 신체의 모든 기능이 떨어져서 소화와 흡수, 세포대사 등 대사 기능이 불안정하기 때문에 일반인보다 많은 효소와 미네랄이 필요하다.

최근에는 모발검사와 혈액검사를 통해 다양한 미네랄 측정이 가능해졌고 해로운 중금속 측정도 가능해졌다.

생명체를 구성하는 필수 원소인 탄소, 수소, 산소, 질소를 제외한 알루미늄, 철, 마그네슘, 칼슘, 구리, 망간, 크롬 등 인체를 구성하는 원소의 총칭을 미네랄이라 칭한다. 즉 미네랄은 미량이지만 생명체에 없어서는 안 되는 필수 요소다. 그중 비중을 많이 차지하는 나트륨, 칼슘, 마그네슘, 칼륨 등은 잘 알려져 있다. 최근에는 아연, 셀레늄, 크롬 등이 건강 증진과 암 치료에 중요한 미네랄로 부각되고 있다.

요즘 TV나 신문을 보면 산삼배양근을 음료나 약으로 만들어 판매하는데, 과연 효과가 있을까? 심마니들에 따르면 산삼은 자라는 곳에서만 자란다. 산삼이 자랄 수 있는 토양이 따로 있는 것이다. 산삼은 그 땅의 기운을 먹고 자란다. 지력이 있어야 수십 년, 수백 년을 살 수 있다. 산삼은 지력이 부족하면 잠을 자고, 그 땅이 다시 힘을 얻게 되면 잠에서 깨어나 수십 년, 수백 년을 사는 것이다. 성분으로만 따지면 사포닌만 있으면 되겠지만, 땅속의 각종 미네랄과 영양분을 공급받고 자란 산삼과 그저 배양액에 영양분을 주어 키운 삼의 효과가 같을 수 있을까?

산에서 자란 나물이나 채소 그리고 그것들로 만든 약재에는 지금까지 우리 식단에 올라온 보통 음식의 성분과는 다른 무언가가 포함돼 있다. 흙에 생명이 있다는 말은 틀린 것 같지만, 실제 살아 있는 흙과 죽은 흙은 구분된다. 같은 땅에 같은 농사를 수년간, 아니 수십 년간 짓는데, 그 땅의 힘이 온전히 남아 있을까? 예전엔 땅에서 나온 것을 다시 땅으로 돌려주었다. 땅에서 재배한 것을 먹고 배설한 인분과 짚을 섞어 두엄을 만들어 다시 땅에 돌려주어 땅의 힘을 유지해왔던 것이다. 하지만 요즘 논은 옛날과 다르다. 추수가 끝난 논에는 하얗게 돌돌 말린 짚더미가 군데군데 놓여 있다. 사료 대신 소에게 먹이기 위한 것이다. 그리고 소의 배설물은 대부분 해양에 투기한다.

인체를 구성하는 미네랄의 역할

- 칼슘: 체내 무기질 중 가장 양이 많은 미네랄.
  뼈와 치아 구성, 근육 수축, 심장 박동을 통제한다.
- 칼륨: 산과 염기의 평형을 조절하고, 근육신경의 자극을 전달하며,
  세포 내 삼투압을 조절한다.
- 나트륨: 산과 염기의 평형 유지, 삼투압 및 체액의 양을 결정한다.
- 마그네슘: 혈관 이완(각종 혈관성 질환 예방에 필수), 산과 염기의 평형 유지,
  신경을 진정시킨다.
- 유황: 콜라겐 형성, 혈액 해독작용, 세포 원형질을 보호한다.
- 붕소: 뇌기능 향상, 뼈의 성장, 특히 관절염이나 골다공증 환자에게 필수다.
- 셀레늄: 노화 현상 억제, 면역력 향상과 항산화 능력이 탁월하여 암을 억제한다.
- 망간: 정신 미네랄로 노이로제, 정신분열증, 조울증 등에 효과 있다.
- 아연: 전립선, 생식기관의 정상적인 발육 및 성장을 촉진한다.

흙은 이미 산성화됐고, 산성도가 높아지면 농작물의 성장과 수확률이 낮아지기 때문에 수확량을 높이기 위해 각종 화학비료를 뿌려 곡식에 영양분을 공급한다. 그 화학비료의 힘을 빌려 자란 곡식이나 채소가 과연 인체에 좋은 영향을 줄 것인가? 아무리 보기에 좋고 항산화 물질이 많이 함유된 과일이나 채소라 할지라도 그 작물이 어떤 땅에서 자라고 수확됐는지가 중요한 관건이다.

흙은 만물의 혼이 섞인 종합체다. 각종 동물과 식물의 유해와 용암을 비롯한 퇴적물로 형성된 암석이 오랜 기간 침식과 풍화를 거쳐 이루어진 것이 흙이다. 어떻게 보면 없는 것이 없는 것이 흙인 셈이다. 이 흙은 밝혀지지 않은 수많은 무기물과 유기물이 포함된 천연 약재다. 그런데 그 천연 약재가 화학비료와 농약으로 깨지고 있다. 이로 인해 체내의 필수 미네랄이 결핍되고 생명 유지의 고리가 끊어지거나 약해져 비만, 당뇨, 암, 뇌질환, 심장질환이 늘어만 가고 있다. 토양이 산성화되고 미네랄이 부족해지면서 그 토양에서 생산된 농산물을 섭취하

는 우리도 조금씩 건강을 잃어가고 있는 것이다.

식물은 자체적으로 미네랄을 생산하지 못하기 때문에 토양에 미네랄이 없으면 식물에도 더 이상 미네랄은 없는 것이다. 곧 토양을 살리는 것이 건강을 지키고 예방하는 길이다.

암의 원인도 잘못된 음식 습관

암(癌)이라는 한자를 보면 질병을 뜻하는 부수 병질엄(疒) 안에 입 구(口) 세 개가 있고 그 아래 뫼 산(山)이 있다. 그러니까 잘못된 음식이 입으로 들어가고 나가는 것이 산만큼 잘못 쌓이면 암이 온다는 뜻이다. 한자만 봐도 우리 선조들의 질병관에 대한 현명함을 알 수가 있다.

지금도 위암이 한국 남성 발병률 1위 암이다. 유독 한국의 위암 발병률이 높아 한국에서 미국에 입양된 아이들을 대상으로 역학조사를 한 적이 있는데, 한국의 위암 발병률이 아니라 미국의 위암 발병률과 동일하게 나왔다. 그리고 예전엔 한국에 대장암이 별로 없었는데 서구화된 육식 위주의 식습관, 특히 삼겹살을 불에 구워 먹는 회식 문화 때문에 OECD 국가 중 대장암 발병률 1위라는 오명을 쓰고 있다. 이 두 가지 사례만 보더라도 어떤 음식을 섭취하느냐는 너무도 중요한 것이다.

설탕 소비와 암 증가율의 그래프도 정확히 일치한다. 설탕을 많이 먹는 사람은 당뇨병과 암에 걸릴 확률이 높다. 아이들에게 너무 달게 먹이거나 탄산음료나 과자 같은 인스턴트 음식을 먹이지 말아야 하는 이유다. 현대인은 정제당과 흰 밀가루, 동물성 기름 등에서 에너지의 절반 이상을 섭취한다. 독일의 생화학자 오토 하인리히 바르부르크는 암세포의 신진대사는 포도당 소비와 큰 연관이 있다는 것을 밝혀내 1931년 노벨 의학상을 받았다.

요즘 암 진단에는 MRI보다 PET가 더 활용되고 있다. 조금은 비약적인 논리로 보일 수도 있지만 PET의 원리를 보면 암의 발생과 치료에 대한 힌트를 찾을 수 있다. 암세포는 엄청난 세포분열을 하기 위해 건강한 세포가 한 개의 포도당을 사용할 때 18배 많은 포도당을 소비한다. PET의 원리는 암세포가 포도당을 좋아하는 원리를 이용한 것이다. 포도당 유사체인 방사성 의약품 F-18-FDG를 한 끼를 금식한 인체에 주입하면 이것을 가장 먼저 가져다 사용하는 것이 암세포다. 암세포 주위에 포도당이 많이 모이게 되는데, PET는 이 포도당 내의 양전자가 보내는 신호를 3차원 영상으로 나타내준다. PET로 볼 때 다른 곳보다 포도당 소비가 과도하게 일어나는 부분이 나타난다면, 그 부분이 암일 가능성이 높다.

암뿐 아니라 당뇨병 연구자들에 따르면, 인슐린 증가는 염증과 암세포의 증식을 직간접적으로 자극한다. 스웨덴의 카롤린스카 연구소의 발표에 따르면 약 8만 명의 성인 남녀를 대상으로 평소 섭취하는 음식과 췌장암의 발병률을 조사한 결과, 탄산음료와 설탕이 많이 들어 있는 음식을 먹는 그룹이 그렇지 않은 그룹에 비해 두 배 가까이 높았다. 신약 개발이나 새로운 암 치료법도 중요하지만, 평소의 식습관이 더 중요한 문제임을 알 수 있다. 설탕은 암의 주식이라고 할 수 있다.

운동과 해독

과거에는 육체노동을 많이 했기 때문에 특별히 운동의 필요성이 없었지만, 육체노동보다 정신노동을 많이 하고 움직임이 적은 현대인에게 운동은 아무리 강조해도 지나치지 않는다. 특히 평균 수명이 80세가 넘어가면서 노화에 따른 근육의 양과 질이 떨어짐으로써 온몸의 기능이 저하되어 불안, 우울증과 같은 정신건강 문제까지 발생하고 있다.

운동은 단순히 근력을 키우는 목적 외에도 많은 효과가 있다. 운동을 하면 이리신이라는 운동호르몬이 분비되는데, 이 호르몬은 뼈를 구성하는 세포에 영향을 미쳐 골다공증 등 뼈 관련 질환을 치료하는 데 도움을 주며, 기억력을 높이고 치매를 예방하는 역할도 한다. 또한 운동을 하면 기분이 좋아지는데, 그 이유는 엔도르핀과 도파민이 분비되기 때문이다.

운동은 인체에 여러 가지 이로움을 주기 때문에 건강한 몸을 만들기 위해 가장 필요한 요소의 하나다. 우리 몸은 움직이지 않으면 제대로 기능하지 못하게 되어 있다. 어떤 수술이든 수술 후에는 통증으로 움직임이 힘들다. 누운 자세는 신체 전반에 걸쳐 나쁜 영향을 미칠 뿐 아니라, 심폐 능력과 근력, 유연성을 떨어뜨리기 때문에 힘들다고 계속 누워 있기만 하면 회복이 늦어진다. 따라서 힘들더라도 운동을 하려는 노력이 필요하다.

낮은 강도의 스트레칭부터 시작하여 낮은 강도의 운동으로 근력을 먼저 확보하고 나서 걷기 운동을 시작한다. 운동은 단순히 근육운동의 생리 기능만 수행하는 것이 아니다. 몸을 움직이면 교감신경이 긴장하고 아드레날린이 분비되어 심폐 기능이 촉진된다. 따라서 모세혈관이 확장돼 혈액의 흐름이 좋아져 근육운동을 더욱 원활하게 해준다. 또 운동을 하면 에너지 소비에 따라 신진대사가 항진되어 전신의 혈액순환을 촉진할 뿐 아니라 몸의 노폐물도 땀을 통해 배설하기 때문에 몸의 해독 기능에도 관여한다.

운동과 일은 분명히 다르다. 육체노동은 같은 근육만 사용하기 때문에 일을 많이 하면 피로감이 생기지만 운동은 전신의 신진대사를 촉진하고 이로운 호르몬이 분비되기 때문에 운동을 하면 피로감이 없어지고 만족감이 높아져 기분이 좋아진다.

아무리 좋은 것이어도 지나치면 해롭다. 운동 또한 지칠 정도의 고강도 운동을 심하게 하면 오히려 독이 되어 면역 기능이 떨어져 만성피로나 각종 질환의 원인이 되기도 한다. 운동량은 나이나 건강 상태에 따라 다르기 때문에 일률적으로 건강에 좋은 운동 강도와 시간을 정하는 것은 불가능하다. 일반적으로 권장하는 운동 강도는 최대 운동 강도의 50~75퍼센트가 적당한데, 이는 운동을 하면서 말을 하기에 약간 숨이 차는 정도다. 운동 시간은 보통 하루 30분에서 한 시간 정도의 유산소운동과 주 2~3회 30분 정도의 근력운동이 적당하며, 나이가 들수록 근력운동과 유산소운동을 시차를 두고 하는 것이 좋다.

무산소운동과 유산소운동 ──────────────────────────

- **무산소운동**: 호흡을 멈추고 짧은 시간에 강하고 많은 에너지를 이용하는 운동. 웨이트트레이닝이 대표적이다. 단시간에 근육을 활성화할 목적으로 운동을 하며, 고강도 운동으로 탄수화물이 에너지원이다.
- **유산소운동**: 지속적인 산소 공급이 필요한 운동. 탄수화물과 지방이 에너지원이다. 러닝, 등산, 사이클, 수영이 대표적이다. 살을 빼려면 유산소운동을 반드시 해야 한다.

운동과 유전자

암이 생기는 정확한 원인은 규명되지 않았지만 암 환자의 절반 정도에서 'P53유전자'에 문제가 생겼거나 그 유전자가 제 기능을 하지 못하고 있었다. 즉 P53유전자가 제대로 기능을 한다면 암이 억제된다는 뜻으로, P53유전자를 암 억제 유전자라고 한다.

P53유전자를 연구하기 위해 막대한 자금을 쏟아 붓고 있는 가운데 암 연구자들은 P53유전자를 작동시키거나 기능을 멈추게 하는 새로운 '핌트' 효소를 찾는 데 성공했다. 핌트 효소는 P53유전자의 스위치 역할을 한다. 세포 내에 있다가 P53유전자에 메틸기(CH3)를 붙여 작동을 멈추게 하거나 떨어져나가 다시 작동하게 하는 것이다.

P53유전자는 면역세포와 함께 그 어떤 항암제보다 강력하고 부작용이 없는 자연 항암제라고 할 수 있다. 하지만 핌트에 의해 메틸화되면 작동을 멈춰 결국 암세포를 물리칠 수 없게 된다. 성균관대학교의 한정환 연구 팀은 폐암과 유방암 환자의 핌트 발현 정도에 따라 생존율이 크게 달라진다는 사실을 확인했다. 핌트가 많이 발현되는 환자는 적게 발현되는 환자에 비해 6개월 생존율이 약 20퍼센트포인트 낮은 것으로 나타났으며, 특히 악성일수록 핌트 발현 정도가 높은 것으로 확인됐다.

핌트에 의한 메틸화 과정은 P53유전자에서만 일어나는 현상이 아니다. 우리 몸은 세포로 이루어져 있으며, 세포핵에 있는 염색체의 유전자에 의해 작동한다. 유전자 DNA 내부에 있는 일부 염기도 메틸화 과정을 거친다. 유전자에 메틸기가 달라붙게 되면 유전자의 작동을 멈추게 하는 스위치 역할을 하는 것이다.

유전자의 메틸화는 어떤 경우에 일어나는 것일까? 그 원인을 안다면 꺼진 유전자도 다시 켤 수 있는 열쇠를 찾을 수 있고, 암을 비롯한 각종 질환을 치료할 수 있는 답도 찾게 될 것이다. 사람은 환경의 영향을 매우 많이 받으며, 암을 비롯한 각종 질환은 삶의 결과물이다. 결국 어떻게 살아왔느냐, 어떤 환경에서 살

았느냐가 유전자의 메틸화나 유전자 변형의 결정적 역할을 한다. 얼마 전 TV를 보니 일란성 쌍둥이인 두 명의 일본인이 한 명은 위암으로 수술을 했는데, 다른 한 명은 건강하게 사는 모습이 나왔다. 일란성 쌍둥이의 경우 유전적으로 같은 세포에서 출발하기 때문에 유전자 구조가 태어날 때는 거의 일치한다. 하지만 이후 먹는 것과 스트레스를 받는 정도가 다르기 때문에 아무리 일란성 쌍둥이라 하더라도 암이 발생하고 발생하지 않은 것이다.

얼마 전까지만 해도 한번 가지고 태어난 유전자는 변하지 않는다고 믿었으며, 인간은 유전자에 의해 모든 것이 결정된다고 생각했지만, 최근 그렇지 않다는 것이 밝혀지고 있다. 유전적으로 암에 걸리기 쉬운 유전자를 가지고 태어났다 해도 관리를 잘하고 좋은 환경이나 좋은 음식, 좋은 생각을 하며 생활한다면 암 발생률을 낮출 수 있다.

운명론자는 사주나 운명이 결정돼 있다고 말하지만, 사주가 인생을 결정하지는 않는다. 사주를 보는 명리학자는 사주보다 앞선 것이 관상이라며 관상과 사주를 같이 본다. 관상은 마음이 움직이는 대로, 환경에 노출되는 대로 언제든 바뀐다. 웃으면 웃는 관상이, 슬프면 근심 어린 관상이 되는 것이니, 결국 관상이나 운명은 마음 혹은 환경에 의해 바뀌는 것이다.

메틸화에 의해 유전자가 작동하거나 작동하지 않는다면 메틸화 과정을 제거하는 방법이 유전자의 활동을 켜거나 질병 치료에 중요한 열쇠가 될 것이다. 그렇다면 어떻게 메틸화 과정을 없앨 수 있을까? 운동은 체중을 줄이거나 근력을 강화할 뿐 아니라 유전자의 메틸기도 제거한다는 연구 결과가 스웨덴 스톡홀름에 있는 카롤린스카 연구소의 줄린 지에라스 연구 팀에 의해 지난 3월 세포 대사 학지에 실렸다. 건강한 젊은 성인에게 자전거를 타게 한 후 허벅지근육 생체조직검사를 시행했는데, 그 결과 유전자의 메틸화 상태 변화를 관찰할 수 있었다.

메틸기가 제거되는 양은 운동의 강도에 따라 달랐으며, 자전거를 가장 열심히 탄 사람의 메틸기가 가장 적었다. 유전자의 특정 지점에서 각종 암을 유발하는 인자인 메틸기의 존재 유무에 따라 유전자의 발현에 영향이 있었으며, 메틸화 과정은 건강에 매우 유해한 상태를 의미한다. 운동이 암뿐 아니라 당뇨나 각종 생활습관병 치료에 도움을 준다는 사실은 알려져 있었지만, 줄린 지에라스 연구팀의 연구는 운동이 암도 치료할 수 있다는 메커니즘을 충분히 설명하고 있다.

연구 책임자인 줄린 지에라스 박사는 "운동이 당과 지방 대사를 증가시키는 것을 포함해 근육 내에 변화를 유발한다는 것은 이미 잘 알려져 있었지만, 이번 연구 결과 메틸화 변화가 맨 먼저 발생하는 것으로 확인됐다"라며 "근육은 쓰지 않으면 사라지는데 운동을 하면 DNA에 변화가 일어나서 근육을 새로 만들고 강화하게 된다. 운동은 약이나 마찬가지이기 때문에 우리의 근육은 실제로 변경 가능하다"라고 덧붙였다.

메틸기가 유전자에서 어떻게 제거되는지에 대한 정확한 메커니즘은 아직 밝혀지지 않았고, 유전자에서 메틸기가 떨어지게 하는 효소를 밝혀낸 것도 불과 1년 전의 일로, 이 연구는 아직 초기 단계다. 그러나 명확한 것은 운동을 하거나 명상을 하고 좋은 음식을 먹고 즐겁고 긍정적인 생각을 해서 몸이 안정될 때 메틸기가 제거된다는 것이니 앞으로 암 치료의 해답은 서서히 풀릴 것이다.

암, 누우면 죽고 걸으면 산다

암세포가 포도당을 탐욕스럽게 먹는다는 것은 잘 알려진 과학적 사실이다. 암세포는 정상 세포가 포도당 한 개를 사용해 만드는 에너지를 18배는 사용해야 하는 비효율적인 에너지 대사를 하기 때문이다. 암 치료를 하면서 경과를 보는 진단법이 PET인데, PET의 원리를 보면 암의 발생과 치료에 대한 힌트를 찾을 수 있다.

PET를 찍을 때 움직이면 포도당은 건강한 미토콘드리아로 들어가 정상적인 당 대사를 하기 때문에 PET를 찍을 때는 움직이지 말아야 한다. 그리고 2밀리미터 이하의 암은 혈관을 통해 영양 공급을 받지 않아도 되기 때문에 PET 검사로

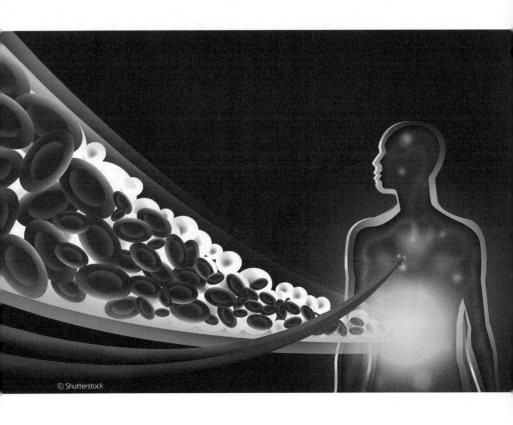

도 찾아낼 수가 없다. 다른 곳보다 포도당 소비가 과도하게 나타나는 부분이 있다면 그 부분이 암일 가능성이 높다.

우리가 먹는 음식은 결국 포도당으로 분해되므로 운동을 하지 않고 누워만 있다면 아마도 암세포가 가장 좋아할 것이다. 왜냐하면 암세포가 먹잇감을 독차지할 수 있을 테니까.

당뇨병 연구자들에 따르면 인슐린 증가와 IGF(Insulin-like Growth Factor)는 각종 염증과 암세포의 증식을 직간접적으로 자극한다. 스웨덴 카롤린스카 연구소의 발표에 따르면 약 8만 명의 성인 남녀를 대상으로 평소 섭취하는 음식과 췌장암의 발병률을 조사했는데, 탄산음료와 설탕이 많이 들어 있는 음식을 많이 먹는 그룹이 그렇지 않은 그룹에 비해 두 배 가까이 높았다.

혈당은 운동을 하면 정상적인 대사 과정을 통해 조절할 수 있다. 당뇨병 치료에 운동이 필수인 것처럼 암 치료를 할 때는 암세포가 가장 좋아하는 혈중 포도당 비율을 낮추어야 한다. '누우면 죽고 걸으면 산다'는 유명한 말이 있다. 아마도 이러한 원리를 두고 생긴 명언이 아닐까?

3장

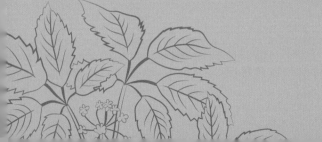

당뇨병 정복을 위하여

의학 기술이 발전해 당뇨가 왜 생기는지는 많이 밝혀졌지만, 치료가 힘들어 갈수록 당뇨병 환자가 늘어나고 있다. 현재 500만 명이 당뇨약을 복용 중이며, 당뇨 전 단계거나 대사증후군을 가지고 있는 사람까지 계산하면 1000만 명에 이른다.

당뇨약이나 혈압약은 언제까지 먹는가? 평생 먹어야 하는 약이다. 다시 말하면 약을 먹어도 평생 병이 낫지 않는다는 뜻이다. 그런데 약을 먹다 보면 약에 대한 내성이 생겨 약 복용량이 계속 늘어나 결국에는 약이 한 주먹이 되고 약만 먹어도 배부르다는 우스갯소리를 하는 환자를 많이 본다. 생활습관병인 당뇨나 혈압은 의사가 고치는 병이 아니라 내가 고쳐야 하는 병이라는 뜻이다. 좋은 생활습관을 갖는 것이 당뇨나 혈압을 치유할 수 있는 길이다.

그런데 어떤 사람은 생활습관이 매우 좋지 않은데도 암이나 당뇨가 생기지 않고 건강하게 잘 지내고, 어떤 사람은 좋은 생활습관을 가지고 있는데도 암이나 당뇨, 각종 질환으로 고생한다. 예를 들면 담배가 폐암의 큰 원인이지만 하루에 두세 갑씩 담배를 피우는데도 폐암에 걸리지 않고 건강한 사람이 있는가 하면, 담배도 피우지 않는데 폐암에 걸리는 사람도 있다. 달달한 음식을 남보다 두세 배는 먹는데 당뇨가 오지 않는 사람도 있고, 채식 위주의 음식을 먹는데도 당이 있는 경우를 흔히 본다.

왜 그럴까? 선천적으로, 즉 유전적으로 다르기 때문이다. 다시 말하면 '폐가 강하냐, 약하냐'에 따라서, '췌장의 기능이 강하냐, 약하냐'에 따라서 다른 것이고, 나타나는 증상이나 발생하는 질병 또한 개인의 체질에 따라 다른 것이다. 그렇기 때문에 각종 질병을 치료할 때 같은 질환이어도 개인 차이에 따라 치료 방법을 달리 해야 하는 것이다.

당뇨 치료를 하려면 어떻게 해야 할까? 많이들 이렇게 이야기한다. '우선 운동을 해라! 그리고 음식 조절을 해라! 또 스트레스 받지 말고 잠을 푹 자라!' 하지만 특별한 효과를 보지 못하고 너무 힘들기 때문에 며칠 실천하다 포기하는 경우가 많다. 사실 너무 추상적인 처방이다. 근육량이 많은 사람, 근육량이 적은 사람, 기운이 없는 사람, 뚱뚱한 사람, 빼빼한 사람 등 사람은 다양한데 똑같은 운동을 하라니! 효과보다 오히려 역효과가 날 수 있다. 근육량이 적은 사람은 근육량을 늘려주는 운동을 해야 하고 근육량이 많으면서 뚱뚱하다면 유산소운동을 하는 것이 좋다. 음식도 체질에 따라, 근육량이나 체지방에 따라 개인별 처방을 해야 효율적이다. 종합하자면 당뇨나 각종 질병의 원인은 개인마다 다르기 때문에 개인별 처방을 해야 효율적인 치료가 된다.

우리 몸에 이상이 생기면 생활습관만 바로잡아도 정상으로 돌아갈 수 있지만, 돌아갈 수 있는 범위를 벗어나게 되면 의사의 전문적인 치료와 약의 도움을 받아야 한다.

당뇨, 생활습관병의 **대표적 질환**

당뇨병이란 혈당이 높은 일련의 대사질환을 통칭하는데, 원인은 다양하지만 일반적으로 유전적 요인과 환경적 요인의 복합적인 상호작용에 의해 발병한다.

당뇨병의 가장 큰 두 부류는 제1형과 제2형이다. 제1형 당뇨병은 췌장 베타세포 파괴에 의한 인슐린의 절대적 결핍이 특징이고, 제2형 당뇨병은 인슐린 저항성 위에 다양한 베타세포 기능 장애가 특징이다.

당뇨병은 여러 증상이 나타나지만 당뇨 증상보다 합병증이 문제되는데, 혈액순환 문제로 모세혈관이 많은 신장이나 망막, 신경 등에 합병증과 관상동맥질환, 뇌졸중 등 비교적 혈관이 큰 합병증을 유발한다. 대표적인 합병증으로 당뇨망막병증(눈), 신부전(콩팥), 신경병증, 관상동맥질환(심장), 뇌혈관질환, 말초혈관질환, 당뇨병성 족부병증, 성기능장애 등의 합병증이 생길 수 있다. 당뇨병은 환자 개인은 물론 사회학적으로도 상당한 문제가 되고 있으며, 말기 신부전으로 인한 투석이나 비외상성 하지 절단, 시력 상실의 가장 많은 원인으로 작용한다.

당뇨, **의심 증상과 진단 기준**

30세 이상 성인 중 남성의 12.8%, 여성의 9.1%가 당뇨병으로 진단

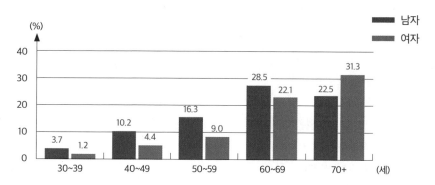

진단 기준 ───

- 당화혈색소(HbA1C) 6.5퍼센트 이상

- 금식 8시간 후 공복혈당 126mg/dl 이상

- 경구 당부하검사 75그램 두 시간 후 혈당 200mg/dl 이상

- 무작위 당검사에서 200mg/dl 이상이며, 고혈당 증상이 있는 경우

당뇨 자가 진단 체크 리스트

- 이유 없이 피곤하다.
- 전신이 나른하고 기운이 없다.
- 잠을 충분히 잤는데도 피곤이 가시지 않는다.
- 몸이 땅속까지 꺼져 들어가는 느낌이 든다.
- 시도 때도 없이 졸음이 온다.
- 소변을 자주 많이 본다.
- 갈증을 자주 느낀다.
- 금방 배가 고프고 음식을 많이 먹는다.
- 가끔 단것이 당긴다.
- 갑자기 살이 찌기 시작한다.
- 많이 먹는데도 살이 빠진다.
- 종기나 염증이 자주 생긴다.
- 상처가 나면 잘 낫지 않는다.
- 습진이나 무좀이 생긴다.
- 외음부나 항문이 가렵다.
- 자주 곰팡이에 감염되고 가려움증이 심하다.
- 눈 근육이 일시적으로 마비되어 시야가 몽롱해지거나 이중 시야가 나타난다.
- 백내장으로 시력장애가 생겼다.
- 망막에 출혈이 생겨 시력이 떨어진다.
- 한쪽 눈꺼풀이 내려앉아 잘 뜨지 못한다.
- 밤중에 다리가 마비되거나 뜨끔뜨끔한 통증을 느낀다.
- 손발이 저린다.
- 기억력이 현저하게 떨어진다.
- 손바닥이 눈에 띄게 붉어진다.
- 심한 설사나 변비가 생긴다.

※ 앞의 증상 중 5~6개 이상 체크되면 혈당검사로 당뇨병 확인이 필요하다.

당뇨의 종류

　제1형 당뇨는 인슐린 자체가 부족한 경우로 유전적 요인과 소아당뇨가 해당된다. 제2형 당뇨의 원인은 비만이 주원인이다. 성인병 당뇨의 90~95퍼센트가 제2형 당뇨로, 인슐린 저항성이 높아져 오는데, 주로 내장지방이 많아져 발생한다.

　당뇨의 원인은 다양하지만 일반적으로 유전적 요인과 환경적 요인의 복합적인 상호작용에 의해 인슐린 저항이 높아져 발생한다.

〈고혈당에 이르는 기전〉

- 인슐린 분비 장애
- 말초 조직에서 포도당 이용의 장애
- 간에서 과도한 포도당 신생 합성이 관여

당뇨의 3대 증상: **다뇨, 다식, 다음**

당뇨로 고생하는 많은 환자들이 당뇨병은 혈당이 높아서 생긴 병으로만 알고 있어서 혈당 하면 굉장히 부정적으로만 생각한다. 하지만 혈당은 온몸의 세포에 전달되어 에너지를 만드는, 인체에서 가장 중요한 역할을 하는 이로운 물질이다. 자동차로 말하면 휘발유와 같은 중요한 역할을 한다. 그런데 어떤 이유에서인지 세포에 전달되어야 할 포도당이 세포에 전달되지 않고 혈관 내에 머무르게 되는데, 혈액에 당이 많아지면 혈액이 끈적끈적해져 혈액순환을 방해하기 때문에 이를 조절하기 위해 우리 몸은 혈당을 정상으로 내리기 위해 노력하고, 이때 발생하는 현상이 당뇨 증상이다. 혈당이 높으면 혈액을 물로 희석하기 위해 갈증 현상이 심해져서 물을 많이 마시게 되고(多飮), 물을 많이 마시면 혈액량이 증가해 혈압이 오르기 때문에 자연스럽게 소변으로 많이 배출하게 되면서 다뇨(多尿) 증상이 나타난다. 이 증상이 계속되면 신장 기능에 무리가 오면서 포도당이 소변과 함께 나오게 된다. 에너지원인 포도당이 소변으로 배출되기 때문에 포도당이 빨리 소모되어 많이 먹게 되는 다식(多食) 증상이 생기며, 이것이 당뇨를 소모성 질환이라 부르는 이유다. 아무리 많이 먹어도 소변으로 포도당이 빠져나가기 때문에 살이 빠지고 수척해지고 기운이 없는 증상이 생긴다.

혈액 내의 포도당이 왜 세포로 잘 전달되지 않는지 그 원인을 파악해 해결하는 것이 당뇨의 치료법이다. 혈당에만 집착하지 말고 당뇨병에 대한 정확한 이해를 통해 당뇨가 오는 몸의 문제를 해결해야 한다.

세포의 문을 열어주는 초인종, **인슐린**

세포에는 수많은 세포 문(cell gate)이 있다. 이 문들이 열려 있다면 불필요한 물질이나 세균이 쉽게 세포 속으로 들어올 수 있기 때문에 세포에 있는 문에는 아파트 현관에 달려 있는 초인종처럼 '문을 열어'라는 특별한 신호 체계를 갖추고 있다.

혈액에 있는 포도당이 세포의 문을 통과하려면 인슐린이라는 호르몬이 세포 문에 달라붙어 문을 열어 주어야 한다. 인슐린을 만들어내는 공장이 췌장이다. 인슐린을 만드는 공장에 문제가 생겼는지, 아니면 인슐린에 민감도가 높아져 기능상에 문제가 생겼는지에 따라 제1형 당뇨와 제2형 당뇨로 나뉜다.

인슐린저항증후군은 당뇨의 원인도 되지만 만병의 근원이 되는 문제다. 인슐린 저항이 높아지는 원인은 우리 몸의 지방세포에서 오기 때문에 비만은 당뇨의 원인이 된다. 인슐린 저항이 높아지는 문제는 인슐린의 가성비 문제로, 인슐린은 잘 만들어지지만 말초 조직에서 인슐린 저항성이 높아져 세포의 문이 잘 열리지 않아 생기는 문제다.

지방세포는 남아도는 에너지를 저장하는 창고 역할을 하지만 지속적으로 중성지방 수치가 높거나 복부지방이나 지방간이 있는 경우 지방세포에서 염증을 유발하는 물질을 생성하게 된다. 지방은 산화가 잘 되어 체내 독소를 만들어 인체를 만성 염증 상태로 만들고 세포들은 스트레스를 받아 인슐린 저항성을 높이는 물질인 TNF알파를 만들게 된다. 지방세포는 포도당의 유입을 차단하기 위해 세포의 문을 열어주지 않는 물질을 만들어 자신을 보호한다. 나쁜 사람이 초인종을 누르면 문을 열어주지 않는 것과 같이 인슐린 작용을 둔감하게 하여 세포문을 열어주지 않는 현상이 바로 인슐린 저항성이 높아지는 현상이다.

인슐린 작용에 미네랄(크롬, 바나듐)이 필요

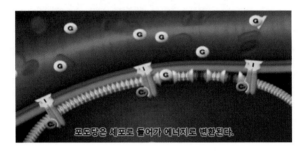

포도당은 세포로 들어가 에너지로 변환된다.

운동은 혈당을 소모하기도 하지만 마이오카인이라는 염증 조절 물질을 분비하게도 한다. 당뇨 환자는 만성 염증 상태에 놓여 있는데 이 염증을 없애주는 항염 물질은 마이오카인으로 근육에 저장되어 있다. 이 물질은 약간의 피로를 느낄 정도의 운동을 할 때 분비되며, 하체운동은 일반적인 운동의 세 배를 분비한다. 마이오카인을 분비하기 위한 운동법은 운동을 하더라도 조금 강도 있는 운동을 하거나 허벅지, 엉덩이를 강화하는 근력운동이다.

미토콘드리아는 몸속으로 들어온 음식물인 포도당을 이용해서 에너지원인 ATP를 만드는 중요한 역할과 기능이 상실된 세포를 제거해주는 역할을 한다. 다시 말하자면 DNA가 파괴되거나 변형된 세포를 제거해주는 청소부 같은 역할을 하는 것인데, 이 과정을 아포토시스라 한다. 이는 변형된 세포가 암세포나 다른 세포로 변이되는 것을 막아주는 것이다.

미토콘드리아는 에너지를 만드는 공장이며, 질병을 예방하는 역할을 하는 중요한 세포기관이다. 운동을 해서 근육량이 늘어나면 많은 미토콘드리아가 생겨

나고, 미토콘드리아가 많을수록 더 많은 에너지가 생겨 체력이 증가하고 지구력이 강해지며 피로감이 사라지는 반면, 반대로 운동을 하지 않으면 미토콘드리아는 소멸되어 줄어들고 포도당을 이용해 에너지를 생성하지 못해 피곤해질 뿐만 아니라 혈당이 증가해 당뇨의 원인이 된다.

에너지 공장 미토콘드리아

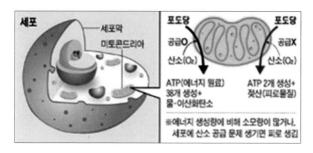

혈당과 미토콘드리아

운동으로 미토콘드리아 증가
포도당을 이용한 에너지 생산 증가

↓

혈당 조절 효과
에너지 증가로 피로감 사라짐

↓

세포 자연사 기능 향상으로 질병 예방
활성산소 증가

하지만 미토콘드리아는 ATP를 생성하는 과정에서 활성산소를 유발하는데, 이 활성산소는 단백질을 파괴하거나 DNA에 나쁜 영향을 미쳐 유전자 변형을 일으키기도 한다. 세포에는 활성산소로부터 방어하는 기능이 있지만 점차 노화됨에 따라 그 역할이 약화되며, 이로 인해 암세포 또는 당뇨병, 고혈압, 심장병 등 각종 질병이 생겨난다.

산소 공급이 잘 되지 않아도 혈당이 올라갈 수 있다

포도당이 미토콘드리아에서 산소와 결합해야 에너지로 전환된다. 포도당이 세포 안으로 잘 들어온다 하더라도 충분한 산소 공급이 되지 않는다면 포도당을 연소시킬 수 없기 때문에 결국 혈당이 올라간다. 산소 공급 부족은 왜 생기는 걸까? 넓게는 폐활량이나 호흡이 원활하지 않거나 혈관에 문제가 생겨 혈액순환이 잘 되지 않는 몸의 문제에서 산소 운반을 하는 적혈구의 문제까지 원인은 다양할 수 있다.

적혈구는 아주 작은 혈관을 통과할 수 있을 만큼 크기가 작다. 하지만 어떤 이유에서인지 적혈구가 뭉쳐서 모세혈관을 잘 통과하지 못하는 연전현상이 생기는데, 그 주된 원인으로 고지방 음식을 많이 먹는다거나 산소가 부족한 것을 꼽을 수 있다.

적혈구를 건강한 상태로 유지해 충분한 산소 공급을 통해 세포 속에서 포도당이 에너지화할 수 있도록 채식 위주와 충분한 단백질 공급 그리고 저지방식 식습관이 필요하다.

한의학에서는 혈액이 탁해지는 현상을 담음과 어혈현상으로 보는데, 평상시 해독을 하는 습관과 어혈을 풀 수 있는 치료법(祛痰飮, 活血祛瘀)을 사용한다.

저혈당의 **합병 증상**

혈당이란 우리 몸에 에너지원으로 쓰이는 포도당이 온몸에 혈액을 통해 공급되기 때문에 혈액에 당이 있는 정상적인 생리현상이다. 하지만 많은 사람이 고혈당은 나쁜 것이라는 편견을 갖고 있어 혈당이 낮게 형성되는 것만이 좋은 것이라고 착각한다.

이러한 편견은 고혈압과 소금의 관계에서도 마찬가지다. 앞에서도 언급했듯이, 소금은 많이 먹으면 독이 되지만 너무 적게 먹으면 독이 아니라 쇼크가 오면서 사망에까지 이를 수 있다. 소금은 나쁜 것이 아니라 우리 몸에 꼭 필요한 것으로 너무 짜게 먹지 말고 적당히 먹으라는 것인데, 극단적인 저염식을 하여 건강을 잃는 경우를 많이 본다. 소금은 WHO에서 권장하는 양을 먹는 것이 필요하다. 짜게 먹지 말하는 것은 우리나라 소금 섭취량이 다른 나라에 비해 많기 때문에 줄이자는 뜻이다. 소금은 총 하루 섭취량이 중요하다. 국이 짜다면 절반만 먹으면 된다.

소금의 편견처럼 당뇨 역시 혈당이 높은 것만 잡으려고 너무 무리한 운동을 하거나 먹는 양을 무리하게 줄여 오히려 혈당이 너무 낮아 찾아오는 저혈당 쇼크나 케톤산혈증은 조금만 조심한다면 예방할 수 있는 합병증이다. 모든 것이 마찬가지다. 과유불급! 아무리 좋은 것도 너무 과하게 먹으면 부작용이 나타난다. 균형과 조화가 이루어질 때 몸에 이롭다.

당뇨병의 급성 합병증 중 저혈당보다 더 위험한 증상은 혈당이 비정상적으로 고혈당 상태가 지속될 경우 당뇨병성 케톤산혈증이나 고삼투압성 고혈당이 발생하는 것이다. 적절한 진단과 치료가 이루어지지 않으면 심각한 상황이 발생할 수 있으니 무엇보다 환자를 주의 깊게 관찰하는 것이 중요하다. 포도당을 에너지원으로 쓸 수 없게 되면 저장했던 지방을 에너지원으로 쓰게 되는데, 지방이 분해되면서 케톤이라는 독성 물질이 만들어진다. 이 케톤이 혈액을 급격히 산성화시키면서 케톤산혈증을 일으키는 것이다.

당뇨병성 케톤산혈증의 징후		
• 구역, 구토	• 목마름, 다뇨	• 복통
• 숨 가쁨	• 심계항진	• 탈수, 저혈압
• 빈호흡, 호흡곤란	• 복부 경직	• 무기력, 뇌부종, 혼수

당뇨병성 케톤산혈증은 제1형 당뇨에서 더 많이 발생하지만, 인슐린 분비 기능이 심하게 떨어져 있는 제2형 당뇨에서도 찾아올 수 있다. 케톤산혈증은 적절히 치료하면 사망률이 1퍼센트 미만이지만, 치료가 늦어지면 사망률이 5퍼센트까지 높아질 수 있기 때문에 응급 상황으로 간주하고 적절한 치료를 해야 한다. 증상이 있다고 판단되면 간단한 소변검사로 진단할 수 있다.

케톤산혈증으로 진단된 환자는 즉시 입원 치료가 필요하며, 케톤산혈증을 유발한 원인 질환에 대한 철저한 검사와 치료를 해야 하고, 재발하지 않도록 증상을 인지하고 혈당 관리를 철저히 해야 한다.

당뇨병에 걸리면 **암에도 잘 걸리나?**

세포분열을 무한정으로 하는 암세포는 일반 세포보다 포도당을 18배 많이 필요로 한다. 암 검진 시 사용하는 PET-CT 검사 때 포도당에 조영제를 투여하면 가장 먼저 포도당을 사용하는 것이 암세포다. 당과 암세포의 관계가 이렇게 밀접하다 보니 당뇨 환자는 일반인보다 암 검진에 더 신경을 쓴다. 아직 확실하게 규명된 것은 없지만, 여러 연구에서 당뇨병이 몇 가지 암 발생과 연관이 있는 것으로 보고하고 있다.

당뇨환자 췌장암 걸린 확률 일반인 두배

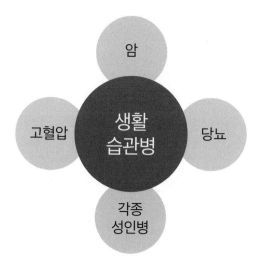

2005년 《JAMA》에 실린 내용에 따르면 공복혈당이 140mg/dL 이상인 그룹이 90mg/dL 미만인 그룹보다 암이 약 30퍼센트 더 많이 생기는 것으로 조사됐다.

췌장암의 경우 1995년 미국의사협회지에서는 당뇨병이 있던 환자가 그렇지 않은 사람과 비교했을 때 두 배 정도 췌장암이 많이 발생함을 보고했다. 당뇨병이 암을 일으키는 이유로 당뇨 치료에 사용하는 인슐린을 지목하고 있지만, 여러 연구에서 치료제로 사용되는 인슐린은 암과 무관한 것으로 밝혀졌다.

하지만 중요한 것은 당뇨에 걸리는 생활습관은 암이나 다른 성인병을 유발하는 생활습관과 같다는 사실이다.

다양한 합병증: **당뇨 합병증**은 왜 생길까?

혈당이 높으면 독성 당산화물이 혈관에 상처를 내서 콜레스테롤이 이 상처를 복구하면서 쌓이는 문제가 생길 수 있다. 이 경우 모세혈관이 많이 분포하거나 혈액순환이 취약한 곳에 합병증이 나타난다. 심장의 관상동맥에 문제가 발생하면 협심증이나 심근경색 같은 심장질환이 발생하고, 신장의 모세혈관 문제로 신부전증이 발생하면 신장 투석을 해야 한다. 눈의 모세혈관에 문제가 생기면 당뇨병성 백내장이나 당뇨병성 망막증이 생겨 실명에까지 이르기도 한다.

엄지발가락은 심장에서 가장 멀리 떨어져 있고 중력의 영향을 크게 받기 때문에 혈액순환에 가장 취약한 부위로, 통풍도 다른 부위보다 엄지발가락 부위에 가장 먼저 발생한다. 발가락 부위에만 요산이 많이 있는 것이 아니라 순환이 잘되지 않기 때문에 엄지발가락에 요산이 가장 먼저 쌓여 발생하는 것이다. 당뇨 발 환자나 족저근막염, 슬관절질환, 척추질환으로 고생하는 사람들의 공통점은 발가락에 힘이 없다는 것이다. 치료법은 간단하고 명확하다. 어처구니없게도 발가락에 빠진 힘을 돌아오게만 하면 해결된다.

생활습관병은 **대사증후군**

대사증후군(Metabolic Syndrome)은 만성적인 대사장애로 인하여 고혈당(당뇨), 고혈압, 고지혈증, 비만 등의 질환이 동시에 또는 연속적으로 나타나는 것을 말한다. 우리나라 30세 이상의 약 30퍼센트가 대사증후군 환자다.

생활습관병의 근본적 원인이 되는 복부비만은 혈액 속에 지방산을 증가시켜 인슐린 분비가 잘 되더라도 인슐린 작용이 감소하는 인슐린 저항성이 증가돼 고혈당이 유발된다. 고혈당이 지속되면 끈적끈적한 혈액을 희석하기 위해 염분과 수분을 많이 축적하고, 결국 교감신경이 자극되어 심장 박동이 빨라지고 혈관 수축이 일어나 고혈압이나 심장질환의 원인이 된다.

또한 고혈당은 혈중 중성지방은 증가시키고 몸에 좋은 콜레스테롤(HDL)은 감소시켜 지질혈증을 유발하여 동맥경화증을 일으키니 고혈당과 인슐린 저항성은 비만, 고혈압, 동맥경화, 심혈관질환 등 모든 생활습관병과 연관이 있다. 대사증후군의 원인이 되는 인슐린 저항성은 유전 요인, 비만, 스트레스, 교감신경 활성화, 신체 활동 감소, 활성산소, 저체중 출산 등의 요인이 복합적으로 관여한다.

〈대사증후군 진단〉

한국인의 경우 다음 중 세 가지 이상에 해당하면 대사증후군이라고 할 수 있다.

- 복부비만: 허리둘레 남자 90센티미터, 여자 85센티미터 이상
- 고지혈증: 중성지방 150mg/dL 이상
- 낮은 HDL 콜레스테롤 혈증: 남자 40mg/dL, 여자 50mg/dL 이하
- 고혈압
- 고혈당(당뇨병): 당화혈색소(HbA1C) 6.5퍼센트 이상, 여덟 시간 금식 후 공복혈당 126mg/dL 이상, 75그램 경구 당부하검사에서 두 시간 후 혈당 200mg/dL 이상, 무작위 당검사에서 200mg/dL 이상이며 고혈당 증상이 있는 경우

〈당뇨 전 단계(공복혈당장애, 내당능장애)〉

혈당 수치가 정상보다 높지만 당뇨병의 진단 기준에는 못 미치는 상태로, 당뇨병에 걸릴 위험이 정상인보다 열 배 정도 높으며, 3년 내 당뇨병으로 진단될 확률이 30퍼센트에 이르니 당뇨는 진단 이전 단계에서 치료와 예방이 중요하다.

당뇨와 **고혈압**

당뇨병 환자의 70퍼센트가 고혈압을 동시에 앓고 있으며, 처음 당뇨병 진단을 받을 때 이미 50퍼센트의 환자가 고혈압을 앓고 있다. 당뇨병 환자에게서 고혈압은 신장 및 심혈관 질환 합병증의 진행을 촉진하며, 당뇨병의 만성 합병증인 신장과 혈관의 합병증을 예방하기 위해서는 당뇨 관리도 중요하지만 철저한 혈압 관리도 중요하다. 당뇨병 환자의 목표 혈압은 130/80mmHg 미만으로, 정상인보다 엄격하게 관리해야 한다.

당뇨와 **고지혈증**

당뇨병에서 대부분 중성지방은 높고 인체에 좋은 고밀도 콜레스테롤(HDL)은 저하되는 소견을 보이는데, 당뇨 환자의 이상적인 목표 수치는 저밀도 지단백 콜레스테롤(LDLC)은 100mg/dL, 중성지방은 150mg/dL 미만, 고밀도 콜레스테롤(HDL)은 남자 40mg/dL 이상, 여자 50mg/dL 이상이다.

당화혈색소란?

혈액 속의 포도당과 적혈구에 있는 혈색소(헤모글로빈)가 결합된 상태를 '당화혈색소(HbA1c)'라고 하는데, 당화혈색소는 적혈구가 포도당에 노출된 기간에 비례해 증가하므로 지난 2~3개월 동안 평균적인 혈당 조절 상태를 알려주는 수치로, 당수치보다 중요한 진단 지표다.

당화혈색소 수치를 보면 치료가 효과적으로 되고 있는지 알 수 있는데, 정상인은 4~6퍼센트이며, 당뇨 환자의 당화혈색소 조절 목표치는 대략 6~7퍼센트 이하다. 당화혈색소가 1퍼센트 올라갈 때마다 혈당치가 30~35mg/dL 정도 올라가며, 당화혈색소를 1퍼센트 감소시키면 미세혈관 합병증을 30~50퍼센트까지 줄일 수 있다.

당뇨 극복을 위한 비법

당뇨를 극복하기 위해서는 무엇보다 올바른 식습관이 필요하다.

식사에 권장되는 영양

지방: 총 칼로리의 20~35퍼센트 정도, 포화지방은 총 칼로리의 7퍼센트 미만 섭취, 일주일에 2회 이상 생선(오메가 3 불포화지방산) 섭취, 트랜스지방 섭취는 최소화

탄수화물: 총 칼로리의 45~65퍼센트

단백질: 총 칼로리의 10~35퍼센트

기타: 식이섬유를 포함한 음식 섭취(혈당 상승 정도를 감소시킴)

설탕 중독 체크리스트 —————————

① 스트레스를 받으면 단 음식을 통해서 푸는 편이다.

② 단 음식을 하루라도 먹지 않으면 집중력이 떨어지는 편이다.

③ 국수, 빵, 떡, 과자 등은 배가 부를 때까지 먹는 편이다.

④ 본인 스스로 생각할 때 단것을 지나치게 많이 먹는 편이라고 느낀다.

⑤ 식사를 마치고 나면 반드시 단것을 먹는 습관이 있다.

⑥ 다이어트를 하는데도 쉽게 살이 빠지지 않을 뿐만 아니라 요요현상도 쉽게 생긴다.

⑦ 특별한 이유 없이 짜증을 내거나 히스테리를 부리고 의욕이 떨어지는 경우가 많다.

⑧ 예전과 비슷한 정도로 단것을 먹는 편이지만 만족하지 못하는 편이다.

⑨ 집중력을 요하는 일을 할 때는 초콜릿, 인스턴트, 빵 등이 있어야 한다.

⑩ 단것을 습관처럼 즐겨 찾는 편이며, 배가 부른 상태지만 단것이라면 먹는다.

※ 네 가지 이상 해당한다면 설탕 중독을 의심해봐야 한다.

탄수화물 중독 체크리스트 —————————

① 아침에 밥보다는 빵을 먹는다.

② 오후 3~4시쯤이면 집중력이 떨어지고 배고픔을 느낀다.

③ 밥을 먹은 뒤에 귀찮음을 느낄 때가 있다.

④ 내 주변에 항상 초콜릿과 과자가 있다.

⑤ 방금 밥을 먹었는데 허기가 가시지 않는다.

⑥ 자기 전에 야식을 먹지 않으면 잠이 오지 않는다.

⑦ 식이 요법 다이어트는 3일을 넘기지 못하고 포기한다.

⑧ 단 음식은 상상만 해도 먹고 싶어진다.

⑨ 음식을 방금 먹은 후에도 만족스럽지 않다.

⑩ 배가 불러 속이 거북한데도 계속 먹는다.

※ 다섯 개 이상 해당한다면 탄수화물 중독을 의심해봐야 한다.

당뇨에 독이 되는 네 가지 음식

GI지수가 높은 음식: GI지수란 칼로리와 별개로 먹은 다음 두 시간 후 몸에 흡수되는 속도를 지수화한 것이다. 낮은 칼로리라도 GI지수가 높으면 당뇨에 좋지 않다. GI지수가 높은 대표적인 음식은 흰밥, 밀가루, 설탕이다.

짠 음식: 소금이 혈당에 직접적인 영향을 주지는 않지만, 소금을 과다하게 섭취하면 혈액순환장애를 일으켜 혈관질환이 발생한다. 그러면 대사 기능이 망가져 당뇨에 좋지 않은 영향을 미친다. 또 짠맛은 단맛을 부르고 더욱 자극적인 음식을 먹게 되는 악순환에 빠지기 쉽다.

동물성 지방: 동물성 지방도 소금과 같이 혈액이나 혈관장애를 일으켜 대사증후군을 야기한다. 포화지방보다는 불포화지방이 많이 들어 있는 오리고기나 등푸른 생선을 먹는 것이 좋다.

단 음식: 단 음식은 혈당을 높이는 가장 좋지 않은 음식이다. 특히 액상과당은 포만감을 못 느끼게 하여 과식을 불러오므로 비만과 당뇨를 일으킨다.

당이 들어 있는 과일, **먹어도 될까?**

　당뇨는 당이 적게 들어간 음식을 먹는 것이 중요한데, 과일에는 당이 함유되어 있기 때문에 먹어야 할지 말아야 할지 고민이 된다. 따라서 과일을 먹을 때도 GI지수가 낮은 과일을 선택하는 것이 좋다.

　당분이 있다고 과일을 무조건 먹지 말아야 한다는 것이 아니라, GI지수가 낮은 과일 위주로 조금씩 자주 먹는 것이 방법이다. 과일의 GI지수를 보면 레몬(27), 딸기(29), 블루베리(34), 배, 사과(36), 복숭아(41), 포도(46), 수박(72)의 순이다.

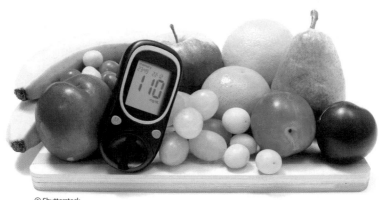

ⓒ Shutterstock

당뇨는 **탄수화물 중독과 단백질 부족 때문**

당뇨 치료에는 완전한 탄수화물과 충분한 단백질 섭취가 답이다. 2012년 통계에 따르면 미국은 우리나라보다 비만 인구가 10배나 많지만 당뇨 환자의 비율은 미국은 9.4퍼센트, 우리나라는 12.4퍼센트로 오히려 낮다.

그 이유 중의 하나가 충분한 단백질을 섭취하기 때문이라는 연구 결과가 있다. 우리나라의 식생활습관이 문제가 있다는 결과인데, 탄수화물 섭취는 많은 반면 단백질 섭취가 부족한 것이 원인이다.

당뇨 하면 고기를 먹지 말아야 한다는 편견이 문제다. 당뇨 치료에는 서서히 흡수되는 완전 탄수화물 섭취와 충분한 단백질 공급이 필요하다.

설탕은 독

과당 섭취를 줄이기만 해도 인슐린 저항성을 없앨 수 있다. 설탕의 반은 과당으로, 뇌에서 도파민을 과도하게 분비하게 하는데, 쾌락을 느끼게 하여 중독을 발생시킨다. 따라서 더욱 많은 설탕 섭취를 유도한다.

사람들은 대부분 소금을 건강의 적으로 간주하면서 과한 소금 섭취가 마치 성인병을 만드는 주범처럼 생각하지만, 소금 섭취량은 예전에 비해 3분의 1로 줄어들었는데 당뇨나 고혈압 환자는 몇 배나 더 늘어났다. 성인병이 늘어난 이유는 설탕 소비량의 증가에 있다. 설탕과 과당은 대표적인 인슐린 저항성 유발 물질이다.

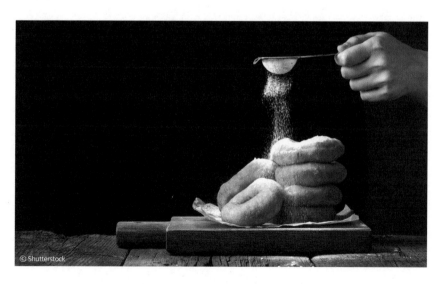

© Shutterstock

유탕면이 당뇨의 최대 적

라면처럼 탄수화물을 기름에 튀긴 면을 유탕면이라 하는데, 당뇨 환자는 먹지 말아야 할 음식이다. 과당이 기름에 튀겨지면 산화되면서 페록사이드가 독으로 작용하여 대량의 활성산소를 만든다. 당이 잘 조절되고 있더라도 라면을 먹은 후에 당 체크를 해보면 혈당 조절이 안 되는 것을 알 수 있다. 당뇨 환자 중 라면 마니아라면 라면만 끊어도 당 조절이 될 수 있다.

잠이 보약

당뇨 환자의 70퍼센트는 불면증을 호소한다. 물론 신경이 예민하고 스트레스로 인해 잠을 잘 못 자기도 하지만, 당뇨 때문에 소변을 자주 보게 되어 자다가 자주 깨기 때문이기도 하다. 밤에 잠을 잘 못 자니까 낮잠을 청하게 되는데 15~30분 정도의 짧은 잠은 약이 되지만, 너무 길게 자면 오히려 독이 되어 밤에 불면증을 가중시킨다.

수면이 부족하면 당화혈색소가 3~6배 증가된다는 보고가 있으며, 불규칙한 수면 습관은 당뇨뿐 아니라 암 발생률도 높인다. 밤에 일하는 사람은 심장질환이나 유방암에 걸릴 확률이 높고, 유방암 환자 중 90퍼센트가 불면증을 앓고 있다. 주야로 교대 근무하는 남성은 전립선암 발생률이 3.5배 정도 높다고 한다.

규칙적인 수면 습관은 건강에 가장 필요한 휴식이자 보약이라고 할 수 있다.

운동은 당뇨의 명약,
그러나 **잘못된 운동법은 독약**

당뇨의 원인은 아주 많지만 결국 혈액 속에 포도당이 너무 많아 생기는 병이며, 크게 두 가지 원인으로 요약할 수 있다. 하나는 너무 많은 포도당 섭취로 당이 올라가는 것이고, 다른 하나는 섭취량은 많지 않은데 사용되지 않고 축적되어 당이 올라가는 것이다. 전자의 이유라면 식이요법으로 당 섭취를 조절하면 되고, 후자의 이유라면 운동으로 포도당을 소모하면 되는 것이니, 당뇨 치료에 식이요법과 운동은 가장 중요한 근본적인 치료 방법이다.

그러나 과한 운동은 저혈당과 같은 위험한 상황을 초래한다. 체력을 완전히 소진할 정도로 몰아쳐 운동하는 것은 좋지 않다. 보약도 체질에 맞지 않으면 독약이 되는 것처럼 사람마다 운동량이나 운동 방법이 다를 수밖에 없다. 운동을 하라는 의사의 처방만 듣고 계획 없이 운동을 시작하지 말고 자신에게 맞는 좋은 운동법을 스스로 찾아가는 것이 필요하다.

일반적으로 당뇨에는 걷기와 같은 유산소운동과 근력운동을 병행하는 것이 좋고, 비만한 사람은 관절 손상을 예방하기 위하여 수영이나 자전거 타기 등과 같이 체중이 실리지 않는 운동이 바람직하다.

걷기는 천천히 걷기 시작해 빨리 걷기까지 운동 강도에 따라 심폐 기능 강화에도 도움이 된다. 걷는 것은 가파른 곳보다 평지가 좋은데, 특히 빨리 걷기는 꼭 평지에서 해야 하며, 평소 걷는 속도의 두 배 정도가 좋다. 아스팔트나 시멘트 길에서는 관절에 무리가 올 수 있기 때문에 걷기 전용 트랙이나 흙길이 좋다.

걷는 방법도 중요한데, 발이 땅에 닿는 순서는 뒤꿈치부터 발 중앙, 발 앞, 발가락 순서가 되어야 충격이 적다.

최근 캐나다의 마틴 기발라 교수가 제안한 간헐적 운동(H.I.I.T)법이 소개됐는데, 그 방법은 최대 능력치의 60퍼센트로 1분 운동, 1분 휴식을 10회 반복하는 방법이다. 이 운동법을 제2형 당뇨 환자들이 2주간 실천한 결과 혈당 수치가 다른 운동법에 비해 눈에 띄게 줄어들었다고 하니 참고해 실천해보고 자신에게 맞는다면 꾸준히 해보는 것도 좋겠다.

한국보건의료연구원이 2016년 발표한 자료에 따르면 식이요법과 운동 중 하나만 하는 것보다 식이요법과 운동을 병용한 그룹에서 당뇨 발병률이 44퍼센트가량 낮았다. 그 이유는 앞에서도 말했지만 당뇨의 원인은 크게 두 가지로 나눌 수 있지만 이 두 가지가 섞여 있는 경우도 많기 때문이다.

운동 직후에 혈당이 오히려 올라가 놀라는 사람이 있는데, 근육과 간이 혈당을 조절하는 시간차 때문에 혈당이 일시적으로 올라가는 것이므로 보통 운동이 끝난 직후 혈당을 재는 것보다 15분 정도 지난 뒤에 체크하는 것이 요령이다.

당뇨에 좋은 운동 방법

- 우선 처음에 1킬로미터 정도 걸어보고 컨디션이나 다른 문제가 없으면 2킬로미터, 3킬로미터, …… 10킬로미터 형태로 운동량을 늘려간다. 사람마다 체질이 다른 것처럼 운동량도 다르기 때문이다.
- 당뇨약을 먹고 바로 운동하는 것은 저혈당에 빠져 오히려 해로울 수 있다. 당뇨약을 먹지 않을 때 운동하는 것이 효과적이다.
- 공복 시 운동하는 것보다 식후 혈당이 오를 때 운동하는 것이 좋다.

당뇨와 **비타민 D**

암 치료에 도움이 되는 비타민 하면 비타민 C를 떠올리기 쉽지만, 비타민 D가 암 생존율을 높이는 데 도움이 된다는 사실은 모르는 사람이 많다. 하지만 비타민 D가 암을 예방한다는 것은 널리 알려진 사실이다. 비타민 D는 칼슘 흡수를 높여 뼈를 건강하게 하며, 부족하면 암, 심장병, 당뇨병, 다발성 경화증, 인지 능력 감소 등 만성 질환과 생명에 위협을 주는 각종 질병을 일으킬 수 있다.

비타민 D는 햇빛에 노출된 피부를 통해 체내에서 합성되는데, 이때 우리 몸에 필요한 비타민 D의 90퍼센트가 공급되며 나머지는 음식으로 보충된다. 비타민 D를 함유한 식품에는 연어, 참치, 고등어 등 생선과 간, 달걀, 치즈 등이 있으며, 비타민 D가 첨가된 시리얼이나 우유도 있고, 비타민 D 보충제를 통해서도 섭취가 가능하다.

2014년 7월 영국 에든버러 대학교 의학연구소 유전자연구실의 맬컴 던롭 박사는 《임상종양학 저널(Journal of Clinical Oncology)》 최신호에 비타민 D가 대장암 환자의 생존율을 높일 수 있다는 새로운 연구 결과를 발표했다. 비타민 D가 전립선암과 간암, 대장암 등 여러 종류의 암을 예방한다는 그동안의 연구 결과를 다시 한 번 뒷받침해주는 내용이다. 특히 그는 "대장암 환자는 혈중 비타민 D 수치가 높을수록 사망 위험률이 낮아진다"라고 밝혔는데, 비타민 D의 혈중 수치가 높은 그룹의 5년 생존율은 75퍼센트였으나, 낮은 그룹은 66퍼센트에 못 미치는 것으로 나타났다.

중국과학원의 생명과학연구 팀도 암 환자 1만 7000여 명을 대상으로 한 25편의 관련 논문을 종합 분석한 결과, 비타민 D의 혈중 수치가 1리터에 10나노몰 늘어날 때마다 암 생존율이 4퍼센트씩 높아진다고 밝혔다. 영국 엑서터 대학교 의과대학의 데이비드 J. 루엘린 교수 팀은 치매와 심혈관질환, 뇌졸중 병력이 없는 65세 이상 남녀 1600여 명을 대상으로 6년 동안 진행한 심혈관 건강 연구 자료를 분석한 결과, 비타민 D가 부족하면 치매 위험이 최고 두 배 이상 높아지는 것으로 나타났다.

　　하지만 요즘 현대인은 이렇게 중요한 영양소인 비타민 D가 부족하다. 건물 안에 있는 시간이 길고, 특히 어디든 걷기보다는 자동차를 타고 다니기 때문에 운동 부족과 함께 햇빛 볼 시간이 거의 없기 때문이다. 일상생활에서 햇빛을 통한 비타민 D를 얻는 일이 쉽지 않아진 것이다. 성인은 물론이고 학원과 집을 쳇바퀴 돌듯 오가는 어린이와 청소년도 햇빛을 보는 시간이 줄어들었기 때문에 아토피나 알레르기비염 같은 면역질환이 늘어나고 있다.

　　필자의 병원 내에 있는 편백나무 산책길에는 비타민로가 있다. 몇 년 전 산불로 인해 큰 나무가 사라져 햇빛이 많이 들어오는 곳이라 붙은 이름이다. 환자들은 자연이 선물한 가장 좋은 온열 치료 장소라며 맑은 날이면 이곳을 걸으며 햇빛을 통해 비타민 D를 얻고 있다. 이렇게 햇빛을 충분히 받아도 암 환자들의 혈액을 검사해보면 비타민 D가 부족하기 때문에 3개월에 1회씩 주사 요법으로 공급해주고 있다.

비타민 D 보충 방법

- **햇빛**: 햇빛만 잘 받아도 하루에 필요한 비타민 D의 80퍼센트를 얻을 수 있다. 피부가 흰 사람은 하루 30분 정도만 일광욕을 해도 충분하고, 피부가 검은 사람은 두 시간 정도 필요하다.

- **우유**: 우유 한 컵에는 대략 100IU의 비타민 D가 들어 있다.

- **달걀**: 노른자 하나에는 21IU의 비타민 D가 들어 있고, 흰자에는 순 단백질이 있다. 완전식품이라는 이름에 걸맞게 달걀은 영양의 보고다.

- **버섯**: 한 연구에 따르면 양송이는 중파장(파장 280~320nm) 자외선을 쬐면 내부에 있는 비타민 D가 400퍼센트까지 늘어난다고 한다. 버섯은 저지방, 저칼로리 식품으로 버섯만 먹어도 좋고, 피자나 햄버거, 샐러드, 오믈렛에 곁들여 먹어도 좋다.

- **새우**: 오메가 3가 풍부하며 고단백에 지방과 칼로리는 낮다. 대신 콜레스테롤은 조금 높다. 새우 85그램에는 129IU의 비타민 D가 들어 있다.

- **대구 간유**: 생선 기름은 먹기가 거북하지만, 요즘은 향신료를 첨가해 다소 먹기가 낫다. 큰 숟가락 하나 정도 양이면 하루치의 340퍼센트에 해당하며, 필수지방산인 오메가 3도 풍부하다. 다른 간유에도 오메가 3가 풍부하지만 비타민 D는 대구 간유에만 들어 있다.

- **참치**: 비타민 D가 들어 있는 가장 확실한 식품이다. 단백질과 오메가 3도 풍부하다. 참치 85그램에는 비타민 D 200IU 정도가 들어 있다.

- **연어**: 오메가 3가 들어 있다. 자연산 연어는 양식 연어보다 비타민 D가 네 배나 많고, 자연 식품 가운데 가장 많이 들어 있다.

면역력을 높이는 **반신욕의 과학**

체온이 1도 상승하면 면역 기능이 다섯 배 증가한다. 체온을 올리는 가장 직접적인 방법은 더운 물로 반신욕을 하는 것이다. 체온이 올라가면 말초혈관이 확장되어 혈액순환이 좋아지면서 산소나 영양분이 말초 조직에까지 잘 공급되어 신진대사가 높아진다.

하지만 너무 높은 온도는 오히려 교감신경을 자극하여 역효과를 가져올 수 있다. 가장 이상적인 물 온도는 41도다. 체온과 5도 이상 차이가 나는 것은 바람직하지 않다. 자신의 체온을 미리 체크해 온도를 맞춰 반신욕을 시작하는 것이 좋다. 이 온도는 우리 몸의 부교감신경을 활성화해 혈액순환이 원활해지도록 하여 신진대사를 촉진한다. 단, 수족냉증이 심하거나 고령자는 심장과 폐에 부담이 없는 온도에서 시작한다.

물의 높이는 배꼽 아래 5센티미터가 가장 좋다. 한의학에서는 이 부위를 관원이라 하는데, 흔히 말하는 단전 부위다. 한의학에서는 머리와 가슴 부위는 항상 시원하게 하고 복부와 사지는 따뜻하게 하라고 하는데, 따라서 머리에는 시원한 물수건을 두르는 것이 좋다.

욕탕의 물이 너무 많으면 몸에 압력이 가해져 혈액이 심장으로 몰리고 횡격막을 위로 올려 폐의 용량이 줄어든다. 그러면 호흡수가 늘고 심폐 기능에 부담을 줄 수 있지만, 단전까지 오는 물 높이는 그런 부담을 줄여준다. 그래도 고령자나 심장병, 호흡기질환 환자는 조심해야 한다.

효과적으로 반신욕 하기 ————————————————————————————

- 식후 한 시간 이내는 피하고 가능하면 공복에 한다. 식후엔 혈액이 소화기관으로 가야 하는데 반신욕을 하면 혈액이 피부로 몰려 소화가 잘 안 될 수 있다.

- 자신의 기초체온보다 5도 낮은 물을 준비한다(36.5+5=41.5도). 일반적으로 41도가 적당하다. 욕조에 한 번 들어가는 시간은 10분 이내로 하고, 2~3회 반복한다.

- 하루의 생체 리듬에 맞춰 취침 한 시간 전에 하면 수면에 효과적이다.

- 반신욕으로 인한 탈수를 보충하기 위해 반신욕 전후에 한 잔 정도의 따뜻한 물이나 녹차를 마신다.

- 반신욕을 하는 도중 음악 감상이나 명상을 병행한다. 음악은 자신의 기분과 같은 곡을 선택하거나 마음을 안정시키는 곡을 선택한다. 클래식이나 조용한 음악에 한정할 필요는 없고 조금 빠른 템포의 적극적인 곡을 선택해도 되지만, 처음 반신욕을 한다면 클래식 음악을 추천하며 주위에 방해가 되지 않는다면 큰 소리로 노래를 따라 부르면 스트레스 해소에 도움이 된다.

- 따뜻한 물로 마무리 샤워를 한다. 특히 여름철에도 찬물로 샤워하는 것은 금한다.

현대 문명의 혜택,
냉장고와 에어컨에 대하여

여름철에 냉방 장치가 잘된 은행이나 쇼핑몰, 사무실 등에 오래 머물면 몸이 나른해지고 두통이 생기곤 한다. 기침이나 콧물이 나오기도 한다. 이것을 냉방병, 냉방증후군이라고 하는데, 에어컨 사용이 많아지면서 실내외 간 온도차가 커진 것이 주요 원인이다.

신체는 체온이 올라가면 땀을 내 체온을 내리고, 체온이 내려가면 열을 뺏기지 않기 위해 피부 면적을 축소한다. 그런데 냉방을 과도하게 하면 몸이 지나치게 차가워져서 체온 조절을 위한 땀이 나지 않게 되어 수분대사 균형이 깨지고 혈액순환 장애가 발생한다.

냉방병의 증상은 피로감, 어지럼증, 두통, 근육통, 오한, 소화불량, 설사, 부종 등 다양하다. 특히 남성보다 여성이 냉방병에 더 취약한데, 이는 근육의 양과 관련이 있다. 근육량이 부족하면 체온 조절 능력이 떨어지기 때문이다.

한여름에도 복부와 손발이 늘 차가운 사람이 있는데, 한의학에서는 이를 냉증이라 한다. 여성에게는 생리통이나 불임 등의 증상으로도 나타난다. 진단은 진맥, 적외선 체열 진단 등을 통해 이뤄진다. 적외선 체열 검사를 해서 팔뚝과 손의 온도 차이가 0.3도 이상 나면 수족냉증을, 배꼽 주위가 2.5도 이상 낮으면 하복부 냉증을 의심할 수 있다.

잘못된 생활습관이나 다이어트, 운동 부족, 노출 패션 등 여러 가지 원인으로 인해 냉증이 늘어나고 있다. 또한 냉장고에 보관된 차가운 음식과 에어컨 냉방도 냉증의 주요 유발 요인이다. 냉장고와 에어컨으로 인한 냉증, 냉방병 치료를 위해서는 생활습관 개선이 중요하다.

가장 중요한 것은 운동이다. 운동을 통해 혈액순환을 촉진하고 체온을 올리는 것이다. 또한 식사 습관도 중요하다. 몸이 차가운 체질이라면 너무 차가운 물이나 음식보다 상온에 두었거나 따뜻하게 한 음식을 섭취하는 것이 좋다. 또한 적절한 호흡법이나 명상 등을 하여 혈액순환과 면역 증강 등을 촉진할 수 있다. 한의학에서는 복부 왕뜸을 하여 냉증을 치료한다.

냉증과 저체온

한의학에서 치료 방법의 하나로 사용하는 뜸의 기원은 불의 사용이다. 불을 사용할 줄 알게 됨으로써 인류는 음식의 구조를 바꿈과 동시에 추위를 없애고 피로를 풀어주며 불에 쪼이면 통증이 경감한다는 사실을 알게 됐고, 그 과정에서 자연스레 뜸이 사용됐다.

서양에서 발달해온 온열 치료의 역사를 보면 기원전 3000년 전 이집트의 하피루스가 유방암을 열로 치료한 기록이 있으며, 기원전 400년에는 의학의 아버지로 불리는 그리스 의사 히포크라테스가 '약으로 치료할 수 없는 것은 수술로 치료하고, 수술로 치료할 수 없는 것은 열로 치료하며, 열로 치료할 수 없으면 치료가 불가능하다'고 했을 정도로 온열 치료의 중요성과 효과를 설명했다. 한의학의 가장 오래된 의서인 《황제내경》을 보면 "병이 맥(脈)에서 생기면 뜸과 침으로 치료한다. 장이 차가워져 창만병이 발생한 경우는 쑥뜸으로 치료해야 한다"라고 했다.

암으로 고생하는 환자들의 체온은 오르내림이 심하다. 36도 이하, 심하면 35도까지 내려가는 경우도 많다. 체열진단기로 촬영해보면 암 부위가 유독 차갑게 나타나는 경우가 많다. 암 환자뿐만 아니라 내원하는 환자들을 보면 손발이 차고 아랫배가 차가운, 체온이 36도 이하인 저체온 환자가 늘고 있다. 스트레스와 유해 환경에 노출되면서 평균 체온이 지난 50년 사이 1도가량 떨어졌다고 한다.

우리 몸을 지켜주는 면역 체계는 체온과 밀접한 관계가 있다. 체온이 1도 떨어지면 면역력은 30퍼센트 떨어지고, 반대로 체온이 1도 올라가면 면역력은 다섯 배 증가한다. 여기서 면역력이 증가했다는 말은 백혈구나 림프구가 증가했다는 뜻일 수도 있지만, 하나의 백혈구가 가진 능력이 향상됐음을 뜻하기도 한다. 체온이 올라가면 혈액의 흐름이 좋아지고 효소작용이 활발해진다. 혈액의 흐름이 원활하면 백혈구나 림프구의 흐름도 좋아져서 같은 수의 백혈구나 림프구라 해도 능률이 향상된다.

감기는 면역반응의 좋은 예다. 감기에 걸리면 열이 나는데, 해열제를 처방하는 것보다 반신욕을 하거나 몸을 따뜻하게 해서 땀을 빼는 게 더 빨리 낫는 방법이다. 한의원에서 처방하는 감기약도 땀을 뺄 수 있도록 성질이 매운 약재를 넣는다. 체온은 사람마다 조금씩 다르지만 평균 36.5도이며, 활동적인 사람은 이보다 조금 높은 편이고 내성적이거나 조용한 사람은 이보다 조금 낮은 편이다. 건강하지 않을 때 보통 체온이 낮아진다.

체온은 기초대사량과 관련이 깊은데, 체온이 내려간다는 것은 부교감신경이 우위에 있다는 뜻이다. 요즘 아이들의 체온이 낮아진다고 하는데, 이는 운동량은 줄고 책상에 앉아 있는 시간이 많거나 과잉보호가 원인일 수 있다. 체온이 내려가면 면역력이 떨어지는데, 그 이유로 요즘 아이들에게 면역질환인 아토피나 알레르기질환이 많은 것일 수도 있다.

일본 가나자와 대학교 암센터의 오카모토 하지메 소장의 논문 〈단독(丹毒)이나 면종(面腫)을 일으키면 전이된 암도 치료된다〉(단독은 일종의 피부염증이며, 면종은 감염으로 고름이 생기는 병)에서 말기 암 환자가 감염성 질환에 걸려 고열을 앓고 난 후 암세포가 사라지는 예를 보고했다. 감염성 질환으로 고열이 나자 암세포가 견디지 못하고 사멸한 것이다. 이 사례에서 알 수 있듯이 암세포는 다른 세포에 비해 열에 매우 약하다. 이 점에 착안해 암을 열로 고치려는 방법이 뜸과 온열 요법이다.

유럽에서는 한방의 뜸 요법에서 착안해 고주파 온열 요법의 새로운 치료법을 개발해 암 치료에 적극 활용해왔다. 문제는 체온이 39.5도 이상으로 올라가야 암이 사멸할 가능성이 높아지는데, 몸 밖에서 열을 쬐어도 몸속까지 여간해서는 따뜻해지지 않는다는 것이다. 또한 고열로 암세포는 제거할 수 있다지만 고열 자체가 체력을 매우 소모시키므로 체력이 저하됐을 때는 효과를 기대할 수 없다.

이러한 단점을 보완해 독일에서 제4세대 고주파 온열 암 치료기를 개발했다. 이 치료기는 인체에 유용한 13.56메가헤르츠의 고주파가 암 조직만 선택적으로 43도까지 열을 가해 괴사 또는 자살하도록 유도한다. 그뿐 아니라 38~43도의 열을 인체 깊숙이 전달하여 근육과 혈관을 자극해 혈액순환과 림프 순환을 촉진, 인체의 자연치유력을 증진하는 역할도 한다. 특히 몸에 열이 가해질 때 정상 조직의 온도는 일정하게 유지되지만, 암 조직은 혈관이 확장되지 않은 채 조그만 혈전이 생기면서 종양으로 공급되던 영양분이 차단돼 암 조직이 파괴되는 것이다.

고주파 온열 암 치료는 항암 치료나 방사선 치료와 병행하면 효과가 더욱 좋다. 온열 치료로 혈관이 확장되므로 혈액순환이 좋아지고 산소 농도가 높아진다. 산소가 없을 때보다 있을 때 암세포는 방사선에 세 배 정도 민감해지며, 항암제 농도가 높아져 치료 효과는 높이고 항암 내성은 낮추어 항암과 방사선 치료 효과가 극대화된다.

한방에서도 일찍부터 뜸을 암이나 기타 질환에 활용해왔다. 특히 몸이 차가워지면 병이 생기는 자궁질환이나 암 치료에 효과적이다. 필자는 임상적으로 비파 뜸과 왕뜸, 봉침과 약침 등을 7년째 면역력 회복과 암 치료에 활용하고 있다. 암세포가 열에 약하다는 것은 일찍부터 알고 있었지만 외부에서 열을 가해 암이 위치한 심부까지 열을 전달하기 위해선 화상이라는 부담을 피할 수 없는데, 유럽에서는 한방의 뜸 요법에서 착안해 고주파 온열 요법이라는 새로운 치료법을 개발해 화상의 부담을 피하여 적극적으로 암을 치료하고 있다. 민간에서도 암과 같은 난치병에 체온을 올려 치료하는 방법으로 뜸뿐 아니라 온천욕이나 불가마 찜질 등을 이용해왔다. 반신욕 역시 체온을 높여 치료하려는 한 가지 방법이다.

당뇨의 한방 치료

한방에서는 당뇨병을 '소갈의집(消渴蟻集)'이라고 했는데, 사람의 오줌을 접시에 두고 개미가 단맛을 알고 모여들면 당뇨병으로 진단했다는 의미다. 소갈증은 《황제내경》에 처음으로 기록됐다. 소(消)는 소모, 갈(渴)은 갈증이라는 뜻이다.

한의학에서는 같은 당뇨라도 체질과 장기에 따라 원인과 치료 방법이 달라진다. 잘못된 생활습관에 따라 그리고 개인에 따라 같은 당뇨라도 나타나는 증상과 진행이 다르기 때문이다. 증상과 원인에 따라 상소(上消), 중소(中消), 하소(下消)로 나누고, 원인과 체질에 따라 다른 처방으로 치료한다.

상소증(上消症) 처방

폐심(肺心)의 질환으로 상초(上焦)에 열이 있어 가슴이 답답하고 입이 마르며 혓바닥이 붉고 갈라지며 호흡이 급하여 이상이 있고 물을 많이 마신다.

- 청심연자음(淸心蓮子飮)
- 전씨백출산(全氏白朮散)
- 맥문동음자(麥門冬飮子)
- 강심탕(降心湯)
- 인삼석고탕(人蔘石膏湯)
- 화혈익기탕(和血益氣湯)

- 생진양혈탕(生津養血湯)
- 황금탕(黃金湯)

중소증(中消症) 처방

음식을 잘 먹으면서 몸이 여위고 식은땀(自汗)이 나며 대변이 조(燥)하여 변비 증세와 소변이 잦으며 비(脾), 위장(胃腸) 질환으로 소화불량, 피로감, 소변이 탁하고 갈증이 심하다.

- 생진감로탕(生津甘露湯)
- 조위승기탕(調胃承氣湯)
- 순기산(順氣散)
- 인삼산(人蔘散)
- 황련저두환(黃連豬頭丸)

하소증(下消症) 처방

신장이 허약하여 소변량이 많고 소변에 거품이 생기고 하지가 약하고 통증이 온다.

- 인삼복령산(人蔘茯苓散)
- 팔미원(八味元)
- 가미신기환(加味腎氣丸)

당뇨병 민간요법(助藥)

콩: 날콩(생두)을 하나씩 먹으면 좋지만, 날콩은 소화가 잘 되지 않는 단점이 있으므로 초두(酢豆)를 만들어 먹는 게 좋다. 투명한 유리병에 식초와 콩을 넣어 냉장고에 4~5일간 두면 콩이 붇는데, 이때 재차 식초를 추가하여 7~10일간 경과 후 하루에 5~10개씩 수시로 씹어 먹으면 좋다.

달팽이: 고단백질, 칼슘이 풍부하며 지방질이 적어서 당뇨에 좋다.

양파, 표고버섯, 솔잎, 해당화 뿌리, 모시조개, 시금치가 좋다.

차가버섯: 미열로 달여서 상복하면 좋다.

고삼(苦參)·산약(山藥)·천화분(天花紛)·맥문동(麥門冬) 각 3, 박하(薄荷)·감초(甘草) 0.5 분량을 달여서 상복하면 좋다.

경혈 자리에 침 요법

중완: 배꼽과 명치 사이

양문: 중완의 우외측 4센티미터

복애: 양문의 오른쪽 늑골의 들어가는 곳

췌점: 배꼽의 우상(우상 2센티미터)

간유: 제9흉추의 양외측 3센티미터

비유: 제11흉추의 양외측 3센티미터

삼초유: 제1요측(요측)의 좌측 3센티미터

족삼리

※ 뜸을 뜨거나 마사지만 해도 효과가 있다.

한의학 박사 김동석 캠프 대장이 말하는
당뇨의 체질별 맞춤 처방

양방에서 당뇨병은 완치되는 병이 아니다. 양의학적 당뇨 치료는 엄밀히 말하면 치료가 아니라 혈당 관리이기 때문에 당뇨의 완치란 개념이 없다. 한방 치료에서 당뇨는 원인에 따른 결과이지 고혈당이 원인이 아니다. 그래서 같은 당뇨라 하더라도 원인이 다르고 치료법도 다르다. 몸의 원인을 제거하면서 생활습관을 잡아준다면 당뇨는 정복될 수 있다.

몸의 원인을 제거하고 생활습관을 바꾸어서 먹던 약이나 인슐린을 중단하여 완치가 됐어도 다시 예전의 잘못된 습관으로 돌아간다면 언제든지 혈당이 다시 악화될 수 있다. 이런 의미로 당뇨병 '완치'라기보다는 '관해(寬解, remission)' 상태라고 말하는 것이 더 옳은 표현이라고 할 수 있는데, 관해란 현재는 질병이 없지만 언제든지 재발할 수 있는 상태를 말한다.

한방 치료에서 당뇨는 다양한 원인이 있겠지만 체질과 원인, 증상을 고려하여 가장 많은 유형 네 가지로 나누어 치료한다.

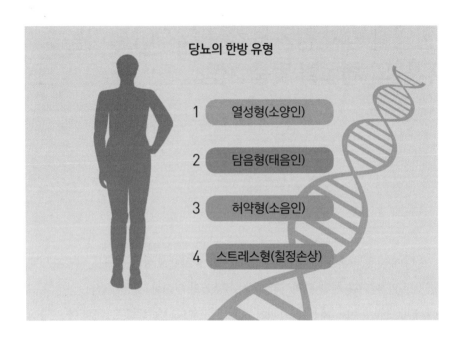

당뇨의 한방 유형

1 열성형(소양인)

2 담음형(태음인)

3 허약형(소음인)

4 스트레스형(칠정손상)

첫 번째는 열성 유형으로, 소양인에게 많은 당뇨다. 성질이 급하고 추진력이 있는 반면 뒤끝이 흐려 마무리가 약하다. 많이 먹지만 많이 소모하여 살이 찌지 않는 것이 특징이며, 상체는 열이 많고 하체는 차가운 상열하한 증상이 많다. 입이 마르고 갈증이 있어 물을 많이 마시고 소변을 자주 보고 거품이 있는 것이 특징이다.

두 번째 유형은 담음형으로, 태음인에게 많은 당뇨다. 성질이 고집스럽고 식탐이나 일 욕심이 많고 음흉하며 움직이기를 싫어한다. 주로 인스턴트 음식이나 야식, 과식 등의 식생활이 문제로, 노폐물이 많이 쌓이는 유형이며 뚱뚱한 경우가 많다. 한방에서 노폐물을 담음이라 하는데, 이진탕류의 한약으로 담을 제거하는 것이 좋다.

세 번째 유형은 허약형으로, 항상 소화가 안 되고 먹는 양이 적은 소음인에게 많다. 성격이 예민하고 꼼꼼하여 매사가 심각하고 고민이 많아 깊은 잠을 못 잔다. 적게 먹기 때문에 항상 기운이 없어 보이고 살이 찌지 않는다. 자주 어지럽고 근력이 없고 입가나 눈 주위가 떨리고 차가운 음식이나 밀가루 음식을 먹으면 탈이 잘 난다.

네 번째 유형은 스트레스형으로, 한의학에서는 감정을 칠정(희로애락애오욕)이라 하여 스트레스형을 칠정손상형이라 한다. 스트레스형은 교감신경이 흥분한 상태로 자율신경 실조증과 증상이 유사하다. 스트레스로 깊은 잠을 못 자고 악몽이나 꿈을 많이 꾸며 깜짝깜짝 잘 놀라고 가슴이 두근거리며 심하면 가슴통증이 있다, 기혈 순환이 잘 되지 않아 추웠다 더웠다 하는 한열 왕래 증상이 있고 불안하며 입이 쓰다.

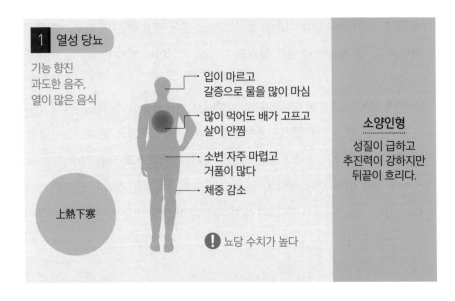

1 열성 당뇨

기능 향진
과도한 음주,
열이 많은 음식

上熱下寒

입이 마르고
갈증으로 물을 많이 마심

많이 먹어도 배가 고프고
살이 안찜

소변 자주 마렵고
거품이 많다

체중 감소

❗ 뇨당 수치가 높다

소양인형
성질이 급하고
추진력이 강하지만
뒤끝이 흐리다.

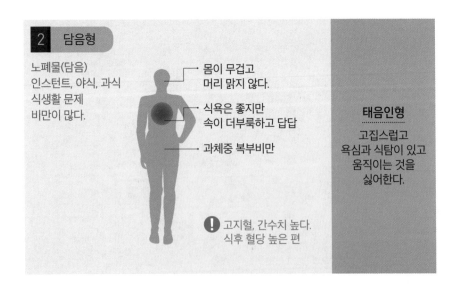

2 담음형

노폐물(담음)
인스턴트, 야식, 과식
식생활 문제
비만이 많다.

몸이 무겁고
머리 맑지 않다.

식욕은 좋지만
속이 더부룩하고 답답

과체중 복부비만

❗ 고지혈, 간수치 높다.
식후 혈당 높은 편

태음인형
고집스럽고
욕심과 식탐이 있고
움직이는 것을
싫어한다.

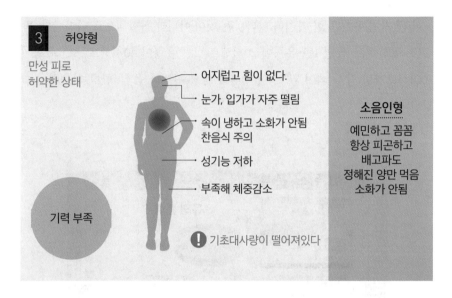

3 허약형

만성 피로
허약한 상태

기력 부족

- 어지럽고 힘이 없다.
- 눈가, 입가가 자주 떨림
- 속이 냉하고 소화가 안됨
  찬음식 주의
- 성기능 저하
- 부족해 체중감소

❗ 기초대사량이 떨어져있다

소음인형

예민하고 꼼꼼
항상 피곤하고
배고파도
정해진 양만 먹음
소화가 안됨

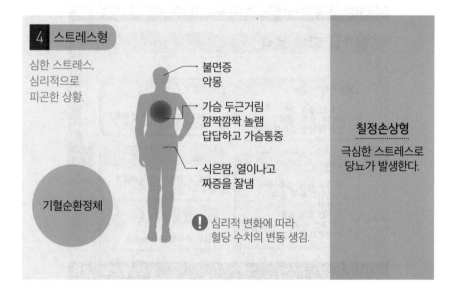

4 스트레스형

심한 스트레스,
심리적으로
피곤한 상황.

기혈순환정체

- 불면증
  악몽
- 가슴 두근거림
  깜짝깜짝 놀램
  답답하고 가슴통증
- 식은땀, 열이나고
  짜증을 잘냄

❗ 심리적 변화에 따라
  혈당 수치의 변동 생김.

칠정손상형

극심한 스트레스로
당뇨가 발생한다.

이 네 가지 유형은 한 가지씩 나타나는 것이 아니라 복합적으로 나타난다. 박 ○○ 씨를 예로 들면 1번 유형이 20퍼센트, 2번 유형이 40퍼센트, 3번 유형이 40퍼센트가량 각각 섞여 있고, 이에 따라 생활 관리나 음식, 한방 치료법이 결정된다.

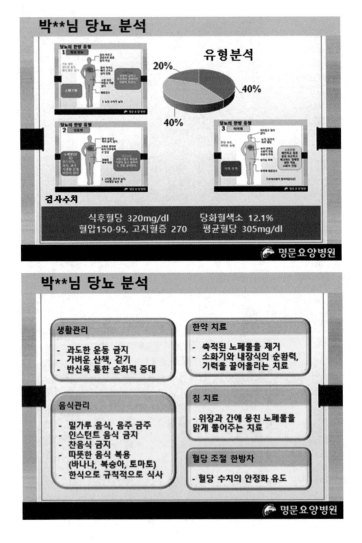

세계 당뇨의 날과 **밴팅**

당뇨병 치료에 없어서는 안 될 인슐린의 발견은 캐나다의 의사이자 생물학자인 프레더릭 밴팅(Frederick Grant Banting)에 의해 이루어졌다.

1891년 11월 14일 캐나다에서 태어난 밴팅은 1916년 토론토 의과대학을 졸업하고 군의관으로 육군에 입대하여 제1차 세계대전 때 프랑스 전선으로 파병됐다. 그는 전투에서 부상을 입어 팔을 절단하지 않으면 생명이 위험하다는 진단을 받았지만, 목숨을 걸고 수술을 거부했다. "의사로 일하라고 하늘이 내게 준 팔을 자르느니 차라리 팔다리가 있는 채 죽겠다"라며 고집을 피운 것이다. 결국 그는 팔을 자르지 않고도 목숨을 건지고 전상자들을 헌신적으로 치료하여 1919년 전쟁공로십자훈장까지 받았다.

박물관이 된 캐나다

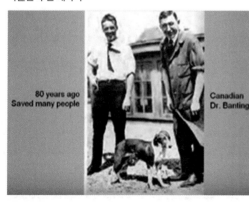

밴딩의 집

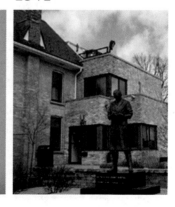

전쟁 후 그는 개업을 했지만 첫 달에 본 환자는 고작 한 명뿐이었다. 밴팅은 어쩔 수 없이 호구지책으로 학교에 출강하게 됐다. 어느 날 강의를 준비하면서 췌장과 당뇨병 사이의 관계에 대한 글을 읽게 됐다. 과학자들은 개의 췌장을 제거하면 당뇨병에 걸린다는 것을 알고 있었지만, 그 원인을 확실하게 밝히지는 못했다. 밴팅은 자신이 이 문제를 해결할 수 있다고 생각했고, 실험 방법까지 생각해냈다. 실험 방법은 간단했다. 개의 췌관을 졸라매고 6~8주 동안 기다린 후 떼어내어 물질을 추출하는 것이었다. 추출물을 본인에게 주입해서 부작용이 없는지 확인한 다음 당뇨병으로 죽어가는 열네 살 된 소년에게 주사를 놓았고, 소년의 혈당 수치가 정상으로 돌아왔다.

밴팅은 인슐린을 분리하는 데 성공했고, 이를 통해 당뇨병으로 고통받는 사람들의 생명을 구하는 치료제를 발견하게 됐으니, 개업 후 병원만 잘됐어도 인슐린은 늦게 발견됐을 테고 수많은 사람이 당뇨로 죽어갔을 것이다. 그래서 세계 당뇨의 날은 밴팅의 생일인 11월 14일로 정해졌다.

인슐린 주사 제조의 역사 ─────────────────────────

1936년: 프로타민과 염기성 단백질의 결합으로 인슐린의 작용 시간을 늘려 하루에 한 번 투여하게 됐다.

1955년: 영국의 프레더릭 생어가 인슐린의 화학 구조를 밝혔다.

1976년: 생명공학 벤처 기업인 제넨테크(Genentech)가 유전공학적 기법의 인슐린 생산 기술을 개발했다.

1996년: 인공 인슐린이 개발됐다. 기존 인슐린과 똑같이 작용하지만 화학 구조는 다르다.

췌장의 인슐린은 **자동 제어 시스템**

방 안의 온도를 일정하게 유지하기 위해 스위치가 자동으로 꺼지고 켜지는 센서처럼 인슐린을 포함한 우리 몸의 호르몬은 필요에 따라 분비되거나 억제되어 인체의 항상성을 유지해준다. 췌장에서 분비되는 인슐린은 인체의 필요에 따라 분비되지만 약이나 주사는 조절이 불가능해서 문제가 된다. 혈당이 높아 인슐린을 복용하거나 주사를 맞아서 당이 정상 수치로 조절되면 좋겠지만, 너무 혈당이 낮아져 저혈당이 오는 경우도 있다. 그래서 앞뒤가 맞지 않지만 저혈당을 대비해 사탕을 가지고 다니다 저혈당이 오면 언제든지 사탕을 먹어야 된다. 한편에서는 혈당을 떨어뜨리고 한편에서는 혈당을 올리고 있으니 병 주고 약 주는 꼴이다.

당뇨약이나 혈압약은 치료가 아니라 조절하는 것이니 평생 먹어야 한다. 이는 당뇨의 근본적인 치료법이 아니다. 당이 생기는 진짜 원인이 해결되어야 치유가 되면서 약을 끊을 수 있다. 같은 당뇨라도 그 원인과 몸에 생기는 문제는 개인에 따라 다르다. 약이나 주사로 조절하면서 운동과 음식 등의 생활습관을 바르게 하고 몸의 문제를 해결한다면 당뇨는 치료될 수 있다.

아시아인, 특히 한국인이
비만과 당뇨에 취약하다

　세계보건기구는 1980년 1억 800만 명이던 세계 당뇨 인구가 2014년 4억 2200만 명으로 34년 동안 약 네 배 증가했다고 보고했다. 그중 우리나라의 당뇨 증가율은 특히 심각하다. 다음의 표를 보면 우리나라의 당뇨 환자 증가율이 5.1로 가장 높다.

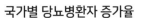

국가별 당뇨병환자 증가율

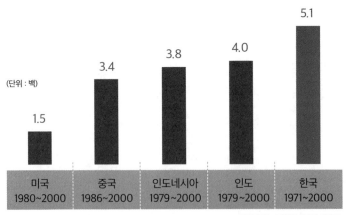

자료출처 : 의학저널 란셋, 2006

왜 이런 현상이 나타날까? 1980년대까지만 해도 우리나라는 쌀밥보다 보리밥을 먹었고 그것도 배불리 먹지 못하면서 노동량은 훨씬 많았는데, 당뇨 걱정은 없었다. 하지만 생활이 윤택해지면서 패스트푸드나 고열량 인스턴트 음식을 비롯해 서구화된 식생활이 퍼지면서 대한민국을 당뇨대란으로 몰아가고 있다.

당뇨병은 고소득 국가보다 저소득 국가에서 중소득 국가로 발전하는 경제 환경에 영향을 받는다. 우리 몸의 유전자는 배불리 먹거나 육식 위주의 생활에 익숙하지 못하고 적게 먹는 생활습관에 적응돼 있는데, 갑자기 육식 위주의 고칼로리 인스턴트 음식이 들어오니 당 조절을 효과적으로 하지 못하게 된 것이다. 미국의 식습관은 많이 먹기도 하지만 탄산음료나 인스턴트를 많이 먹어 비만 인구는 우리보다 세 배 높지만 당뇨 비율은 오히려 낮다. 어떻게 보면 비만 인구가 세 배 높기 때문에 당뇨 인구도 세 배 높아져야 하지만, 유전자가 비만이 되더라도 고혈당에 최적화되어 있기 때문에 비만 인구에 비해 당뇨 인구가 적은 것이다.

이는 실제로 연세대학의 실험 결과를 보면 확실히 알 수 있다. 비슷한 체형의 미국인과 한국인에게 같은 시간 동안 고열량 음식을 먹게 하고 인슐린 분비를 측정했더니 미국인의 인슐린 분비가 훨씬 많아 효율적으로 당을 조절하고 있었다. 다시 말하자면 한국인이 많이 먹는 것은 미국인보다 당뇨에 취약하다. 많이 먹는 것은 비만이 되는 것이니 한국인의 비만은 당뇨 발생과 더욱 연관이 깊은 것이다.

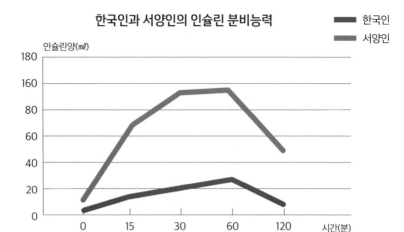

한국인과 서양인의 인슐린 분비능력

한국인
서양인

인슐린양(㎖)

180
160
80
60
40
20
0

0　　15　　30　　60　　120　시간(분)

자료출처 : 연세대 강남세브란스병원

　통계 자료에 따르면 '한국인 당뇨 환자 중 복부비만인 사람이 60~70퍼센트였다'는 사실은 당뇨 예방을 위해 비만, 특히 복부비만에 주의해야 한다는 결론을 낼 수 있다. 2009년 통계를 보면 당뇨망막증 환자가 20만 4000명이나 된다. 사고가 아닌 후천적으로 시력을 잃거나 다리를 절단한 사람의 대부분이 당뇨 합병증으로 인한 경우라 하니 당뇨는 무서운 질환이다. 당뇨 합병증은 당뇨 환자 열 명 중 세 명이고 열 명 중 일곱 명은 심근경색이나 뇌경색 등으로 사망한다.

　당뇨 합병증은 크게 급성 합병증과 만성 합병증으로 나눌 수 있다. 급성 합병증은 지나친 운동이나 식이요법으로 인해 혈당이 급격히 떨어지는 일시적 현상으로, 주의를 하면 별 문제가 되지 않는다. 하지만 만성 합병증은 문제가 된다. 당뇨 관리가 잘 되더라도 오랜 기간 당뇨병이 지속되면 발생하는 것으로 혈관이 가는 곳이라면 몸의 어느 곳에서나 일어날 수 있다.

　만성 합병증은 고혈당으로 인해 혈액이 끈적끈적해져 결국 혈관이 망가져 생기는 것으로 처음에는 심장에서 멀거나 모세혈관이 많이 모여 있는 곳이 취약하다. 당뇨 합병증을 예방하고 치료하기 위해서는 혈액을 맑게 해주는 해독 요법이 필요하다.

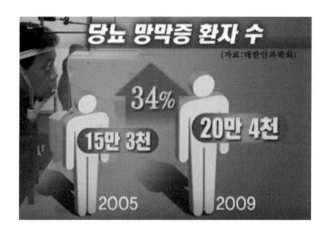

당뇨 합병증을 조기에 발견하기 위해 해야 할 검사

• 당뇨망막병증을 위한 안저검사

• 말초신경 감각검사 및 자율신경검사

• 다리 혈관의 동맥경화 유무를 조기 진단할 수 있는 하지혈류검사

• 당뇨병성 족부 병변의 원인이 되는 발의 비정상적 압력 분포를 확인하기 위한 족저압검사

• 발의 미세 혈액 순환을 확인할 수 있는 피부 산소포화도 검사

• 매년 신장기능검사(미세알부민검사, 8시간 소변검사, 혈중 크레아티닌 검사), 지질검사(총 콜레스테롤, 좋은 콜레스테롤, 나쁜 콜레스테롤, 중성지방), 심전도, 흉부 X-선 검사, 치과 검진 등을 받아야 한다.

소변에서 당이 검출되어야 당뇨다?

당뇨는 소변에서 당이 검출되어야 상식적으로 맞는 말인데, 병원에 가면 소변검사는 하지 않고 혈당검사나 당화혈색소검사를 하여 당뇨 진단을 한다. 소변검사 시 당뇨는 아닌데 당이나 단백뇨가 검출되기도 하고, 반대로 당뇨 확진을 받았는데 당이 검출되지 않기도 한다.

소변에서 당이 검출될 때는 신장의 사구체 이상으로 당이나 단백질, 적혈구 등이 빠져나오는 경우와 평균 혈당이 200 이상인 경우가 있다. 하지만 혈당이 200 이하이면 소변으로 당이 빠져나오지 않기 때문에 소변검사로는 당뇨를 조기 진단하기 어렵다. 그래서 공복혈당이 125가 넘으면 당뇨로 진단되지만 소변검사 시 검출되지 않기도 하고 당뇨 환자가 아니더라도 신장 기능 이상으로 당이 검출되기도 하는 것이다.

혈당은 무엇을 얼마나 많이 먹었느냐에 따라 결정되기 때문에 일시적으로 당분을 많이 섭취하면 혈당이 높게 나올 수도 있다. 따라서 공복혈당만으로 당뇨 확진을 내리는 것은 무리가 있어 당화혈색소를 통해 3개월간의 혈당 수치를 참고하여 당뇨를 진단한다.

당화혈색소(A1C) 수치와 혈당 수치

- A1C 6퍼센트   • 135
- A1C 7퍼센트   • 170
- A1C 8퍼센트   • 205
- A1C 9퍼센트   • 240
- A1C 10퍼센트   • 275
- A1C 11퍼센트   • 310
- A1C 12퍼센트   • 345

※ 당화혈색소 1퍼센트에 혈당 35

적혈구의 수명은 120일 정도다. 적혈구 안의 혈색소가 포도당과 결합하면서 당화혈색소를 형성하는데, 혈당 수치에 따라 당화혈색소 수치가 변하게 된다. 당화가 일어난 적혈구는 수명이 조금 짧아지기 때문에 당화혈색소 수치는 약 3개월간의 혈중 혈당 농도를 반영한다.

당화혈색소의 정상 수치는 4~5.9퍼센트로 학회마다 차이는 있으나 최근엔 당뇨 환자의 당화혈색소 조절 목표를 6.5퍼센트 이하로 보고 있다. 당화혈색소 수치와 혈당 간의 관계는 6일 때 135 정도이며, 당화혈색소가 1퍼센트씩 증가할 때마다 혈당이 35씩 증가한다.

현명한 **세종대왕**도
당뇨병을 극복하지 못했다

한글을 창제한 세종대왕은 가장 위대한 왕이었지만, 세종대왕은 고뇌와 고통 속에서 살아갔다. 어렸을 때부터 세종은 공부하기를 좋아했지만 운동은 싫어했고 채소보다는 고기를 좋아했다. 그리고 어느 왕이나 마찬가지겠지만 엄청난 업무량과 스트레스에 시달렸기 때문에 그 당시에는 드문 비만과 소갈병(당뇨병)으로 고생했다. 한글 창제 2년 전 당뇨 합병증인 망막증으로 시력을 잃었고 54세에 생을 마감했다.

《조선왕조실록》에는 세종대왕이 "눈을 잃고 사람이 죽으면 통곡을 한다지만 눈이 안 보여 책을 보지 못하는 것도 통곡할 만하다"라고 했다는 내용이 기록돼 있는데, 당뇨 합병증의 심각성을 말해준다. 물론 당시 가장 뛰어난 어의들이 소갈에 좋다는 처방이나 음식으로 치료를 위해 최선을 다했겠지만, 근본 원인인 생활습관을 바꾸지 않고는 고칠 수 없다는 진실은 세종대왕도 피해갈 수 없는 일이었다.

그동안 우리는 세종대왕의 위대한 업적에 대해서는 많은 이야기를 해왔지만, 인간 세종에 대한 조명은 별로 없었다. 잘 알고 있는 것처럼 세종의 아버지 태종은 세종의 온유한 성격을 알고 세종이 즉위한 후 중전 소헌왕후의 아버지, 즉 세종의 장인인 심온의 집안이 득세할 것을 염려하여 심온을 일단 영의정으로 명하고 그 후 명나라 사절단으로 보낸 다음 역모 사건을 조작하여 44세의 젊은 나이에 죽였고, 심온의 처와 딸은 노비로 삼고 아들은 귀양을 보내버렸다. 세종대왕은 소헌왕후를 총애하고 금슬이 좋아 슬하에 8남 2녀를 두었는데, 자신 때문에 장인과 그의 집안이 풍비박산 나는 것을 지켜보고 있어야만 했으니, 그 마음이 얼마나 힘들었을까.

처가 문제뿐 아니라 세종의 가족사는 불행의 연속이었다. 세종은 첫째 아들 문종을 일찌감치 세자로 정했다. 문종은 어질고 성품이 훌륭했으며 학문과 자질, 용모가 모두 빼어났지만, 결혼 생활만은 세종대왕의 어두운 면과 닮았다. 세자빈으로 들어온 첫 부인 김씨 그리고 두 번째 부인 봉씨 모두 애정 문제와 품위 손상 문제로 폐위됐고, 세 번째로 들어온 권씨(현덕왕후)는 단종을 낳고 3일 만에 죽고 말았다.

세종은 결국 세 명의 며느리를 모두 잃어버리는 비운을 겪었고, 게다가 자녀 8남 2녀 중 딸 정소공주, 광평대군(5남), 평원대군(7남)이 먼저 세상을 떠나고, 임영대군(4남)과 영응대군(8남)은 부인이 병에 걸려서 헤어져야만 했다. 자식들과 아내를 잃고 난 후에 세종대왕은 불교에 의존해 심취했고, 아첨하는 신하를 편애하기도 했으며, 사소한 일에도 화를 냈다고 전해지는데, 세종대왕도 인간인지라 어두운 가족사가 엄청난 스트레스가 됐을 것이다.

우리 뇌는 탄수화물을 유일한 에너지원으로 사용한다. 그리고 인체 조직 중에 인슐린 없이 포도당이 세포 안으로 통과하는 유일한 장기다. 뇌는 움직이지 않지만 기능을 수행하기 위해 우리가 먹는 20퍼센트의 포도당을 사용한다. 스트레스를 받으면 뇌 활동이 증가할 것이고 포도당이 필요해진다. 그래서 스트레스를 받으면 단것이 당기는 것이다. 뇌는 인슐린 없이 당을 가져다 사용하기 때문에 자주 스트레스를 받고 당이 뇌에 급하게 공급되는 일이 반복되면 인슐린 분비 체계가 교란되는 결과를 초래한다. 결론적으로 스트레스는 당뇨를 일으키는 중요 원인이 되는 것이다.

세종대왕은 결국 엄청난 스트레스와 운동 부족, 고기를 좋아하는 식습관으로 인해 소갈병에 걸리고 말았다. 지금 같으면 당뇨약이나 인슐린 주사로 혈당을

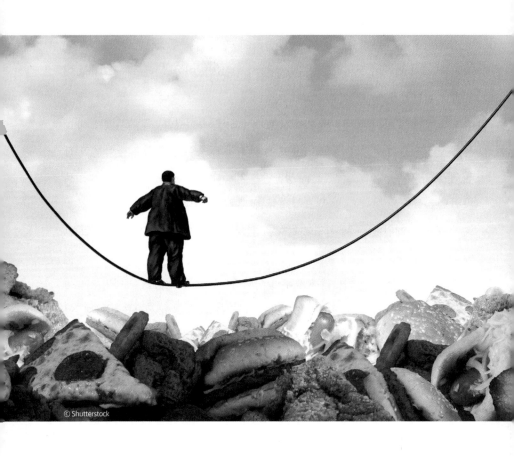

조절했겠지만, 당시 한약이나 명약으로는 소갈병을 치료할 수 없었다. 현재도 당뇨약이나 혈압약은 치료약이 아니다. 치료가 되지 않기 때문에 당뇨약이나 혈압약은 평생 먹어야 한다. 약이나 인슐린은 혈당을 조절할 뿐 고혈당이 생긴 몸의 문제나 생활습관의 문제를 해결해주지 않는다.

2016년 필자는 KBS에서 방영하는 〈건강혁명〉 5기 캠프 촬영에 참여했다. 당뇨 환자들이 음식, 운동, 명상 등 올바른 생활습관을 찾아가는 3일간의 캠프 활동을 카메라에 담는 것이었다. 참가자들의 혈당은 모두 높았지만, 당뇨가 생기게 된 몸의 문제는 각자 달랐다. 원인이 다르니 치료법 또한 달라야 하기에 생활습관이나 식습관, 운동법 등을 개인별 원인에 맞게 제시했다.

기억에 남는 참가자 임○○ 씨는 몇 년 전 자궁암 수술을 했는데, 그 후 당뇨가 찾아왔다. 운동도 음식도 모두 주의하면서 생활하지만 혈당이 잡히지 않고 인슐린 주사를 맞고 있었다. 알고 보니 근본 원인은 급한 성격의 남편과 조용하고 세심하며 내성적인 본인 사이의 성격 차이 때문에 생긴 스트레스였다. 자궁암도 호르몬 분비 문제가 원인이 된다. 호르몬은 뇌하수체가 담당하며, 뇌는 스트레스에 민감하다. 스트레스가 많은 고3 학생 중에 생리불순이 많은 것도 같은 이유다. 임○○ 씨의 당뇨 해결책은 남편의 급한 성격을 인정하고 자신의 주장이나 의견을 적극적으로 표현하는 것 그리고 남편에게 영상 편지 보내기였다.

당뇨는 치료가 되지 않아 평생 약을 먹어야 하는 병이 아니다. 당뇨약을 복용하면서 올바른 생활습관과 몸의 문제를 해결하면 당뇨에서 벗어날 수 있을 것이다.

4장

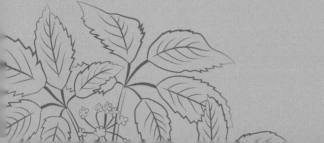

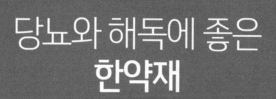

당뇨와 해독에 좋은
한약재

당뇨에 좋은 **한약재**

꾸지뽕 자목(柘木)

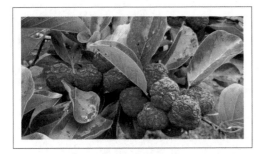

꾸지뽕은 뽕나뭇과의 활엽교목 관목이며, 한국·중국·일본 등에 자생한다. 생김새가 뽕나무를 닮아서 꾸지뽕이라는 이름이 붙었다고 하는데, 지역에 따라 굿가시나무, 활뽕나무라 부르기도 한다.

산뽕나무는 가시가 없고, 꾸지뽕나무는 가시가 있는 점이 다르다. 꾸지뽕나무는 자르면 하얀 진액이 흘러나오는데, 이 진액은 호흡기질환인 기관지염, 기관지확장증, 폐렴, 폐암 등에 사용한다. 꾸지뽕나무는 폐암, 위암, 식도암, 간암, 자궁암, 자궁근종에도 사용한다. 중국에서는 200여 명의 소화기암 환자에게 꾸지뽕나무 추출액을 투여해 좋은 효과를 거두었다고 보고하고 있다.

가을에 빨갛게 익은 열매를 수확하는데, 500원짜리 동전 정도 크기다. 민간에서는 꾸지뽕나무를 잘게 토막 내어 추출한 꾸지뽕기름이 꽤 비싼 값에 거래된다. 생열매를 갈아서 우유나 요구르트를 섞어 먹기도 하고, 말린 것은 끓여서 차처럼 마시거나 달여서 먹기도 한다.

꾸지뽕나무에 항산화, 혈압 강하, 항염, 항지질, 혈당 강하, 항암 등의 효능이 있음이 논문으로 발표됐다. '자목의 항염 및 항암 활성' 실험에서 꾸지뽕나무의 열매, 잎, 수피 추출물이 대장암세포주(HT-29)의 세포 자멸사를 통한 세포 성장 억제, 항염증, 항산화 등에 효과 있음이 관찰됐다.

상엽(桑葉)

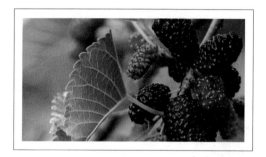

서울의 지명 중에 잠실(蠶室)과 잠원동(蠶院洞)이 있다. 두 곳 모두 '누에 잠' 자를 쓰는데, 과거 양잠과 관련 있던 동네였다. 조선시대에는 잠실과 잠원 지역에 국가가 운영하는 잠실도회가 있었는데, 잠실도회란 일종의 누에를 치는 방이다. 잠원동도 원래 이름은 잠실이었으나 현재의 잠실동과 혼란을 피하기 위해 잠원으로 고친 것이다.

상전벽해(桑田碧海)라는 말은 '뽕나무밭이 푸른 바다가 됐다'는 뜻으로 세상이 몰라볼 정도로 바뀐 것을 말하는데, 잠실이 뽕나무밭과 누에의 터전이 아니라 대한민국 최고의 아파트촌이 되어버린 것을 보면 정말 실감이 나는 말이다.

뽕나무는 단순히 잎을 따서 누에치기에만 쓰인 것이 아니다. 약재의 원료로서 뽕나무의 쓰임새는 끝이 없다. 열매인 오디는 상심자라 하여 한방의 정력제로 쓰이며, 가지는 상지, 잎은 상엽, 뿌리는 상백피로 사용된다.

뽕나무 잎은 누에의 먹이로도 사용되지만, 한의학에서는 상엽이라는 약으로 사용된다. 상(桑)은 동방의 성스러운 신목을 뜻하는 약(叒)과 나무 목(木)을 합친 글자로, 누에가 먹는 나무인 뽕나무가 신목처럼 효능이 뛰어나 비단을 만들어냄을 의미한다.

이 약은 냄새가 거의 없고, 맛은 달고 쓰며, 성질은 차고, 발열·두통·안구 충혈·해수·구갈·두드러기 등에 효과가 있다. 최근 연구에 따르면 항당뇨 효능도 보고됐다. 감기에 걸렸을 때 생강이나 계피, 칡 등과 함께 차로 끓여 마시면 효과가 좋다.

상황버섯

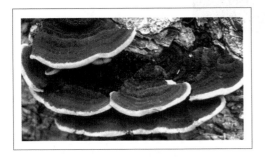

작은 누에 한 마리가 만들어준 비단길을 통해 동서양 문화의 물꼬가 된 위대한 나무, 뽕나무는 약효도 뛰어나지만 그 뽕나무에서 자란 버섯도 널리 이름을 떨치고 있다.

버섯의 항산화 효과와 항암 효과에 대한 부산대학의 연구에 따르면 위암세포, 대장암세포, 간암세포에 대한 억제 효과는 상황버섯과 차가버섯 추출물 75~91퍼센트, 영지버섯과 동충하초 추출물은 28~79퍼센트, 아가리쿠스버섯과 표고버섯 추출물은 5~40퍼센트로 나타났다.

폴리페놀과 플라보노이드는 함량이 많을수록 항산화효과와 암세포의 성장 억제 효과가 높은데, 상황버섯〉차가버섯〉영지버섯〉동충하초〉아가리쿠스버섯〉표고버섯 추출물 순으로 함량이 높았다.

베타글루칸(β-glucan)은 버섯이 항암 효과를 나타내는 대표적인 성분이다. 영지, 운지, 상황, 아가리쿠스, 차가버섯 등에 함유된 베타글루칸은 암 예방 효과가 있다. 베타글루칸은 고분자 다당체로 효모, 곰팡이, 버섯 등에 풍부하게 존재한다. 베타글루칸은 면역 증강 물질 중에서도 안전하고 효과가 좋다고 평가된다. 베타글루칸은 고분자 화합물이기 때문에 끓여서는 유효 성분이 충분히 용출되지 않으며, 버섯을 말린 후에 가루를 내면 쉽게 용출된다. 또한 버섯가루를 발효시키면 흡수율이 올라간다.

일본에서는 버섯에서 추출한 베타글루칸을 항암제로 사용하고 있다. 베타글루칸이 암세포를 직접 죽이지는 못하지만 암 환자의 면역력을 높여 암세포의 증식을 억제한다. NK세포, T세포 등 면역 세포의 수와 활성도를 올려주는 일종의 면역 요법에 쓰인다. 한국신약은 상황버섯 균사체를 배양하는 데 성공해 메시마라는 자연 항암제를 개발하여 대학병원과 암 치료 병원에서 처방되고 있다.

상황버섯의 정식 이름은 목질진흙버섯(Phellinus linteus)으로 중국, 캄보디아, 한국, 일본 등에서 자생 또는 재배하고 있다. 상황버섯은 뽕나무에서 자라는 노란 버섯이라는 뜻에서 붙여진 이름이지만, 뽕나무뿐 아니라 참나무 등에서도 잘 자란다.

상황버섯은 《동의보감》, 《신농본초경(神農本草經)》, 《본초강목》 등의 한의학 문헌에도 기록되어 있는데, 《동의보감》에는 상목이(桑木耳)라 하여 "성미(性味)는 평미감(平微甘)하고 미독(微毒)하며 장풍(腸風), 사혈(瀉血), 붕루(崩漏), 하적백(下赤白) 등을 치료한다"라고 기록되어 있다.

보리와 오색 새싹보리

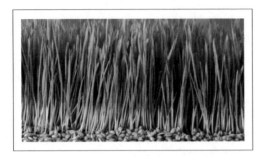

《동의보감》에 보리는 '맛은 달고 성질은 차기 때문에 몸에 열이 있거나 더운 여름에 열을 꺼주면서 진액을 보충해주는 효능이 있다'고 기록돼 있다. 보리는 잘 못 먹었던 어려운 시기에는 가난의 대명사였지만, 요즘처럼 너무 잘 먹는 시기에는 건강식으로 인기가 높고 열량이 낮아 특히 당뇨식에 빠지지 않는 건강식품이다.

싹이 난 다음 10센티미터 이상 자란 어린 보리의 싹을 새싹보리라 하는데, 새싹보리에는 식이섬유가 고구마의 약 20배나 많아 장 기능은 물론이고 변비 예방에도 도움을 준다. 또 철분도 많이 함유하고 있는데, 시금치의 24배나 높아 건강식으로 인기가 많다. 특히 열량이 낮아 다이어트 및 비만을 예방하는 데 효과적이다.

새싹보리 해독 주스

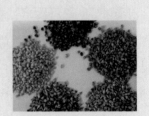

- 재료: 새싹보리 분말 10그램, 바나나 3개, 우유 700밀리리터
- 만들기: 믹서에 새싹보리 분말 10그램과 바나나 3개 그리고 우유 700밀리리터를 넣은 뒤 간다.
- 복용: 아침, 점심, 저녁 세 번에 나누어 마신다.

새싹보리에 들어 있는 폴리코사놀은 지방 분해력이 높아 고지혈증과 혈관 건강에도 효과가 있으며, 피를 맑게 하기 때문에 간 건강에도 도움을 준다.

보리는 청색보리, 자색보리, 황색보리, 백색보리, 흑색보리가 있는데, 같은 보리지만 색깔별로 효능이 다르다. 색깔별 효능을 간단히 살펴보자. 청색보리는 간에 좋고, 자색보리는 안토시아닌이 많아 황산화작용과 피를 맑게 하기 때문에 혈액순환과 심장질환에 좋다. 황색보리의 플라보노이드 성분은 위장의 소화 흡수를 도와주고, 백색보리는 폐 기능에, 흑색보리는 신장, 방광, 자궁, 난소 질환에 좋다. 시중에 새싹보리는 분말로 유통되고 있는데, 기호에 따라 물, 우유, 주스, 요구르트 등의 음료에 섞어 먹으면 편리하다.

누에(白殭蠶)

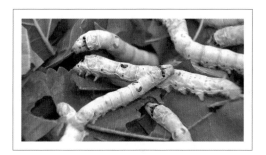

신비의 약초 뽕잎을 먹고 자라서 좋을 수밖에 없는 누에는 천연 비아그라라는 뜻에서 누에그라라는 별명을 얻었을 정도다. 요즘은 비단을 생산하기 위해 누에를 키우는 것이 아니라 당뇨와 자양강장제로 사용하기 위해 누에를 키운다.

벌레다. 백강균(Beauveria bassiana)이 기생하여 누에가 점점 굳어져 죽게 되는 병인데, 피부에 크고 작은 흑갈색 반점이 있고 흰색의 균사로 덮인다. 어린아이의 경련, 간질, 뇌졸중, 마비된 목 등을 치료하는 약재로 사용된다.

천화분(하눌타리)

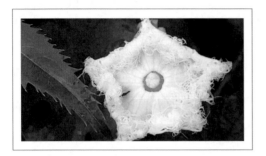

　여러해살이 덩굴풀로 덩이뿌리를 가지고 있으며, 제주도와 남부의 따뜻한 지방에서 자란다. 줄기는 가늘고 길며, 마디에서 자라나는 서너 갈래의 갈라진 덩굴손으로 다른 물체를 감아 올라간다. 암꽃과 수꽃이 따로 피는데, 암꽃은 잎겨드랑이에 한 송이만 피고 별 모양으로 생긴 꽃잎의 끝이 가느다란 실오리처럼 갈라져 특이한 생김새를 보인다.

　뿌리를 천화분(天花粉), 씨를 과루인(瓜蔞仁)이라 한다. 과루인은 거담, 진해, 소염 등의 효능이 있고 기침, 천식, 협심증, 변비 등의 치료약으로 쓰인다. 뿌리는 해열, 지갈(止渴), 배농, 소종 등의 효능이 있으며, 적용 질환은 열로 인한 갈증, 기침, 각혈, 당뇨병, 인후염, 유선염, 악성 종기 등이다. 특히 당뇨병에 많이 처방됐는데, 당이 있으면서 가래나 담이 많은 사람에게 효과가 있다.

맥문동(麥門冬)

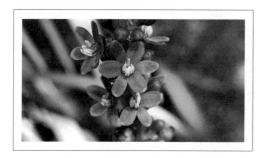

맥문동은 그 뿌리가 보리의 뿌리와 같아 보리 맥 자가 붙었다 하고, 부추의 잎과 비슷하고 겨울에도 파랗게 살아 있어서 겨울 동 자가 붙었다고 한다.

뿌리에 약효 성분이 있어서 한약재로 사용한다. 약성은 차고 서늘하며 맛이 달다. 해열, 거담, 소염, 진해 작용이 있어 폐 기능이 허약하여 오랫동안 기침을 하거나 폐결핵, 만성 기관지염, 만성 인후염에 이용된다. 발열성 질환의 말기 증상으로 변비를 수반하거나 갈증을 느끼며 체온이 높을 때 해열하는 효과가 있다. 자양 성분이 풍부하여 발열성 질환을 앓고 난 뒤 기운이 없고 어지러운 증상에 보혈, 자양을 위한 약으로도 이용된다. 강심작용이 있어서 맥박이 빠르고 혈압이 낮아서 허탈 상태에 빠져 졸도했을 때 인삼, 오미자와 함께 강심제로 사용된다(생맥산 처방).

약의 성질이 차므로 기운이 허약하고 무른 변을 자주 보거나 설사를 하는 사람은 신중하게 사용해야 하고, 민간에서는 당뇨로 인한 갈증을 제거하기 위하여 사용한다. 대표적인 처방으로는 맥문동탕이 있다.

천문동(天門冬)

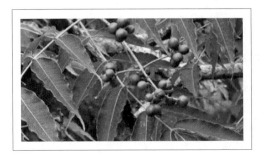

천문동을 복용하면 '몸이 가벼워지고 정신이 맑아져 곧 신선처럼 되어 하늘에 오를 수 있게 된다'고 하는데, 천문동은 '하늘의 문을 열어주는 겨울 약초'라는 뜻이다.

천문동은 덩굴식물로 백합과에 속하며 뿌리를 약초로 사용한다. 암세포를 억제하는 성분이 풍부하게 함유되어 있어서 암세포의 전이와 생성을 억제하고, 맥문동과 함께 폐질환에 많이 사용된다. 성질이 차기 때문에 열이 많은 체질에 더욱 효과가 있으며, 손발과 아랫배가 차가운 체질은 오히려 해로울 수 있기 때문에 체질을 알고 먹는 것이 중요하다.

천문동에는 체력을 증진하는 데 도움이 되는 성분이 풍부하게 들어 있어서 천문동을 먹으면 달리는 말도 따라잡을 만큼 체력을 길러준다는 이야기가 전해 내려오고 있다. 약이 쓰기 때문에 차로 마시려면 대추와 함께 달이는 것이 좋다.

갈근(葛根)

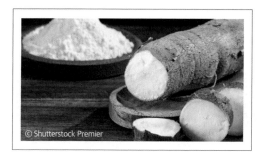

© Shutterstock Premier

 칡 성분 중 가장 먼저 분리된 것이 1950년대 후반에 발견된 푸에라린(puerarin)
인데, 주사나 캡슐 및 정제의 형태로 관상동맥질환, 협심증, 심근경색, 뇌혈관질
환, 당뇨 등의 임상에 광범위하게 사용된다.

 전통적으로 갈근은 심혈관질환 및 제2형 당뇨 치료에 사용됐으며, 이외에도
해열, 진정 등에도 사용됐다. 갈근은 종종 고혈압과 같은 심혈관계 질환 치료에
도 사용되는데, 심혈관계 작용에서 중요한 성분은 갈근의 푸에라린이다. 갈근은
중추신경계에도 약리작용이 있는데, 뇌혈관을 이완하고, 신경을 보호 및 활성화
한다. 항우울작용과 알코올 금단 현상에 의한 불안 증상을 억제하기도 한다. 푸
에라린 성분은 혈당을 감소하며, 당뇨병에서 중요한 역할을 하는 GLUT4 단백
및 mRNA의 발현을 증가시킨다.

갈근의 약리작용

- 해열, 진경 작용
- 심혈관계에 대한 활성
- 당뇨 및 당뇨 합병증에 대한 효과
- 항염증
- 항암작용

- 간 보호 작용
- 중추신경계에 대한 활성
- 항-고콜레스테롤혈증
- 항응고작용
- 기타

여주

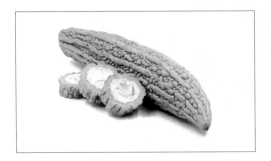

　언제부터인가 당뇨 하면 여주가 떠오른다. 길쭉한 방추형이고 가운데가 넓고 양쪽 끝이 뾰족하며 표면에 우툴두툴한 돌기가 많다. 익은 열매는 쓴맛이 강하여 먹기가 힘든데, 모모르디신(momordicin)이라는 알칼로이드 때문이다. 이 성분은 성숙하면서 점점 축적되기 때문에 덜 익은 열매는 농도가 낮아 덜 쓰다.

　익지 않은 미성숙한 열매는 식용으로 시장에서 거래되고, 종이로 싸서 키우면 쓴맛이 적고 성숙해도 먹을 수 있다. 쓴 열매는 소금물에 담가두면 쓴맛이 제거된다. 생과일로 먹는 경우는 없으며, 주로 육류와 볶거나 채소로 다양하게 조리하여 먹을 수 있다.

　동아시아의 여러 나라 및 카리브해 지역에서는 전통적으로 약용으로 널리 이용하지만, 임신부가 여주를 다량 복용할 경우 유산의 위험성이 있다. 잎을 짜서 낸 즙을 벌레 물린 데, 벌에 쏘인 데, 화상, 작은 상처, 피부 알레르기 등에 바르면 가려움증이 완화되고 상처가 남지 않는다. 잎과 열매의 추출물은 위통, 열, 관절염, 당뇨, 고혈압, 암, 전염병의 치료 등에 쓰인다. 특히 혈당을 낮추는 효과가 있다.

돼지감자

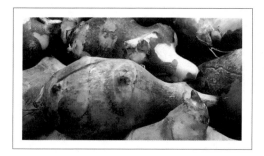

돼지감자는 뚱딴지로 불리는 귀화식물이다. 정확하게 알 수는 없지만 유럽에서 중국을 거쳐 17세기 이후 우리나라에 전래된 것으로 추정되며, 들판이나 야산에 자생한다.

가을에 피는 노란 꽃이 아주 인상적이며, 요즘 당뇨에 좋다고 알려지면서 음식이나 말려서 차로 끓여 마시면서 재배 농가가 늘고 있다.

돼지감자가 천연 인슐린이라 불리게 된 것은 '이눌린' 성분이 많이 함유되어 있기 때문이다. 아삭하고 시원한 식감 때문에 생으로 먹어도 좋고, 조리면 단맛이 강해지는 특징이 있어 조림이나 볶음 또는 말려서 차로 마셔도 좋다.

돼지감자에는 일반 감자보다 약 75배 정도 많은 이눌린이 함유돼 있어 혈당을 낮추는 데 도움을 주고, 고콜레스테롤 개선, 원활한 배변 활동, 식후 혈당 상승 억제에도 좋다.

탄수화물(15.1퍼센트), 단백질(1.9퍼센트)과 비타민 C, 칼륨 등의 무기질도 함유하고 있고 철분도 풍부해 면역력 증진과 피로 해소에 좋다. 그뿐만 아니라 열량이 낮고 식이섬유가 풍부해 장 건강에 도움을 주며, 독소 배출을 원활하게 하여 다이어트에도 효과 있다.

돼지감자는 공기와 닿으면 색이 변하기 때문에 흙이 묻은 상태로 상자에 넣어 신문지를 덮고 시원하고 바람이 잘 통하는 곳에 보관한다.

마치현(馬齒莧)

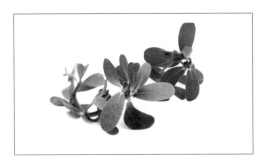

말의 이빨을 닮았다 하여 마치현(馬齒莧)이라는 이름이 붙었다. 쇠비름이라고도 한다. 또한 다섯 가지 색을 포함한 약초라 해서 오행초(五行草), 목숨을 길게 해준다는 의미로 장명채(長命菜)라고도 한다.

시골의 뜰이나 길가에서 흔히 볼 수 있는 마치현은 생명력이 강해 여름철 강한 햇볕 아래 뿌리째 뽑아 며칠간 두어도 죽지 않는다. 오메가 3를 다량 함유하고 있으며 항산화작용이 강하다. 도파민과 노르아드레날린 성분이 함유되어 있으며, 비타민 B1, 비타민 C, 칼륨, 구연산, 아스파라긴, 알라닌, 카로틴, 다양한 미네랄 등도 함유하고 있다. 살균 효과가 뛰어나 민간에서는 여름철 식중독이나 장염 등의 설사에 쇠비름을 사용했고, 피부의 종기나 여드름이 났을 때 찧어 붙이면 잘 낫기 때문에 고약(膏藥)의 주 재료로 사용되기도 했다. 최근 여러 실험에서 강력한 발암 억제 효과와 암세포의 성장을 억제하는 효과가 있다고 보고되고 있다. 한방에서는 청열해독(淸熱解毒)과 양혈지혈(涼血止血)의 효능이 있어 이질, 설사, 혈변, 종기, 습진, 단독, 치질, 자궁출혈, 요도염, 유선염, 마른버짐, 임질 등에 사용했다. 청열해독은 열독(熱毒)이 몰려서 생긴 외과 질병과 온역(溫疫), 온독(溫毒)을 치료하는 방법이고, 양혈지혈은 열로 인해 생긴 피를 지혈하는 효능을 말한다. 하지만 혈관을 수축해 혈압 상승을 일으킬 수 있으므로 쇠비름의 과다 복용, 장기 복용은 주의해야 한다.

해독 기능이 뛰어난 **노란 한약재**

황칠을 비롯한 노란 한약재는 해독 기능이 뛰어나다는 공통점이 있다. 과일이나 채소는 종류에 따라 고유의 색을 띠는데, 대표적으로 빨간색, 노란색, 녹색, 보라색, 흰색으로 구분할 수 있다. 색깔에 따라 그 기능도 조금씩 차이가 있다.

노란색 색소에는 활성산소를 제거하는 강력한 항산화제인 베타카로틴이 들어 있다. 베타카로틴은 체내에서 비타민 A로 전환되어 위장을 보호하고 소화력을 높이는 데 도움을 준다. 한의학에서도 노란색은 중앙을 나타내는 색으로 비장, 위장의 소화기관을 상징한다.

한의학에서 해독약을 대표하는 처방은 황련해독탕이다. 황련해독탕은 열독이나 혈독이 있을 때 가장 많이 사용되는 처방으로 황련(黃連), 황금(黃芩), 황백(黃柏), 치자(梔子)로 구성된다.

황련(黃連)

  꿀풀과(Lamiaceae) 식물인 황련은 뿌리를 말린 것으로, 맛은 쓰고 성질은 차다. 심경(心經), 간경(肝經), 위경(胃經), 대장경(大腸經)에 작용하여 열을 내리고 습사(濕邪)를 없애며 화(火)를 말끔히 제거하고 해독한다.

  약리 실험에서 주요 성분인 베르베린(berberine)이 장내 세균에 대한 항균작용, 진정 및 진경(鎭驚) 작용, 항동맥경화작용, 소염작용, 이담(利膽)작용, 췌장액 분비 촉진 작용을 한다는 것이 밝혀졌다. 전염성 열성 질병, 티푸스, 열이 나면서 가슴이 답답한 데, 속이 트적지근하고 메스꺼운 데, 이질, 폐결핵, 토혈, 비출혈(epistaxis), 소갈병, 회충증, 백일해, 인후염, 결막염, 부스럼, 습진, 화상 등에 쓴다.

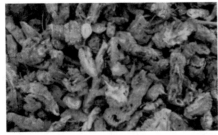
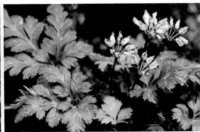

황금(黃芩)

속 썩은 풀로 알려진 황금은 《신농본초경》에 처음 기록됐으며, 전통적으로 폐렴, 고혈압, 황달, 설사, 장염, 화농성 감염 등에 광범위하게 적용됐다. 최근에는 자연산 황금이 급격하게 감소하여 중국에서는 자연산 황금을 국가보호종으로 지정했다. 황금의 항암작용에 대한 연구 결과 뇌종양, 전립선암, 세포암종 등을 억제한다고 밝혀졌다. 항바이러스·항균 작용을 하고, 최근에는 항HIV-1에 대한 활성이 보고됐다. 또한 호흡기세포융합 바이러스(RSV), 인플루엔자 바이러스, 뎅기열 바이러스 등에 대한 항바이러스 효과가 입증됐다. 황금은 신경계에도 작용하는데, 기억과 학습에 도움이 되며 신경 손상을 개선하고 진정 및 항경련작용을 한다. 황금은 간독성을 유발하는 한약 중 하나로, 황금 약재를 사용할 때는 전문가와 상의하는 것이 좋다.

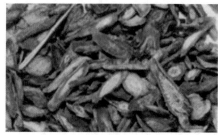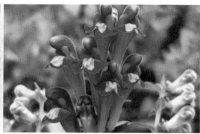

황백(黃柏)

황백은 운향과(Rutaceae)에 속하며 껍질을 제거한 것이다. 황백은 약용식물로 《신농본초경》에 처음 나오는데, "황달과 장치질을 치료하고, 설사와 여성의 적백대하(赤白帶下)를 그치게 한다. 음부가 손상하여 썩는 상처를 치료한다"라고 기록돼 있다.

황백은 다양한 알칼로이드 성분을 함유하고 있는데, 분석에 따르면 베르베린 (0.5~8.75퍼센트), 팔마틴(palmatine, 0.04~0.95퍼센트) 성분이 가장 풍부하며, 야테오르히진(jateorrhizine, 0.02~0.1퍼센트)은 적은 편이다. 이외에도 펠로덴드린 (phellodendrine), 마그노플로린(magnoflorine) 등의 알칼로이드 성분과 리미노이드(liminoids) 등의 비알칼로이드 성분이 함유되어 있다.

황백의 주성분인 베르베린은 황색포도상구균, 적리균, 콜레라균, 임균 등에 대한 항균작용을 한다. 또한 황백은 바이러스 복제를 줄이는데, 이는 주요 지표성분인 베르베린의 작용으로 확인됐다.

황백은 전통적으로 설사에 사용됐는데, 이는 일부 베르베린의 작용으로 나트륨 이온(Na+)과 물의 흡수를 향상시킴으로써 항설사 효과가 나타난 것이다. 그 밖에도 황백은 항염증작용, 항암, 항산화작용을 한다.

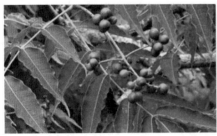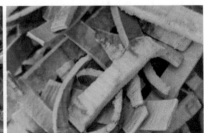

치자

치자는 발목을 삐었을 때 밀가루에 섞어 반죽을 해서 환부에 붙여 어혈을 빼는 치자개떡의 민간요법으로 너무 유명하다.

치자는 알리파트산(aliphatic acids), 케톤(ketones), 알데히드(aldehydes), 에스테르(esters), 알코올(alcohols) 및 아로마틱 디리버티브(aromatic derivatives)의 정유 성분과 황색 색소인 크로신(crocin)과 크로세틴(crocetin)을 함유한다. 크로신과 크로세틴은 치자의 색을 나타내며 고가의 향신료인 사프란의 색소로도 유명한데, 치자에서 추출된 크로신과 그 유도체가 사프란에 비해 저독성, 저알레르기, 환경 친화적 특성을 가진다. 크로세틴은 항염증, 항죽상경화증, 항암, 신경 보호 효과가 있다. 치자의 약리작용으로는 항산화작용, 항당뇨 및 인슐린 민감성 개선, 항염증작용, 중추신경계에 대한 작용, 심혈관계에 대한 작용, 소화기계에 대한 작용, 간에 대한 작용, 면역 및 항알레르기 작용이 있다. 특히 치자는 인슐린 저항성을 개선하는데, 주요 성분인 제니핀(genipin)은 노화 연관 인슐린 저항성을 완화해주며 제니포사이드(geniposide)는 비정상적인 당내성과 고인슐린혈증을 완화해준다. 이는 내장지방 축적으로 야기된 유전적 제2형 당뇨 환자에게서 확인되는데, 당뇨병성 혈관 손상 치료에 효과가 있었다. 한편 임상 연구에 따르면 822명의 우울증을 가진 당뇨 환자에게 치자를 함유한 처방이 효과가 있었는데, 앞으로 환자의 우울증을 치료하는 대안으로 고려된다.

치자의 성분은 간을 보호하는 작용도 하지만, 한편 독성도 미칠 수 있으니 전문가와 상의하여 주의하여 사용해야 한다.

울금(鬱金)

울금과 강황은 둘 다 생강과에 속한다. 울금은 주로 건강식품에 사용되며, 강황은 카레를 비롯한 식품의 재료로 사용된다. 울금은 회색빛이 돌고, 강황은 노란빛을 띠기 때문에 색으로 구분하기도 하지만, 실제 인도, 중국, 일본, 한국 등에서는 강황과 울금이 혼용되어 사용되고 있다. 정확하게는 강황과 울금은 동일 식물이며 뿌리줄기는 강황, 덩이뿌리는 울금이라고 한다.

약리작용으로는 혈중지질을 떨어뜨리며, 담즙 분비와 배설을 촉진하고, 이뇨작용, 진통작용이 있다. 울금의 성질은 냉하며 맛은 맵고 쓰며 무독하다. 행기화어(行氣化瘀, 기를 소통하고 어혈을 풀어줌), 청심해울(淸心解鬱, 심열을 식히고 열기로 인해 울체된 것을 풀어줌), 이담퇴황(利膽退黃, 담을 도와서 황달을 없앰)의 효능이 있어 경폐통경(經閉痛經, 월경 출혈이 없으면서 나타나는 월경통), 흉복창통(胸腹脹痛, 가슴과 배가 소화불량 따위로 불룩해지며 생기는 통증), 열병신혼(熱病神昏, 열병으로 정신이 혼미함), 전간발광(癲癎發狂, 전간, 곧 뇌전증으로 인한 정신착란 상태), 황달요적(黃疸尿赤, 황달과 붉은 소변), 제출혈(諸出血, 모든 출혈병) 등의 치료 효과가 있다. 음허실혈(陰虛失血, 음기가 부족하고 출혈이 있음)과 기체혈어(氣滯血瘀, 기가 막히고 혈이 뭉친 것)에는 금기이며, 임신부는 주의해야 한다.

강황(薑黃)

우리가 자주 먹는 노란색 카레의 재료가 바로 강황이다. 노란색을 띠는 것은 바로 쿠르쿠민(curcumin)이라는 색소 성분 때문이다. 강황은 여러 매체를 통해 치매 예방과 항산화 효과, 뇌줄중 예방 효과가 있는 것으로 소개되고 있고, 여러 논문에 따르면 알츠하이머병, 심혈관질환, 대사성 질환, 우울증, 피로 등에도 효과가 있다.

강황은 인도가 원산지지만 우리나라에서도 재배가 가능하다.

어떤 음식에 넣든 신선한 강황은 생기 넘치는 향미를 더해준다. 강황은 성질이 따뜻하고 맛은 맵고 쓰며 무독하다.

파혈행기(破血行氣, 어혈을 깨뜨려 기가 잘 흐르게 함), 통경지통(通經止痛, 생리를 잘 통하게 하여 생 통을 그치게 함)의 효능이 있어 심복비만창통(心腹痞滿脹痛 배가 더부룩하고 아픈 통증), 경폐(經閉), 징가(癥瘕), 풍습견비동통(風濕肩臂疼痛), 타박종통(跌撲腫痛) 등에 활용된다.

전라남도 보건환경연구원의 연구 결과에 따르면 진도산 울금은 항암 및 항염증 효과를 가지고 있다. 울금에서는 품종에 따라 1~5퍼센트의 쿠르쿠민 성분이 추출되는데, 이번 연구에서는 쿠르쿠민 농도 50마이크로미터(μm)에서 대장암 세포 절반이 사멸하고 200마이크로미터에서는 완전히 사멸되는 것으로 나타났

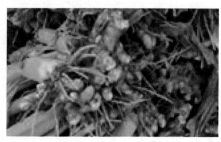
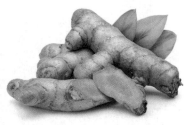

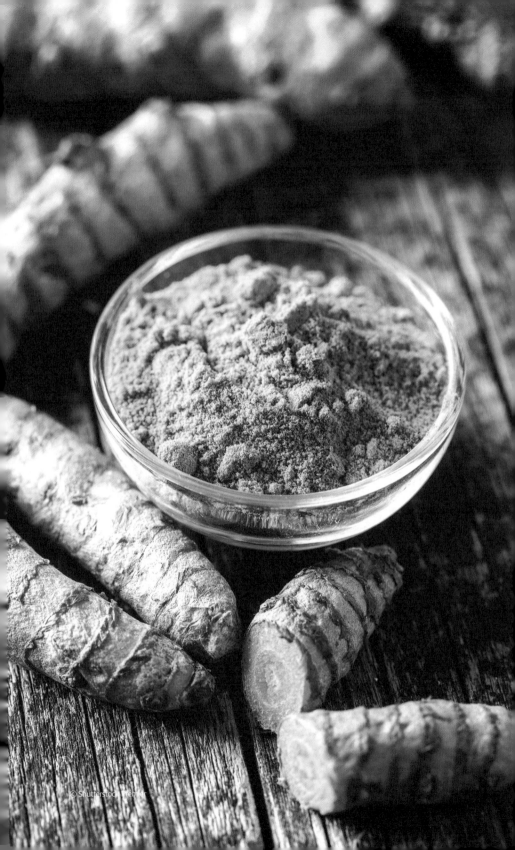

으며, 10마이크로미터에서는 염증이 현저히 감소하고 40마이크로미터에서는 거의 정상 수준을 되찾아 염증 완화 효과도 있었다고 밝혔다. 국내 최대 울금 생산지는 전남 진도이며, 지역 특산품으로 지정되어 있다.

인도 연구 팀에 따르면 쿠르쿠민은 췌장암과 유방암 억제 효과가 있으며, 인도 국민의 암 발생률이 미국인에 비해 현저히 낮은 이유가 카레를 포함한 향신료 섭취 때문이라고 밝혔다. MD앤더슨 암센터 연구진의 발표에 따르면 강황에 포함된 쿠르쿠민은 유방암의 폐 전이를 막아주고, 항암제인 탁솔을 장기간 사용하여 생기는 부작용을 완화해준다. 또한 면역세포인 CD4, CD8, T세포를 회복시켜 면역 체계를 강화하며, 면역세포를 파괴하는 단백질 생산도 줄여 항암작용을 한다. 서울대학교 약대 연구 팀은 실험에서 쿠르쿠민이 염증 유발인자를 활성화하고 전사인자를 억제하여 피부암 촉진을 억제한다고 발표했다.

노란 한약재 외에 **해독 기능이 높은 한약재**

금은화(金銀花)

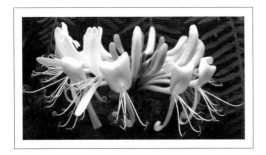

　인동과에 속하는 다년생 반상록성 덩굴나무로, 꽃은 인동화(금은화)라고 하고 줄기는 인동등(忍冬藤)이라고 한다. 꽃이 처음 필 때는 흰색이지만 점차 노란색으로 변해 금꽃과 은꽃이 함께 어우러지는 모습을 보고 금은화라고 했다. 겨울에도 잎과 덩굴이 마르지 않아 추운 겨울을 참아내는 인동(忍冬)이라고도 한다.

　꽃은 향기로운 냄새가 나고 약간 쓴맛이 있다. 열매는 둥근 물 열매이고 익으면 검어진다. 우리나라 각지의 길가나 산지 등에 자생하며, 여러 농장에서 재배하기도 한다. 한의학에선 금은화를 '온병(溫病, 열성 전염병)의 성약(聖藥)'이라 부른다.

　성질은 차고 맛은 달며 폐, 위, 대장에 작용한다. 청열해독(淸熱解毒), 양혈지리(涼血止痢, 혈액의 열을 제거하여 설사를 멈추게 함), 양산풍열(涼散風熱, 인체 내에 쌓인 발열이나 오한 등을 푸는 것)의 효능을 가지고 있어 종기, 농양, 발열, 혈성 이질, 감염병 등에 사용한다. 금은화는 항염증작용, 이뇨작용, 항균작용, 항바이러스 작용, 소염작용 등의 효능을 가지고 있다. 특히 소염 효과가 뛰어나 한의학에서 장염, 요로감염, 유방염, 자궁염, 상기도감염, 결막염, 피부감염 등 모든 감염증에 중요한 약재로 사용된다.

꽃에는 로니세로사이드(loniceroside A, B, C), 헤드라게닌(hedragenin), 로니세린(lonicerin), 로가닌(loganin), 보겔로사이드(vogeloside), 이노시톨(inositol), 루테올린(luteolin)이, 잎과 줄기에는 타닌, 플라보노이드, 루테올린이, 열매에는 비타민 P, 당분, 타닌, 펙틴, 안토시안, 유기산이 들어 있다.

국내에서 연구된 금은화의 항암작용은 다음과 같다. 금은화 약침액을 7일간 투여한 실험쥐에서 GOT, GPT, LDH, ALP 등의 수치를 감소시켜 간 기능 보호 작용이 있었으며, 금은화 약침액과 열수추출물은 모두 폐암, 자궁경부암, 간암, 복수암세포주에 대해서 암세포 성장 억제 효과가 있었다. 또한 금은화의 약침액은 실험쥐의 간암세포(hepalclc7)와 사람의 간암세포(Hep3B)에서 암 억제 효과가 더욱 높았다. 다른 실험에서 금은화는 실험쥐의 흉선세포 증식을 촉진했고, 인간 림프구의 증식을 촉진했으며, 실험쥐의 비장세포 증식을 촉진했다. 또한 금은화 약침은 폐암세포에 대해 농도 의존적으로 세포사멸의 효과가 있다.

백두옹(白頭翁)

미나리아재빗과에 속하는 다년생 초본으로, 구체적으로는 할미꽃의 뿌리를 말한다. 꽃줄기 끝에 흰색 털이 나 있는데, 그 모양이 노인의 백발과 닮아서 할미꽃이라고도 하고, 복통과 설사에 시달리던 환자가 지나가던 백발의 노인이 전해준 약을 먹고 나았다고 해서 그 풀의 이름을 '백발의 늙은이'라는 의미로 백두옹(白頭翁)이라고 했다고도 한다.

한의학적으로 백두옹의 성질은 차고 맛은 쓰며 무독하다. 위와 대장에 작용한다. 청열해독(淸熱解毒), 양혈지리(涼血止痢)로 아메바성 이질, 습열이질, 치질 출혈 등에 쓰인다. 약리작용으로는 항균작용, 항아메바 작용, 심장 독성, 진정, 진통작용, 피부점막 자극 작용 등이 보고됐다. 허한성(虛寒性) 설사, 허약자의 만성 위염에는 복용을 주의한다. 부위별로 보면 뿌리는 설사, 출혈 등에, 꽃은 학질, 두창(頭瘡)에, 잎은 요슬풍통(腰膝風痛), 부종, 심장 통증 등에 사용한다.

할미꽃의 주성분은 사포닌이며, 뿌리에는 항균성 물질인 아네모닌(Anemonin)이 들어 있고, 잎에는 강심작용을 하는 오키날린(Okinalin)이 함유돼 있다. 할미꽃 뿌리에는 트리테르페노이드 계열의 올레아난 사포닌 아홉 종류와 루펜 사포닌 아홉 종류 등 총 17종류의 사포닌이 들어 있는데, 이중에서도 올레아난 사포닌의 항암작용 활성이 매우 좋다

SB주사는 2008년 보건 당국으로부터 '기존의 항암제가 듣지 않는 전이성 비소세포 폐암의 보조 요법제'로 지정된 의료기관에서만 쓸 수 있게끔 제한적 시판 허가를 받았다. 식품의약품안전처에 따르면 회사가 지난 2002년부터 2012년까지 실시한 임상시험에서 환자 20명에게 이 약을 투여한 결과 두 명에게서 암의 크기가 50퍼센트 이상 줄어드는 반응이 나타났다.

전문 의약품인 SB주사제는 천연 한방 약재인 할미꽃 뿌리, 인삼, 감초로 구성된 항악성 종양제로 암 성장 억제 성분인 풀사틸라 사포닌 D(Pulsatilla saponin

D)와 탈산소 포도필로톡신(Deoxypodophyllotoxin)이 함유돼 있다. 현재 임상 2상이 진행 중이다.

SB주사는 세포 자멸 유도와 암세포 증식을 억제하고, 이와 함께 혈관 신생 억제 가능성이 있는 것으로 보고되고 있다. 연구 팀은 인체의 암세포를 이식한 실험쥐에게 이 항암 물질을 15일간 투약한 결과 암 성장 억제율이 82.1퍼센트로, 아드리아마이신 61.5퍼센트에 비해 20.6퍼센트포인트 높은 것을 확인했다. 개를 대상으로 한 실험에서도 콩팥 등이 전혀 손상되지 않는 등 부작용이 거의 나타나지 않는 것을 확인했다. 제조사는 천연물 추출 물질을 사용한 주사제인 SB31을 먼저 시장에 내놓은 뒤 단일 물질로 만들어진 SB365를 상품화할 계획이다.

시판 대상자는 내성으로 인한 항암 치료 중단자, 부작용이 심해 항암 치료가 불가능한 경우, 서양의학적 항암 치료를 원치 않는 경우, 노령 또는 몸이 약해 항암 치료가 불가능한 경우, 전이 암으로 항암 치료 무의미자, 복수나 흉수가 심한 경우 등이다.

투여는 모든 암 환자에게 가능하다. 투여 방법은 정맥주사, 흉복강주사, 종양 내 직접 주사가 있으며, 투여 주기는 1주기부터 7주기로, 1주기는 1일 1회 4일간 연속 정맥주사를 기준으로 한다.

대계(大薊)

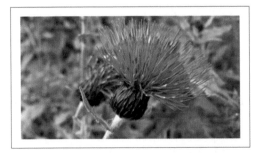

대계는 국화과의 다년생 초본인 엉겅퀴의 전초를 말한다. 한국, 중국, 일본 등 북반구 온대 지역에 주로 자생하며, 한의학에서는 전초를 대계, 뿌리를 대계근이라 하며, 민간에서는 가시나물, 항강꽃이라고도 한다.

엉겅퀴에는 생리 활성이 뛰어난 아피게닌(apigenin), 루테올린, 미리시틴, 켐페롤, 펙토리난 등의 다양한 플라보노이드 성분이 함유되어 있으며, 아피게닌은 암 예방 효과 및 신경 보호 효과가 있는 것으로 알려져 있고, 엉겅퀴 추출물은 항돌연이성, 항암 활성, 면역 증진 및 항우울 등의 작용이 있음이 보고되고 있다.

성질은 서늘하며 약맛은 쓰고 달다. 간과 심장에 작용한다. 효능은 양혈지혈(涼血止血, 혈액을 차갑게 해 지혈시킨다), 산어소종(散瘀消癰, 어혈을 깨트려 종기를 치료함), 청간이담(淸肝利膽, 간을 맑게하고 쓸개를 이롭게 함), 청열해독(淸熱解毒)이다. 간염, 각종 출혈, 신장염, 폐농양 등에 사용한다. 약리작용으로 지혈작용, 혈압 강하 작용, 항균작용 등이 보고됐다. 이담작용, 이뇨작용이 일부분 밝혀져 급만성 간염과 신장염 치료제로 사용한다. 속이 차고 비위가 약한 사람은 복용을 주의해야 한다.

흰무늬엉겅퀴로 알려진 국화과 식물인 밀크시슬(Milk Thistle)(Silybum marianum)은 흰색의 무늬가 '성모마리아의 모유'라는 뜻으로 성마리아엉겅퀴(St. Mary's Thistle)라고도 하며, 유럽과 북아프리카 그리고 아시아 등지에 자생한다. 잎, 뿌리, 줄기, 씨앗 모든 부분을 약용으로 사용할 수 있지만, 약물로서 의미를 갖는 부분은 바로 씨앗이다.

밀크시슬이 주목받는 이유는 바로 실리마린(Silymarin)이라고 하는 플라보노이드 계열 성분 때문이다. 실리마린은 실리비닌(Silibinin), 실리디아닌(Silidianin), 실리크리스틴(Silicristin) 등의 파이토케미컬 성분으로 구성되는데, 특히 실리비닌이 가장 강력한 효과를 보인다. 흰무늬엉겅퀴, 특히 씨앗의 추출물을 보통 실리마린이라 하는데, 밀크시슬 추출물은 65~80퍼센트의 실리마린과 20~35퍼센트의 지방산으로 구성되어 있다. 밀크시슬이나 실리마린이라 표시된 제품에는 별도로 실리마린 함량을 표시하고 있다.

필자의 병원에서도 간암, 담도암 환자들이 종종 엉겅퀴 추출물을 구입해 먹는 경우를 본다. 실리마린의 약효 때문에 간경화, 간암 환자들이 엉겅퀴 추출물이나 밀크시슬, 실리마린 등을 복용하고 있다. 실리마린은 일반 의약품으로 구분되어 실제 의사에 의해 처방되기도 한다. 실제로 독일 의사들은 간질환에 실리마린을 가장 많이 처방한다고 한다. 우리나라 식약처는 실리마린을 간염, 간경화의 보조 치료제로 승인했다.

간암 환자의 경우 간기능이나 몸 상태에 따라 건강식품이나 약물 복용에 각별한 주의를 기울여야 한다. 특히 야생 엉겅퀴를 채취해 임의로 추출하여 복용하는 경우 문제가 되기도 한다. 반드시 의사나 한의사의 도움을 받아 간기능을 고려한 적절한 용량을 체질에 맞게 복용해야 한다.

비파엽(枇杷葉)

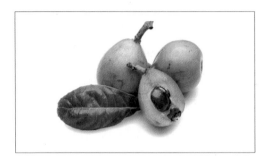

　비파엽은 장미과(Resaceae)에 속하는 비파나무(Eriobotrya japonica Lindley)의 잎을 건조한 것으로, 연중 수시로 채취하여 말린다. 비파나무는 상록교목으로 제주도, 경상남도, 전라남도 등 온화한 기후 조건에서 주로 자생한다. 비파엽이나 열매가 비파라는 현악기를 닮아서 비파라는 이름이 붙었다고 한다. 예전부터 비파나무가 있는 집에는 환자가 없다고 하여 무환자나무라고도 한다.

　비파엽의 성질은 약간 차며 맛은 쓰고 무독하다. 폐와 위에 작용한다. 화담지해(化痰止咳, 가래를 삭혀 기침을 멈추게 함), 화위강역(和胃降逆, 위를 조화롭게 하여 구토를 치료함)의 효능을 지니고 있다. 위한구토(胃寒嘔吐), 풍한해수(風寒咳嗽)에는 주의해야 한다.

　청폐, 진해, 거담, 건위, 이뇨 등의 효능이 있어 민간요법으로는 기침, 구역질, 딸꾹질, 부종 등에 사용했다. 특히 비파 잎에 있는 우르솔산(ursolic acid)은 항암 효과가 있는 것으로 나타났다. 한의서인《의방유취(醫方類聚)》에도 반위(위암)를 치료했다는 기록이 있다.

　필자의 병원에서는 비파엽을 다양하게 암 치료에 응용하고 있다. 비파엽을 포함한 왕뜸을 암 환자의 복부에 시술하기도 하며, 비파차로 만들어 제공하기도 한다.

　비파나무 잎에는 세스퀴테르펜 배당체로서의 페룰린산, 네롤리돌 배당체 등이 함유되어 있으며, 트리테르펜 계열의 화합물로서 우르솔산, 올레아놀산, 마스리닌산, 토르멘틱산, 히탑디에닉산 등이 함유되어 있고 페르페노이드와 플라보노이드 등의 화합물을 다량 함유하고 있어 항당뇨, 항산화, 항염증, 항돌연변이 및 항암 활성 등이 보고되고 있다.

비파나무 씨에는 폴리페놀 화합물군과 아미그달린 등이 함유되어 있어 산화적 스트레스를 감소하는 항산화 효과도 보고되고 있으며, 켐페롤 배당체, 아미그달린, 항산화작용을 하는 클로로겐산 등도 함유되어 있다고 알려져 있다.

그 밖에도 비파에 다량 함유되어 있는 유용한 화합물이 항산화 효과, 항당뇨 효과, 항염증 및 항암 효과, 항바이러스 효과를 가지고 있다는 연구 결과가 있다. 비파에 함유된 수용성 함황아미노산들도 항암 또는 간 손상 방지 등에 효과가 있는 것으로 보고되고 있다.

삼백초(三白草)

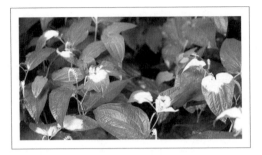

약초로서의 삼백초는 다년생 초본인 삼백초의 전초와 뿌리를 건조한 것이다. 성질은 차며 맛은 맵고 쓰며 무독하다. 폐와 방광에 작용한다. 청열이수(淸熱利水, 열기를 식혀 소변이 잘 나가게 함), 해독소종(解毒消腫, 해독하여 부종을 없어지게 함), 거담(去痰, 가래를 제거함)의 효능이 있어 부종이나 각기병, 황달, 임질, 종기, 염증 등에 사용한다. 비위가 허약한 경우에는 복용에 주의를 기울인다.

잎에 세 개의 흰색 점이 있어 삼백초라고도 하며, 잎과 꽃과 뿌리가 백색을 띠므로 삼백초라 하기도 한다. 아시아 각지에서 자생하는데, 우리나라에서는 제주도 습지에서 자생하던 멸종위기 야생식물 2급이다. 지금은 전국의 농장에서 재배되고 있다.

삼백초의 전초에는 메틸 엔-노닐 케톤(methyl n-nonyl ketone)이 함유돼 있고, 줄기에는 타닌이 함유돼 있으며, 잎에는 퀘르세틴(quercetin), 퀘르시트린(quercitrin), 이소퀘르시트린(isoquercitrin), 하이페린(hyperin), 루틴(rutin) 및 가수분해성 타닌 등이 함유돼 있다. 수용성 타닌은 육류 섭취 후 발생하는 과산화지질 등의 독성 물질을 제거해주어 동맥경화 등에 예방 효과가 있다.

각종 암세포 실험 또는 동물 실험에서 삼백초의 항암 효과가 밝혀졌다. 삼백초는 전립선암과 유방암의 세포에서 세포 독성을 나타냈으며, 특히 LNCaP세포와 MCF-7세포에서 높은 세포 독성을 나타냈다. 삼백초의 세포 자살 유도 작용이 카스파제(caspase-3)에 의한 것임을 확인했다. 또한 삼백초는 병용 투여 시 파클리탁셀의 세포 자살 효과를 더욱 강화하는 것으로 드러났다. 다른 연구에서도 삼백초 추출물은 유방암세포주(MDA-MB-231), 백혈병세포주(HL-60), 섬유육종세포주(HT1080)에 뛰어난 효과를 보였으며, 역시 카스파제의 활성화에 의한 아포토시스로 인한 결과로 밝혀졌다. 또한 MMP-2, -9 표현 저해를 통하여 세포 침습을 막아 암세포 전이를 막는 것으로 드러났다. 삼백초의 메탄올 추출물을 이용한 실험에서는 대장암세포주(SNU-C4)에 대해서 우수한 세포 독성을 갖는 것으로 확인됐다.

중국 랴오닝성 푸순시(撫順市)의 조선족 여의사 박순식이 삼백초와 여러 약재를 이용해 암 환자 80명을 치료했는데, 특히 폐암, 간암, 위암 치료에 효과가 탁월했다는 소식이 일부 언론에 소개되기도 했다. 요즘은 삼백초가 성인병 예방, 피부미용, 변비, 숙변 제거 등의 효과가 있다며 각종 환, 과립, 생즙, 비누, 화장품, 팩 등으로 만들어 판매되고 있다.

어성초와 삼백초를 혼동하는 경우가 많은데, 절단해놓으면 일반인이 구분하기는 힘들다. 어성초에는 비린내가 나는 아세트알데히드가 함유되어 있다.

상기생(桑寄生)

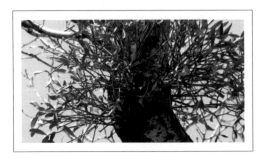

　상기생은 상기생과(겨우살이과)에 속하는 반기생식물인 겨우살이(Viscum album)를 건조한 것으로, 겨울과 봄 사이에 채취한다. 성질은 평탄하며 맛은 쓰고 무독하다. 간과 신장에 작용하고 거풍습(祛風濕, 바람과 습기로 인해 뼈마디가 저리고 아픈 병을 없앰) 보간신(補肝腎, 간과 신장을 보호함), 강근골(強筋骨, 근육과 뼈를 강하게 함)의 효능을 지닌다.

　겨우살이는 느릅나무·자작나무·버드나무·단풍나무 등에 기생하는 곡기생(槲寄生), 뽕나무·참죽나무·너도밤나무 등에 기생하는 상기생 등이 있다. 국내에서는 겨우살이, 붉은겨우살이, 뽕나무겨우살이, 참나무겨우살이, 꼬리겨우살이, 동백나무겨우살이의 6종이 서식한다. 유럽에서는 참나무에 기생하는 겨우살이를 좋은 것으로 여긴다.

　겨우살이에는 렉틴(lectin), 비스코톡신(viscotoxin), 플라보노이드, 트리테르펜, 다당류, 알칼로이드 등의 성분이 들어 있다. 이 가운데서도 렉틴은 T림프구의 증식에 중요한 역할을 하고, 비스코톡신은 암세포를 분해하고 면역 체계를 촉진하며 T림프구와 백혈구의 활동을 촉진한다. 펩티드는 항종양 효과와 면역력 조절 작용을 하고, 다당류는 NK세포를 활성화하고 렉틴의 면역 활성 작용을 상승시키며, 알칼로이드는 다양한 암세포에 독성 효과를 나타낸다.

　독일에서는 1년에 수백 톤의 겨우살이 추출물을 항암제, 고혈압약, 관절염약 등으로 쓰고 있다. 1920년대에 독일의 루돌프 슈타이너가 암 치료제로 사용하기 시작했다. 겨우살이 추출물은 돌연변이 억제 효과, 암세포 성장 억제 효과 등이 있다고 보고되었다.

필자의 병원에서도 압노바라는 겨우살이 추출물 주사를 주 3회 입원 중인 암 환자에게 사용한다. 겨우살이에 들어 있는 렉틴과 비스코톡신 성분이 사이토카인과 같이 작용해 항암작용을 일으키게 된다. 렉틴은 암세포의 증식을 억제하며, 비스코톡신은 암세포를 파괴하는 기능이 있다. 암의 종류별로 다양한 제품이 나와 있어 거의 모든 암 치료에 쓰인다. 간염과 간경화 치료 효과도 있다고 하며, 간기능 개선에도 도움이 되는 주사제다. 겨우살이는 안전한 약이기는 하지만, 과량 복용 시 저혈압, 호흡기 경련이 발생할 수 있으므로 주의해야 한다.

선학초(仙鶴草)

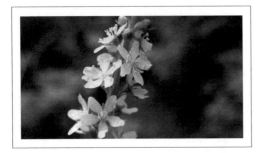

선학초는 장미과(Rosaceae)에 속하는 다년생 초본인 짚신나물(Agrimonia pilosa)의 전초다. 여름과 가을철 잎이 무성할 때 채취하여 말린다. 성질은 평하고 맛은 쓰고 떫으며 무독하다. 간, 비, 폐, 대장에 작용한다. 살충지양(殺蟲止癢, 충을 없애 가려움증을 치료 함), 수렴지혈(收斂止血, 수렴해 지혈시킴), 절학(截瘧, 학질을 치료함), 지리(止痢, 이질을 멈추게 함), 해독소종(解毒消腫)의 효능이 있어서 개선(疥癬, 옴), 이질, 혈변, 혈뇨, 토혈, 자궁출혈, 옹종, 유방염, 질염, 외음염, 학질, 자반병 등에 사용한다. 약리작용으로는 지혈작용, 강심작용, 소염작용, 구충작용 등이 보고됐다. 주요 성분으로는 아그리모닌(agrimonin), 아그리모닐리드(agrimonilide), 스테롤, 유기산, 타닌 등이 들어 있다.

짚신나물의 새순은 나물로 이용할 정도로 안전하지만, 과다 복용 시 소화 장애 등이 생길 수 있다. 단, 수렴하는 성질이 있으므로 독소를 배설해야 하는 초기 이질, 설사 등에는 사용해서 안 되며, 호흡기 감염증의 발열 등에 사용할 때는 주의해야 한다.

짚신나물은 싹이 나올 때 그 모양이 용의 이빨과 같다고 해서 용아초(龍牙草)라고도 한다. 민간에서는 주로 각종 출혈과 설사에 지혈, 지사의 목적으로 사용했다. 드라마 〈마의〉를 보면 출혈이 멈추지 않는 환자에게 선학초, 백급, 삼칠근 등을 사용하는 장면이 나온다. 예전에는 어릴 적에 놀다가 다친 무릎에 짚신나물을 찧어서 붙이기도 했다. 이외에도 옴으로 가려운 피부병, 여름철 설사나 이질 등에도 사용했다.

《동의학사전》에는 짚신나물이 식도암, 위암, 대장암, 간암 등의 소화기 암과 자궁암, 방광암 등 비뇨생식기 암, 폐암 등에 효과가 있다고 기록돼 있다. 실험에서는 자궁경부암에서 세포 억제를 보였다. 중의학에서 짚신나물 추출물을 통증이 심한 골종양, 간암, 췌장암 등에 사용한 보고가 있으며, 실험쥐의 경우 육종, 간암 등의 억제율과 자궁경부암세포주(JTC-26)의 암 억제율도 매우 높았다고 보고했다. 짚신나물은 암세포의 핵분열을 멈추거나 세포를 파괴한다고 한다. 독성은 거의 없으면서 항암 효과가 뛰어나다고 평가했다. 중의학 문헌에서는 선학초가 간암으로 인한 식도 출혈과 폐암으로 인한 객혈 등의 증상에 쓰였다고 했다.

선학초라는 이름은 출혈이 멈추지 않았던 한 나그네에게 두루미가 물어다준 풀을 사용했더니 지혈이 됐고, 그 후 '착한 두루미가 보내준 약'이라는 뜻에서 이런 이름이 유래했다고 한다. 짚신나물이라는 이름은 짚신나물 종자에 갈고리 같은 털이 나 있어 사람의 짚신에 붙었다가 여기저기 멀리 퍼지게 되어서 짚신나물이라 했다 한다. 황색이나 황갈색을 띠는 천연 염색제로서의 가치도 있다. 유사한 종으로 큰골짚신나물(A. eupatoria), 산짚신나물(A. coreena)이 있다.

어성초(魚腥草)

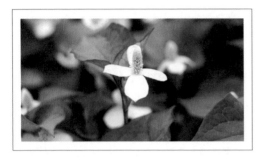

삼백초과(Saururaceae)에 속하는 약모밀(Houttuynia cordata)의 전초로 성질은 약간 차며 맛은 맵다. 폐에 작용한다. 청열해독, 소옹배농(消癰排膿, 옹기를 없애고 농을 배출시킴), 이뇨통림(利尿通淋, 이뇨작용으로 임질을 치료)의 효능이 있어 폐렴, 폐농양, 기관지염, 방광염, 대하, 종기, 감염증 등의 질환에 사용된다.

어성초는 해열, 배농 작용이 뛰어나 폐농양, 폐렴, 급만성 기관지염, 장염, 요로감염증, 종기 등에 쓰이며, 약리작용으로 항균작용, 면역 증강 작용, 항염증작용, 이뇨작용, 진해작용이 보고됐다.《본초강목》에는 주로 부스럼 등의 피부질환에 대한 효능이 기록돼 있다. 민간에서는 생즙을 내어 헌데, 무좀, 치질, 뱀독, 옻병에 바른다. 잎과 줄기에서 비린내 같은 냄새가 나서 어성초라 불린다. 주요 성분은 미르센(Myrcene), 라우리알데히드(Lauryaldehyde), 퀘르시트린, 메틸 엔-노닐 케톤, 카프르산(Capric acid) 등이며, 특유의 냄새는 데카노일 아세트알데히드, 라우린알데히드 성분 때문이다.

어성초의 암세포에 대한 세포 독성 억제 효과에 대한 연구에서 어성초 추출물은 폐암세포주(A549), 유방암세포주(MDA-MB-231), 대장암세포주(SNU-C4)에 대하여 세포 독성과 항산화 활성 효능이 관찰됐다. 또한 인체 전립선암세포주(PC-3)에 대해 암세포 증식 억제 효과가 보고됐다.

부산대학 연구 팀은 어성초 녹즙을 강력한 발암 물질인 아플라톡신이 주입된

살모넬라균주에 넣은 결과 16~98퍼센트의 돌연변이가 방지됐고, 건조 어성초 추출액에서도 86~97퍼센트의 항돌연변이 효과를 보였으며, 발암 물질인 MNNG에 투입했을 때도 60퍼센트의 항돌연변이 효과를 보였다고 밝혔다. 돌연변이 억제는 암 예방에 주요한 기전으로, 어성초의 발암 예방 효과를 기대하게 한다.

1992년 발표된 도쿄대학 연구 팀의 실험 결과 어성초를 먹인 실험쥐에서 뚜렷한 생명 연장 효과가 나타났고, 일부에서는 완치된 사실을 발표했다. 중국의 임상례에서 백합고금환(百合固金丸)에 어성초를 더하여 투약했더니 폐암 중기 환자 38례 중에서 22례가 (안정 상태 유지) 유효 반응을 보였다고 한다. 백합고금환은 양음청열윤폐(養陰淸熱潤肺 음기를 길러 열을 내리고 폐를 윤택하게 함)와 양혈지혈의 효능이 있어 폐조음허(肺燥陰虛, 폐가 건조해 음이 허해짐)에 사용하는 처방을 말한다.

어성초는 해독, 항균 효능이 있어 내복약, 생즙, 외용제 등으로 폭넓게 활용된다. 미용, 체중 감량, 독소 제거, 염증 완화 등을 위한 식품에 첨가하거나 비누, 연고 등에도 넣어 외용제로도 판매된다. 원자폭탄을 맞은 일본 히로시마에서 제일 먼저 다시 자라기 시작한 풀이 쑥과 어성초라고 한다.

어성초는 찬 성질과 소염 효과를 가지고 있으므로 허약 체질은 장기 복용에 주의가 필요하고, 냄새가 역할 수 있으므로 비위가 약한 사람도 주의해야 한다. 종기나 피부병에 사용할 때도 열증이 전혀 없거나 음한증(陰寒症)이 보일 경우는 주의해야 한다. 중국에서는 2003년 사스(중증 급성 호흡기증후군)가 유행할 때 열을 내리고 해독 효과가 있어 호흡기 염증 치료에 좋은 것으로 알려진 어성초 주사가 중의사의 필수 구비 주사제가 된 적이 있다. 하지만 여러 해에 걸쳐 200여 건의 어성초 주사제 부작용 사례가 보고되면서 생산, 유통, 사용이 전면 금지됐다. 과민성 쇼크, 전신 과민반응, 호흡곤란, 심할 경우 사망 등 심각한 부작용이 보고됐기 때문이다. 다행히 경구로 복용하거나 외용제로 이용할 때 심각한 부작용이 보고된 적은 없다.

청호(菁蒿)

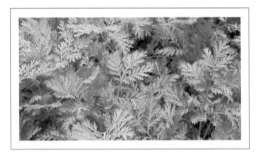

청호는 국화과에 속한 일년생 또는 이년생 초본인 개똥쑥(Artemisia annua L.) 또는 개사철쑥(Artemisia apiacea H.)의 지상 부분을 건조한 것으로, 가을철 꽃이 필 때 채취한다. 개똥쑥은 우리나라 각지의 산야에 자생하며, 성질은 차고 맛은 쓰면서 맵지만 무독하다. 간과 담에 작용한다. 양혈퇴열(涼血退熱, 혈액을 차갑게 해서 열을 물리침), 해서치학(解暑治瘧, 더위를 풀어주고 학질을 치료)의 효능이 있다.

개똥쑥 성분 중 테르페노이드계 세스퀴테르펜의 일종인 아르테미시닌(artemisinin)은 강력한 항말라리아 효능을 가지고 있다. 아르테미시닌은 말라리아 치료제로 사용된다. 노바티스의 아르테미시닌 복합제(ACT)인 말라리아 치료제 코아템(Coartem)은 아르테미시닌에 기초한 고용량 복합제로, 중국 베이징 미생물역학연구소에서 개발했다. 코아템은 내약성이 우수하고, 1~2일 내 말라리아 발열 증상을 조절하며, 3~4일 만에 96퍼센트 이상의 치료율을 보이는 우수한 항말라리아 제제다. 1998년 등록된 이래 세계 각국에서 광범위하게 사용되고 있다.

최근에는 유방암세포를 선택적으로 괴사시키는 항암 활성이 입증됨으로써 주목받고 있다. 개똥쑥의 주요 성분으로는 아르테아누인, 스코폴레틴, 쿠마린, 유파틴 등이다.

쑥은 우리에게 매우 친숙한 약초다. 개똥쑥, 인진쑥, 강화사자발쑥, 섬애약쑥,

사철쑥의 암세포 증식 억제 실험에서 암세포별, 농도별 차이점을 제외하고는 모든 쑥이 일정 부분 항암작용이 있다고 밝혀졌다.

개똥쑥의 잎과 줄기 추출물이 위암세포인 AGS 및 자궁경부상피암세포인 HeLa에 대하여 강한 증식 억제 활성을 보였으며, 유방암세포인 MCF-7과 MDA-MB-231의 증식 또한 억제하는 것으로 보고됐다. 기타 인진쑥 추출물은 위암세포, 결장암세포에 대해 증식 억제 활성이 있으며, 사철쑥은 폐암세포에 대한 증식 억제 활성이 보고됐다. 이러한 쑥 추출물의 암세포 증식 억제 능력은 쑥에 함유된 페놀화합물이 종양 괴사 인자를 활성화하기 때문인 것으로 생각되고 있다.

2008년 미국 워싱턴대학 연구 팀이 개똥쑥이 기존 항암제보다 1200배나 효과적이었다는 동물 실험 결과를 보도한 이후 국내에서도 폭발적인 인기를 얻었지만, 개똥쑥에서 추출한 아르테미시닌이 각종 암에 효과적이라는 실험 논문만 발표되고 있을 뿐 아직 임상실험으로 암 치료 효과가 밝혀진 사실은 없다.

열풍처럼 불었던 개똥쑥의 항암효과와 더불어 최근 여러 언론 매체에서 개똥쑥의 부작용을 보도하고 있다. 개똥쑥을 맹신하며 복용하다가 수술이나 항암 치료 시기를 놓치거나 개똥쑥의 과다 복용으로 간기능이 망가진 사례 등이 보도되고 있다. 암에 좋다고 하니까 일단 먹고 보자는 성급한 자세는 지양하는 것이 좋으며, 모든 약물은 질병과 환자 상태에 따라 약이 되기도 하고 독이 되기도 한다는 사실을 명심하고 전문 한의사와 상담 후 복용할 것을 권한다.

당뇨에 좋은 체질별 음식

태양인

폐가 강하고 간이 약한 체질. 하체가 약하고 소화 흡수에 문제가 생길 가능성이 높다. 기운이 자꾸 위로 뻗쳐 올라가므로 소화 장애가 자주 오고 구토를 자주 할 수 있다.

메밀, 현미, 포도, 감, 앵두, 키위, 머루, 다래, 붕어, 조기, 모과, 솔잎, 해파리, 조개류 등이 좋다.

소음인

신장이 강하고 비장이 약한 체질. 소화기가 약해 잘 체하며 찬 기운이나 음식은 좋지 않다. 대부분의 소음인은 잘 먹어도 살이 잘 찌지 않으며 간혹 살이 찌더라도 상대적으로 잘 뺄 수 있다. 쑥, 쑥갓, 생강, 파, 마늘, 부추, 달래, 귤, 사과, 오렌지, 인삼, 찹쌀, 명태, 대구 등이 좋다.

소양인

비장이 강하고 신장이 약한 체질. 몸에 열이 많아 먹은 대로 바로 소화하는 체질이다. 지나치게 과식하게 되면 드물지만 비만이 될 수 있다. 신선한 과일이나 채소를 많이 먹도록 한다.

보리, 팥, 녹두, 오이, 배추, 상추, 양배추, 감자, 미나리, 토마토, 결명자, 구기자, 시금치, 알로에, 새우, 오징어, 낙지, 생굴, 가물치 등이 좋다.

태음인

간이 강하고 폐가 약한 체질. 골격이 크고 성격이 낙천적이며 움직이는 것을 싫어한다. 허리와 배 부분이 비대하며 땀을 많이 흘린다. 조금만 더 먹어도 금방 살이 찌거나, 물만 마셔도 몸이 부어서 살이 되는 체질이다. 콩나물, 두부, 된장, 들깨, 깻잎, 도라지, 마, 율무, 당근, 우엉, 토란, 호박, 도토리, 다시마, 파래, 가지, 고구마, 죽순, 등 푸른 생선 등이 좋다.

참고 문헌

주영승 편, 《운곡 본초학》(우석, 2013)

대한본초학회지
대한암한의학회지
대한약침학회지
대한약학회지
대한한의학회지
한국생약학회지
한국식품영양과학회지
인터넷 '위키백과'

황칠과 요리(황칠된장, 황칠간장)

황칠오리백숙, 황칠간장게장 등등 황칠은 어떤 음식과 만나도 잘 어울려, 깊은 맛의 향신료와 같은 역할을 한다. 황칠은 특히 된장과 더욱 잘 어울리는 궁합이다. 콩은 한의학에서 부자와 같이 독성이 있는 한약제와 함께 처방하여 독성을 제거한다. 숙취 해소에 콩의 새싹인 콩나물은 훌륭한 해장국의 재료가 되는 이유다.

항암을 하는 암환자들에게 황칠된장은 아주 훌륭한 해독제가 되는 것이다. 명문요양병원엔 30년 된 수백 그루의 황칠나무가 아름다운 숲과 잘 어울려있다. 황칠이 약효를 내려면 수령이 최소 10년 이상이어야 한다. 10년 이상이 되어야 수액이 형성되기 때문이다.

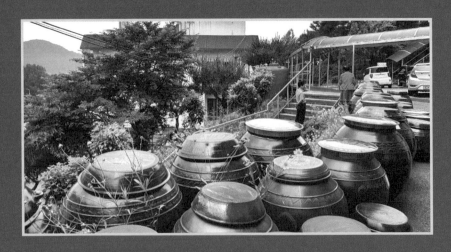

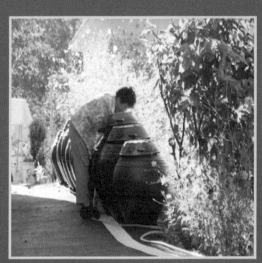
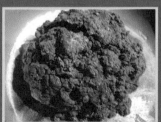
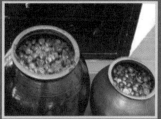
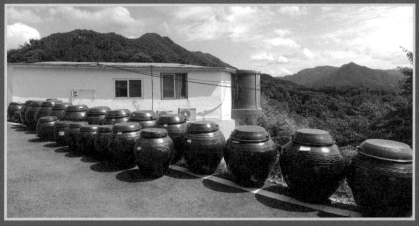

이 황칠을 이용하여 황칠된장을 담어온 지 벌써 10년이 되었다. 물론 된장은 어머님이 직접 담그신다. 이제 80이 되신 어머니에겐 된장 담그는 일이 쉬운 일이 아니다. 어머니는 "된장은 사람이 담그지만 맛은 하늘이 내린다. 된장의 맛은 하늘이 내리지만 정성이 하늘을 움직여 맛을 좌우한다. 그 정성은 다름 아닌 어떤 물로, 어떤 소금으로, 어떤 콩으로 담그느냐의 정성이다."라고 하시며 된장에 대해 자부심이 대단하다.

그 정성이 통했는지 '대한민국 장류대상'에서 황칠된장과 황칠간장으로 서울특별시장 대상을 수상하는 기쁨을 얻으셨다. 초등학교도 제대로 졸업하지 못하신 어머님이 태어나 처음 상을 받아 보신다며 기쁨의 눈물을 흘리셨다. 효도가 특별하게 다른 것이 없다는 것을 느끼는 수상식이 되었다. 황칠된장과 황칠간장, 황칠고추장이 온 국민의 사랑을 받았으면 좋겠다.

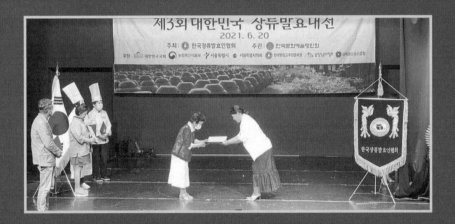

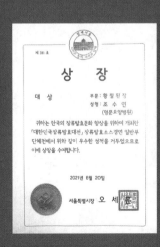

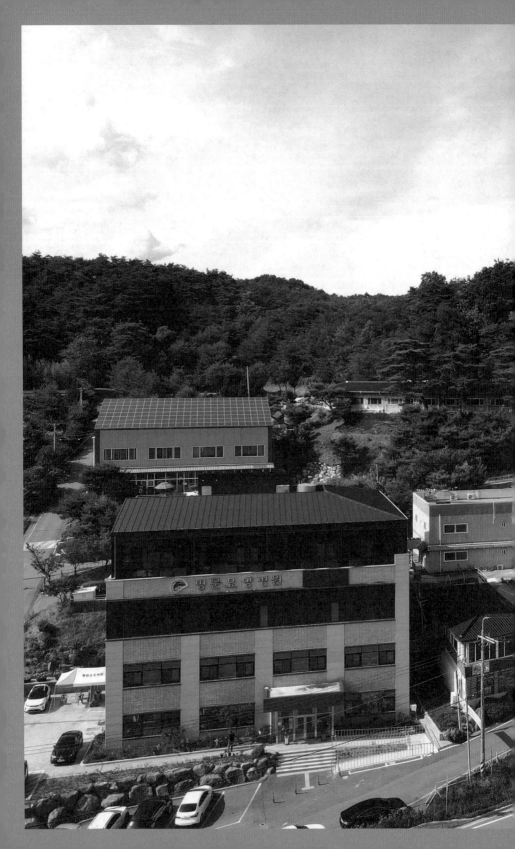

전라남도 담양군 대덕면에 위치한 명문요양병원은 병원의 위치와 병실 등
모든 진료의 과정이 환자 중심으로 이루어진 병원입니다.
특히, 암 환자와 수술 환자의 자연치유능력을 극대화하는 치료를 추구합니다.
수려한 경관으로 둘러싸인 편백과 소나무 숲에서 삼림욕과 운동 프로그램을 운영하며,
담양의 친환경농작물로 짜여진 식단을 제공합니다.
항암치료의 후유증으로 인한 고통에서 벗어나게 돕는,
암 환자를 위한 최선의 암 전문병원이 될 것입니다.

주소 전라남도 담양군 대덕면 운암리 364-25
전화번호 1600 - 8075
홈페이지 www.am8275.co.kr

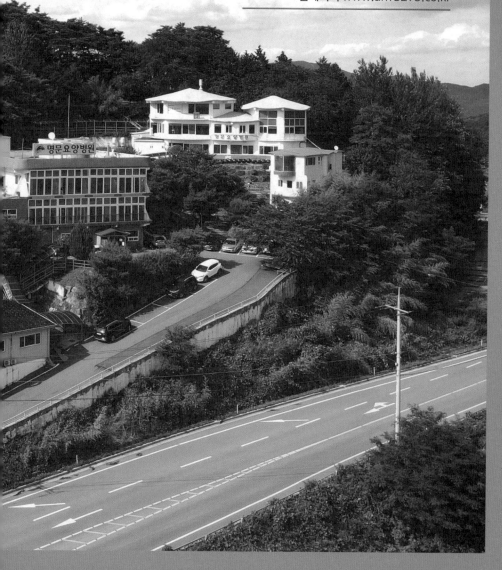

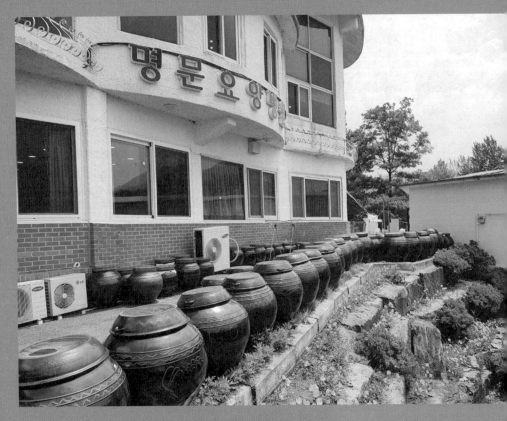

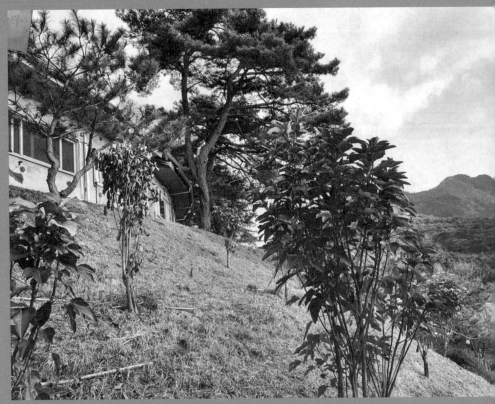

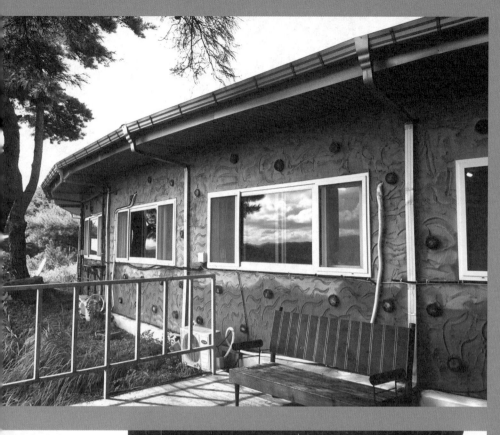

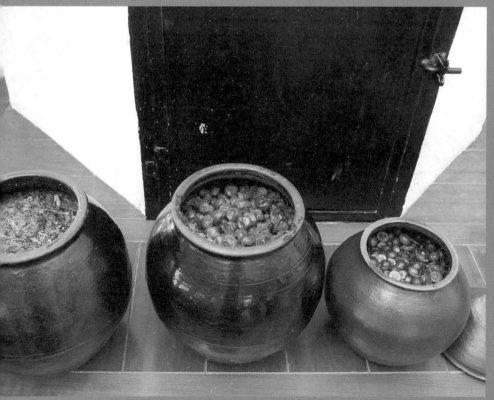

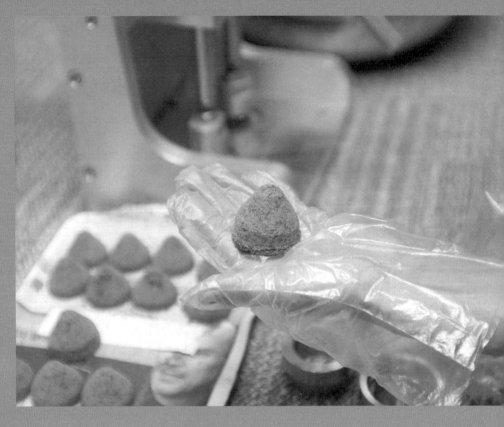

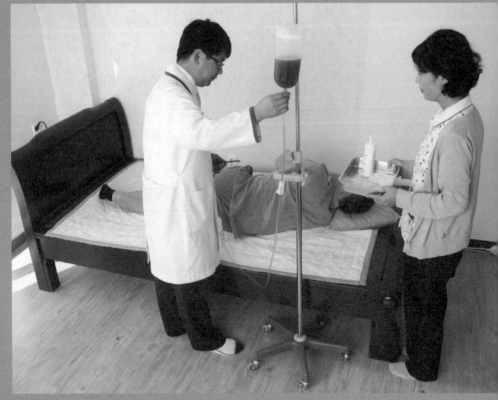

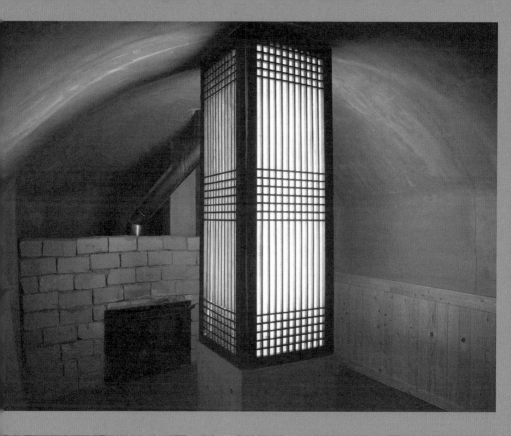

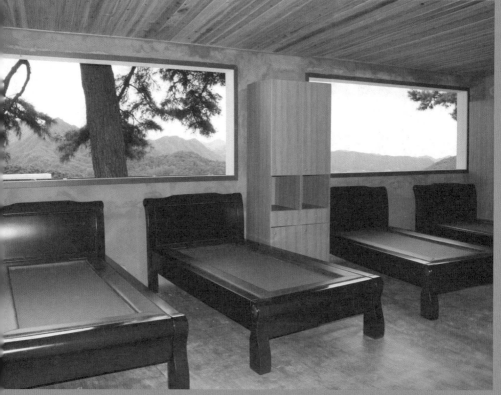

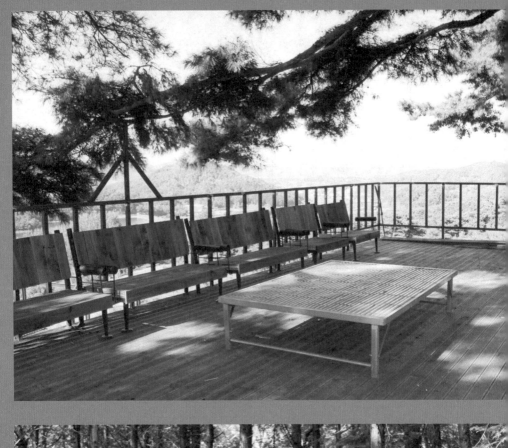

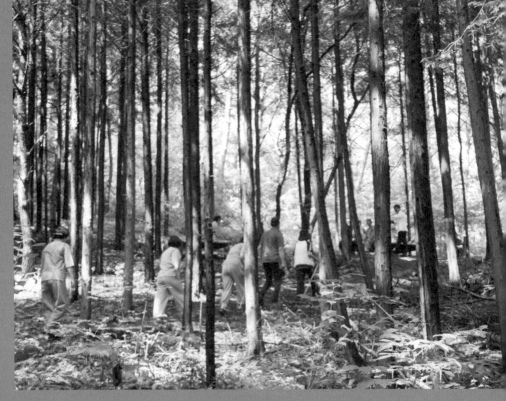

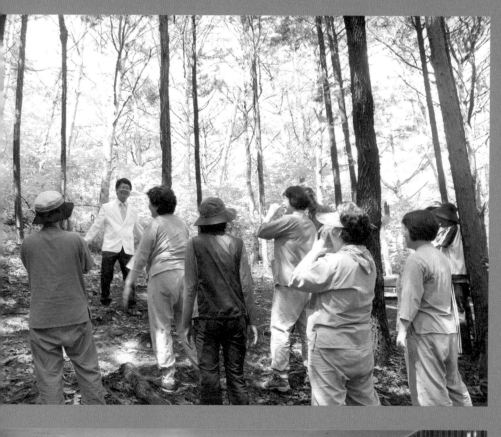

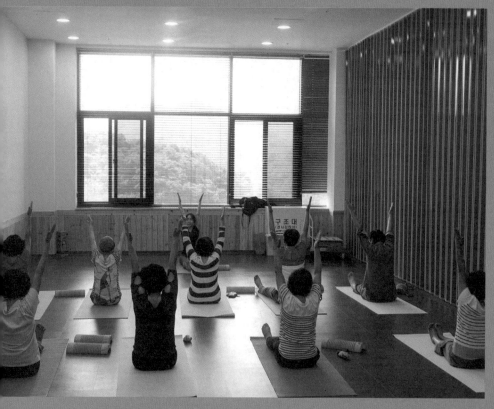

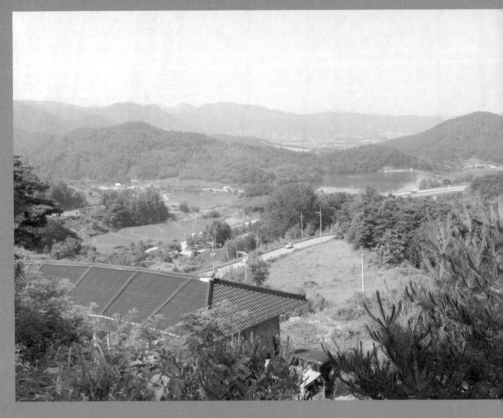

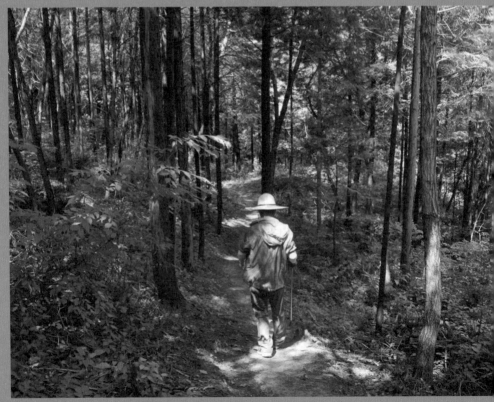

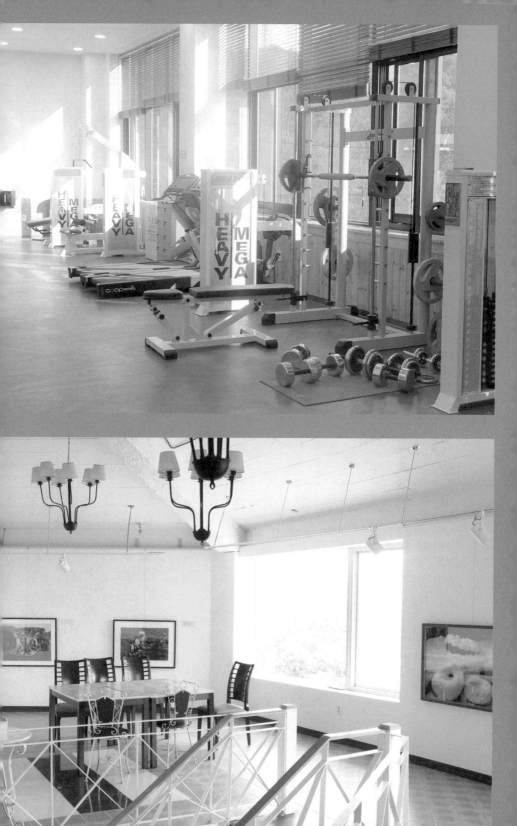

백세 면역력
황칠의
기적

초판 1쇄 | 2021년 8월 11일

지은이 | 김동석

발행인 | 유철상
책임편집 | 유철상
편집 | 정예슬, 정유진, 박다정
디자인 | 박미영
교정 | 유은하
마케팅 | 조종삼, 윤소담
콘텐츠 | 강한나
펴낸곳 | 상상출판
주소 | 서울특별시 성동구 뚝섬로17가길 48, 성수에이원센터 1205호
구입·내용 문의 | 전화 02-963-9891
팩스 | 02-963-9892
이메일 | sangsang9892@gmail.com
등록 | 2009년 9월 22일(제305-2010-02호)
찍은 곳 | 다라니
종이 | ㈜월드페이퍼

ISBN 979-11-6782-023-5(13510)

www.esangsang.co.kr